十三五
规划教材

"十三五"高等职业教育医药院校规划教材/多媒体融合创新教材

供护理、助产、相关医学技术类等专业使用

护理伦理学

HULI LUNLIXUE

主编◎ 郭淑英　　任秋爱

U0340626

郑州大学出版社

图书在版编目(CIP)数据

护理伦理学/郭淑英,任秋爱主编. —郑州:郑州大学出版社,2018.2(2025.1 重印)
ISBN 978-7-5645-5097-4

Ⅰ.①护… Ⅱ.①郭…②任… Ⅲ.①护理伦理学-教材 Ⅳ.①R47-05

中国版本图书馆 CIP 数据核字（2018）第 008397 号

郑州大学出版社出版发行

河南省郑州市高新技术开发区长椿路 11 号   邮政编码:450052
出版人:卢纪富   发行部电话:0371-66966070
全国新华书店经销
河南龙华印务有限公司印制
开本:850 mm×1 168 mm 1/16
印张:13
字数:317 千字
版次:2018 年 2 月第 1 版   印次:2025 年 1 月第 7 次印刷

书号:ISBN 978-7-5645-5097-4   定价:33.00 元

作者名单

主　　编　　郭淑英　　任秋爱

副 主 编　　杨　妮　　郑玉秀　　李　菊

　　　　　　张　艳

编　　委　　（按姓氏笔画排序）

　　　　　　马淑红　　王　玮　　任秋爱

　　　　　　孙会娟　　李　莉　　李　菊

　　　　　　杨　妮　　杨文娟　　张　艳

　　　　　　张　磊　　张　蓉　　郑玉秀

　　　　　　赵红军　　郭淑英　　蒋　丽

"十三五"高等教育医药院校规划教材／多媒体融合创新教材

建设单位

（以单位名称首字拼音排序）

安徽医学高等专科学校	漯河医学高等专科学校
安徽中医药高等专科学校	南阳医学高等专科学校
安阳职业技术学院	平顶山学院
宝鸡职业技术学院	濮阳医学高等专科学校
达州职业技术学院	三门峡职业技术学院
广东嘉应学院	山东医学高等专科学校
汉中职业技术学院	山西老区职业技术学院
河南护理职业学院	邵阳学院
河南医学高等专科学校	渭南职业技术学院
鹤壁职业技术学院	襄阳职业技术学院
湖北职业技术学院	新乡学院
湖南环境生物职业技术学院	新乡医学院三全学院
湖南医药学院	信阳职业技术学院
黄河科技学院	邢台医学高等专科学校
黄淮学院	许昌学院
吉林医药学院	雅安职业技术学院
济源职业技术学院	永州职业技术学院
金华职业技术学院	运城护理职业学院
开封大学	郑州工业应用技术学院
乐山职业技术学院	郑州澍青医学高等专科学校
临汾职业技术学院	郑州铁路职业技术学院
洛阳职业技术学院	周口职业技术学院

前 言

护理伦理学源于护理实践活动，又服务于护理实践活动的文化观念、群体意识和护理人员应遵循的道德规范及行为准则，涵盖了护理人员与护理实践活动、与服务对象、与同行、与社会之间的关系。医学模式的发展变化，引发了护理理念的重大变化，护理伦理学的研究内容越来越丰富，整个社会对护理人员的职业意识、职业态度与技能、职业纪律与作风的要求越来越高。为满足现代护理职业对护理人才的需要，突出护理伦理教育，立足岗位教学和社会需求，从理论和实践两个视角，我们编写了本教材，供护理、助产等专业学生学习使用，也适合各类医疗卫生单位作为继续教育的培训教材使用。

本教材共分10章，内容包括绪论、护理伦理学的基本理论、护理人际关系伦理、临床护理伦理、公共卫生与康复护理伦理、现代生殖技术应用中的伦理问题、器官移植与人体实验的伦理问题、临终及死亡护理伦理、护理管理与护理科研伦理、护理伦理评价与教育及修养等。每章节前设有"学习目标"和简单的"案例"等阅读材料，提示本章的内容要点，帮助读者理解社会生活中涉及的伦理学现象，激发学习兴趣。各章内容按照职业教育大纲、护士资格考试大纲和临床护理岗位的要求组织材料，层次分明，重点突出，概念清晰，简洁实用；有的抽象理论融入实例分析之中，有的列举具体应对伦理学问题的措施；既有经典医学伦理学理论，又有现代护理最新理念，理论精而篇幅少，列举实例具体而又有启发性，帮助读者学会举一反三，灵活运用。每章之后精选少量思考题，便于复习巩固知识要点，提高分析问题、解决问题的能力；选编了部分与伦理学相关的"拓展阅读"材料，摘录的名人名言，大多是人生的感悟，富于哲理而对现实又有很强的指导作用，也是护理伦理学应用于实践的体现，时常诵读定对读者有所裨益。

本教材一是从根本上体现学科的教学目的和任务；二是紧密结合临床实践中出现的伦理问题进行探讨，以大量的案例分析强化护理伦理学的理论，同时用护理伦理学的理论指导案例的分析，实用性强；三是在深度和广度的结合上反映出学科的知识与技能结构体系，知识全面，深入浅出；四是教材内容及课后思考题与护士资格考试相结合。因此，本书是一本思想性与科学性、理论性与实践性相结合，教师好用、学生好读的创新性教材。

本教材在编写的过程中,得到了参编院校领导的大力支持和帮助,参考或引用了有关文献资料及研究成果,在此向有关领导、作者、译者、出版者表示衷心的感谢!

由于护理伦理学还有很多的问题尚在探讨和研究中,故本书中的某些观点尚待商榷,加之编写时间仓促、编写水平有限,书中谬误难免,还望同行、广大读者批评指正。

编者

2017 年 5 月

目 录

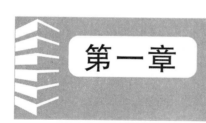

第一章

绪 论

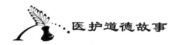

学习目标

◆ 掌握 护理伦理学及其学科性质、研究对象与内容；医学模式转变带来的护理职业角色与护理服务理念的变化。

◆ 熟悉 道德、伦理和伦理学的关系；护理和护理伦理学的关系。

◆ 了解 护理伦理学与相关学科的关系以及学习护理伦理学的意义和方法。

医护道德故事

"人民健康好卫士"叶欣

叶欣，1956年7月9日出生于广东徐闻一个医学世家。1974年被招进广东省中医院卫训队。1976年毕业时，因护理能力测试成绩名列前茅被留院工作。1983年，她被提升为急诊科护士长，是该院护士长中最年轻的。之后，广东省中医院二沙分院建立时，叶欣主动请缨，提出到二沙急诊科担任护士长，负责繁重的护理组建工作。叶欣在急诊科一干就是几十年。

2003年春节前后，一种传染性极强、病因未明的非典型肺炎开始在广州一些地区流行。一时间，人心惶惶，谈"非"色变。很快，广东省中医院二沙分院也开始收治"非典"病人了。随着急诊科收治确诊或疑似"非典"的病人的急剧增多，以及"非典"疫情的加重，广东省中医院紧急抽调二沙分院的一部分护士增援位于市中心的中医院本部，二沙分院的护士力量马上变得明显不足。这时，身为护士长的叶欣挺身而出，从2月8日起便开始连续地加班加点，承担起最危险的"非典"病人的护理任务。这段时间，她的睡眠严重不足，身体极度疲乏。

抢救室里，送来了一位原有严重心脏疾病的"非典"病人，持续发热、咳嗽、呼吸困难，短期内病情迅速恶化，生命垂危。叶欣不顾身体的疲惫，迅速投入抢救之中。她娴熟地将病床摇高，让病人呈半卧位，给予吸氧，静脉注射强心药，对生命体征进行严密的监控。时间一分分滑过，两个小时后，患者的生命体征开始趋于平稳，病危的险情得到了控制。此时，叶欣顾不上休息片刻，立即振作精神，投入另一个危重病人的抢救之中。她用自己全部的激情与力量，把一个又一个"非典"病人从死神手中夺了回来。

在抢救"非典"病人的过程中，保持病人的呼吸道通畅极其重要，在清除气道内痰液时，又非常容易被传染。抢救室里，面对危险和死亡，叶欣总是冲在最前，抢着为病人做呼吸道护理，当其他护士要去替她时，总是被她拒绝，并斩钉截铁地说："这里危险，让我来吧！"叶欣在"抗非"第一线，默默地做出了最真情无悔的勇敢抉择——尽量包揽对急危重"非典"病人的检查、抢救、治疗、护理工作，有时甚至把同事关在门外，声色俱厉，毫无协商的可能。面对危重传染病人，叶欣从来没有"瞻前顾后，自虑吉凶"。她身先士卒。"我已经给这个病人测量过体温、听过心肺、清理了呼吸道，你们就别进去了，尽量减少感染机会吧。"在这个没有硝烟的战场上，叶欣这番真诚的话语令许多年轻护士潸然落泪。一个"非典"重症病人的抢救往往伴随着多名医护人员的倒下。面对肆虐的"非典"危险，死亡那么真切地走向医护人员。她深知，也许有一天自己可能倒下，但能够不让或少让自己的同事受感染，她也心甘情愿！

3月4日清晨，叶欣在隔离病房护理"非典"病人时，感到自己的身体非常不适。到了中午，她开始发热……病魔还是没放过她，她染上了"非典"。医院成立了治疗小组，国内最好的专家前来参与抢救。为了防止同事接触她而被传染，她自己给自己接补液体。医生、护士靠近她时，她艰难地在纸上写道："不要靠近我，会传染。"弥留之际，她还吃力地在纸上写下了这句话："我很辛苦，但我顶得住。谢谢关心，但以后不要来看我，我不想传染给大家。"

虽然，无数的人在关心着叶欣，默默地为她祝福，然而一切努力都没能阻挡住叶欣匆匆离去的脚步。3月25日凌晨，叶欣永远离开了她热爱的护理岗位，离开了亲人同事，离开了她无限留恋的人世。

作为一名护士，叶欣看护着人民的健康，看护着大众的安危。在"非典"突袭的时候，她的责任感、使命感，支配着她义无反顾地走向抗击"非典"的第一线，她用自己的生命书写了中国大医之"精诚"，这是叶欣一生最真实的写照——"精"于专业，"诚"于品德。

叶欣任劳任怨，默默奉献，最终在同恶魔斗争中献出生命。她用爱心温暖着与病魔斗争的人们，用生命诠释了南丁格尔奖这个医护界的最高荣誉。

叶欣护士被追授南丁格尔奖章，被卫生部追授为"人民健康好卫士"。

护理伦理学（nursing ethics）源于护理实践活动，是服务于护理实践活动的文化观念、群体意识和护理人员应遵循的道德规范和行为准则，涵盖了护理人员与护理实践活动、与服务对象、与同行、与社会之间的关系。医学模式发展变化，引发了护理理念的重大变化,护理伦理学的研究内容越来越丰富,整个社会对护理人员的职业意识、职业态度与技能、职业纪律与作风的要求越来越高。学习护理伦理学,可以指引护理人员如何负起护理专业上的义务,使护理人员的权利和义务相配合,并获得社会大众对护理专业的信赖。

第一节 伦理学与护理伦理学

一、道德、伦理、伦理学

(一)道德

1. 道德的含义

从辞源学上讲,"道"和"德"是分开使用,是两个词。"道"原本是道路,引申为事物运动变化所必须遵循的普遍规律或法则,如春生夏长,四季更替;人际之间的君臣、长幼秩序等。"德"字与"得"字相通。本意是"得"。所以,德,也就是人们对所谓最高原则有所得,解释为"内得于己,外施于人"。"内得于己"就是"以善念存诸心中,使身心互得其益";"外施于人"就是"以善德施以他人,使众人各得其益"。也就是说,"德"强调的是随顺自然规律和人际秩序,违背就是灾难或痛苦。自然、地球如此,人生如此。"道"与"德"的合用,成为一个概念,则始于荀子。在荀子《劝学》中有"故学至乎礼而止矣,夫是之谓道德之极"的话语,意思是如果一切都能按照社会礼法或自然规律去做,就达到了道德的最高境界。可见,中国古代"道德"一词,主要指人和人之间的行为准则和规范的总和,也兼指个人的道德行为、思想品质和修养境界。

所谓道德,指在一定社会经济条件下,用善恶作为评价标准,依靠社会舆论、内心信念和传统习俗调节人与人之间、个人与社会之间关系的行为准则和规范的总和。

2. 道德的结构

道德是由道德意识、道德关系和道德活动等基本要素构成的系统。

(1)道德意识 道德意识是对一定社会道德关系、道德活动的认识和理解,是在道德活动中具有善恶价值取向的各种心理过程和观念,主要包括道德观念、道德思想、道德判断、道德情感、道德原则等。

(2)道德关系 道德关系是指一定的道德意识,特别是一定社会或阶级的道德原则和道德规范支配下形成的,并以某种特有的活动方式而存在的特殊的相对稳定的社会关系体系。道德关系可以概括为三类:个人同社会整体之间的关系,个人同个人之间的关系,社会整体同社会整体之间的关系。

(3)道德活动 道德活动又称为道德行为,是指人们依据一定的道德观念、道德原则和道德规范所进行的各种具有善恶意义的行动。它包括道德行为选择、道德修养、道德教育、道德评价。

3. 道德的功能

道德主要有调节功能、教育功能、认识功能、激励功能。

(1)调节功能 调节功能是指道德具有通过评价等方式,指导和纠正人们的行为和实际活动,以协调人们之间、个人同社会整体之间的关系,使之协调一致、和谐共存与发展的能力。道德调节的目标是推动人们的行为实现从"现有"到"应有"的转化。

(2)教育功能 教育功能是指道德具有通过道德示范、评价等方式,树立道德榜样,造成社会舆论,形成社会风尚,塑造理想人格,从而感化和培养人们的道德观念、道德境界、道德行为和道德品质的能力。一定的道德观念深入人心,形成普遍的道德认识标准,就会对人们的道德行为和品质产生重要的指导作用,从而对建立和谐社会产生重大的意义。

(3)认识功能 认识功能是指道德具有能够反映自己的特殊对象——个人同他人、同社会整体的利益关系,使人们辨别善恶,提高分辨是非能力,完善人格。道德指导人们认识自己对家庭、对他人、对社会、对国家的责任和应尽的义务,也教导人们正确认识社会道德生活的规律和原则,从而使人们正确选择自己的行为和生活道路。

(4)激励功能 激励功能是指道德具有能够通过评价(主要是指自我评价),激发人的道德情感、道德意志,去避免恶行,坚持不懈地追求善的行为的能力。道德激励人们不断地把现实中的"我"提升为理想中的"我"。

(二)伦理

"伦理"一词,最早见于《礼记·乐记》,其中说:"乐者,通伦理者也。"许慎在《说文解字》中解释说:"伦,从人,辈也,明道也。理,从玉,治玉也"。在这里,"伦"即人伦,指人的血缘辈分关系,转义为人与人之间的关系;"理"即治玉,指整理玉石的纹路,引申为事物的条理、道理和规则;"伦理"则是指调整人与人之间相互关系的道理和规则。

由上可见,"伦理"和"道德"两个概念,从词源来看,可视为同义异词,都是指的社会道德现象。但它们又有所不同,道德较多的指人们之间的实际道德关系,伦理已不再是道德的代名词了,伦理发展为一门科学,从总体上研究各种道德现象,并从哲学的高度去揭示道德的本质、功能及其发展规律。

(三)伦理学

"伦理学"这个词源于希腊文 ethika,与 ethos(品格)有关,又称为"道德哲学"。在伦理学、道德学说研究的历史长河中,人类关于"伦理学"的界定众说纷纭。亚里士多德最早在雅典学园讲授一门关于道德品性的学问,它提出来"伦理学"一词。沃尔夫在《大英百科全书》中对伦理学的陈述是:"伦理学不是一门实证科学,而是一门规范科学。它首先研究的不是人类行为的实际品格,而是其理性。"伦理学以道德为研究对象,是对人类道德生活进行系统思考和研究的一门科学。它是研究道德现象的起源、本质及其发展变化,揭示人类社会道德规律的科学,是一门关于人的品质、修养和行为规范的科学。其目的在于规范人们的社会行为,形成适应一定社会、阶级、阶层所需的道德风尚和精神文明,稳定一定的社会秩序,巩固一定的经济关系。

(四)伦理学的分类

伦理学在类型上分为描述伦理学、规范伦理学和元伦理学。如果从理论功能上分析,描述伦理学主要是对社会道德状况进行客观描述,以再现道德实际来建立伦理的伦理学类型;规范伦理学则侧重于道德规范的论证和说明,总结、创新和建立伦理道德规范体系,并在伦理理论和道德实践的相互作用中形成理论伦理学和应用伦理学;元伦理学则是从分析道德语言(概念、判断)的意义和逻辑功能入手对道德进行研究的伦理学。元伦理学也称为分析伦理学。

二、护理学与护理伦理学

护理,从人类初始的伤痛救护实践活动开始,经过了漫长的历史发展过程。尤其是近一百年来经过无数护理工作者的努力已成为一门由自然科学与人文社会科学相互渗透的综合性应用学科。护理学已从简单的从属于医学的辅助学科,成为一门现代的具有一定深度和广度的有独特研究范畴和内容的学科。护理伦理学随着护理学的产生而产生,并伴随着护理学的发展而发展。

(一)护理与护理学的产生发展

由于历史背景、社会发展、环境、文化以及教育等不同原因,护理在不同的历史阶段有不同的代表性定义。我们可根据时代的进程,分析其服务目标、服务对象、服务场所和内容,以观察护理的演变及趋势。

1943年,英国修女欧丽维娅认为护理是一种艺术和科学的结合,包括照顾病人的一切,增进其智力、精神、身体的健康。

1957年,以德国库鲁特为代表的护理定义是:护理是对病人加以保护和教导,以满足病人不能自我照料的基本要求,使其舒适是护理的重点。

1966年,美国弗吉尼娅·亨德森认为:护理是帮助健康人或病人进行保持健康和恢复健康(或在临死前得到安宁)的活动,直到病人或健康人能独立照顾自己。

1970年,美国的玛莎·罗格对护理的定义是:护理是协助人们达到其最佳的健康潜能状态。护理服务的对象是所有的人,只要是有人的场所,就有护理服务。

1973年,国际护士协会对护理的定义是:护理是帮助健康的人或患病的人保持或恢复健康(或平静地死去)。

随着人类护理实践活动的发展及其人们对护理工作普惠性和重要性的逐步认识,护理作为医疗服务工作的一部分乃至一种职业,逐渐被人类接受并寄予更多的人类祈求。

1980年美国护士协会将护理学定义为:是诊断和处理人类对现存的或潜在的健康问题的反应的科学。这一定义明确了护理是为人类的健康服务的专业。它限定了护理的对象不是单纯的疾病,而是完整的人。护理对象不仅仅是已经生病的人,还包括未生病但可能会生病的人,既包括在生理方面确有疾病的人,也包括未患病但存在健康问题的人。护理工作的任务是诊断和处理人类对健康问题的反应,促进健康,预防疾病,协助康复和减轻痛苦。它要求护士具有识别健康问题的能力,制订处理方案的能力,实施处理措施和判断处理结果的能力。

南丁格尔(英国,1820—1910)是现代护理的奠基人。她是第一个提出护理专业,并阐述护理专业需要有独特的护理知识体系的人,她对护理事业的贡献体现在改善军队卫生、开创护理教育、建立护理理论体系等方面。从南丁格尔开始,护理不再是一种简单的技术和照顾行为,而是一门严谨的科学,一种精细的艺术。

此后,护理专业随着社会文明进程的加速以及医学科学的进步,也得到了长足的发展。护理学正日益成为一门实用的科学,一门处理人类需要和问题的艺术。从全球的护理学发展来看,现代护理概念的发展大致经过了三个阶段。

首先是以疾病为中心的功能制护理阶段。护士的服务理念完全是单纯的业务或任务观念,护士以完成本职本班的工作为己任,不关心服务对象的需求,是一种见病不见人的工作方法。此阶段护理工作的特点不仅表现在护理已开始成为一门专门的职业,护理从业人员——护士在从业前必须经过专业培训,而且,在长期的疾病护理过程中护理人员已积累了一套较规范的疾病护理常规与护理技术操作规程,为护理学的发展奠定了坚实的基础。

现代护理概念发展的第二个阶段是以病人为中心的整体护理阶段。整体护理是以现代护理观为指导,以护理程序为框架,根据病人身心、社会、文化的需求而提供优质的全方位的护理。于是护理工作者将人视为一个整体,开始关注人的身心健康,在护理实践中不仅注意到人的躯体变化,还对人的心理状态、情绪反应、性格特征以及社会文化背景等做了深入了解。此阶段护理工作的特点表现在护理学已逐渐形成了自己独特的知识体系,实现了以病人为中心的整体护理,护理人员懂得了运用护理程序,解决病人的健康问题,但此时护理工作仍然局限在医院内,尚未扩展到社区,未涉及群体保健及全民保健。

现代护理概念发展的第三个阶段是以人的健康为中心的护理阶段。世界卫生组织提出"2000年人人享有卫生保健"的目标,其中人人不仅是指患有疾病的人,还包括所有健康的人。要实现这个宏伟目标,护士必须走出医院,走进社区,为健康人群服务。于是,护理的范畴从护理疾病逐步向预防疾病、促进健康发展,护理服务的对象也从个体向家庭和群体延伸,护理从强调提供照顾向协助病人自我照顾靠拢。此阶段护理工作的特点表现在护理人员的工作方法以护理程序为主,护理学已发展成为一门在自然科学和社会科学指导下的综合性应用科学,护理工作的范畴已扩展到了人类生命周期的全过程。

至此,护理学探讨的已不仅是护理工作的内容与方法,也是对护理教育、护理科研、护理理论、护理管理、护士素质与护士角色等有了更深入全面的研究。护理学已真正成为一门独立的、有独特业务领域和服务内容、有专业制度保证和专业性组织的学科,护理理论建设得到了飞速进展,如奥瑞姆的自理理论是指个人为维持生命和健康而需要自己进行自我照顾活动,其自我照顾内容包括一般自理需要、发展的自理需要和健康不佳时的自理需要。金氏的互动系统理论是基于人是一个开放系统的观点,提出的护士与病人间互动关系的学说。罗伊的适应理论即人对环境的应激原进行适应的理论。它强调人是身、心、社会的复合体,是一个适应系统。马斯洛的人的基本需要层次论即将人的基本需要分成高低不同的层次,一个层次的需要满足了就将向高一层次发展,高层次需要满足了,低层次需要仍然存在等护理理论,这些护理理论都对护理实践、护理教育及护理科研具有深远的指导意义。

(二)护理伦理学及其特点

1.护理伦理学概述

护理伦理学是研究护理道德科学,是运用一般伦理学原理和道德原则来解释和调整护理实践中人与人之间相互关系的一门科学,是由护理学与伦理学相结合而形成的一门边缘科学。

护理伦理学与护理道德既有区别又相联系。护理道德是社会一般道德在护理实践中的特殊体现,是护理人员在护理领域内处理各种道德关系的职业意识和行为规范。护理道德是护理伦理学的基础,护理伦理学是护理道德的系统化与理论化,并且它又反过来促进良好的护理道德的形成与发展。护理伦理学已成为当代实践伦理学中发展较快、影响较大、人们较为关注的一门学科。

2.护理伦理学的特点和作用

护理道德是整个医德体系中的一个组成部分,但护理工作的特点决定着护理道德又与一般的临床医学道德有些不同,具有它的特殊性,在临床工作中,护理道德具有以下几方面的特殊性。

治疗和护理的协调一致性:护理工作的服务性决定着在执行治疗和护理过程中,护士必须时时配合治疗的需要,尽力为病人创造适合于治疗的环境和条件,使治疗和护理得到协调。

护理工作的严格性:护理工作的科学性,要求护理工作必须以医学、科学理论为指导,严格执行操作规程,严格执行医嘱。护士是否严格遵守护理制度,认真做好各项护理工作,做到准确、及时、无误,直接关系到医疗质量,关系到病人的生命安危。

护理工作的灵活性:护理道德在强调严格性同时,护士还要有灵活性、积极主动性,尤其在一些特殊情况下,如危重病人的抢救。急诊病人的临时安置、处理时,不能消极等待医生、等待医嘱,而要灵活机智、采取果断措施,主动承担一定的治疗、抢救任务,这是特殊情况下对护士的特殊道德要求。

护理伦理学与护理学有着极为密切的联系,两者都以维护、促进人类的健康为目的,但两者又都有各自特定的研究对象和内容,只能互相影响、互相渗透、互相补充而不能相互取代。护理伦理学是在护理学基础上依据一定社会、职业道德要求建立起来的,担负着教育、培养护理人员高尚道德的主要任务,旨在研究护理领域中的道德现象,揭示在探索人类生命与疾病做斗争过程中,人们相互关系的道德准则与道德规范的一门应用性科学。护理学是一门生命科学中综合自然、社会及人文科学的应用科学,以人的生命为对象,研究人类生命过程及如何同疾病做斗争。不难看出,护理学的发展,护理事业的振兴,必须有护理伦理学给予支持和保证;而护理学的发展,也为护理道德奠定了新的物质基础和科学技术基础,并对护理道德提出更高的要求,以解决新技术提出的新的伦理难题。

第二节　护理伦理学的研究对象和内容

一、护理伦理学的研究对象

护理伦理学的研究对象主要是护理领域中的道德现象,它是由医学领域和护理实践中的特殊人际关系所决定的。这种特殊的人际关系概括起来有以下几个方面。

(一)护理人员与患者之间的关系

在护理工作中,护理人员与患者之间的关系是最基本、最首要的关系。只要存在护理活动,就必然发生护患关系。从总体上说,这种关系是服务与被服务的关系。这种关系和谐、正常与否,直接制约着临床护理实践活动的进行。这种关系处理得好坏将直接关系到患者的生命安危以及护理质量的高低,影响到医院或社区的护理秩序、医疗质量和社会的精神文明建设。现代护理伦理学不仅强调重视护理人员的道德素质,还规定患者的就医要求,认为护患关系是一种相互促进、相互制约的双向人际关系。协调维持正常的护患关系是双方的责任。因此,护理人员与患者的关系是护理伦理学研究的核心问题和主要对象。

(二)护理人员与其他医务人员之间的关系

护理人员与其他医务人员之间的关系,包括护理人员与医生、医技人员、行政管理人员、后勤人员之间的多元关系。在护理活动中,护理人员与上述人员间有着广泛的关系,是构成医院人群的一个有机整体。彼此之间相互尊重、支持与密切协作,既是关心病人利益的体现,也是护理工作正常开展、提高医院诊疗护理质量的重要保障。当前,护士与其他医务人员之间的关系中需要探讨、研究的问题涉及方方面面,从护士的角度看,主要有如何对待医护之间的分工与协作关系,如何对待医疗差错中医护的责任,护理人员如何尊重医技人员、行政后勤人员及其劳动等问题。在护理道德基本原则指导下,处理好护理人员与其他医务人员之间的关系是至关重要的,尤其是医护关系,它直接影响着医生、护士、患者三者正常关系的确立。

(三)护理人员与社会的关系

护理人员是医务人员的一分子,也是社会的一员,医疗卫生单位是社会的组成部分。一切医疗护理活动都是在一定社会关系中进行的。因此,护理人员在为病人康复、为社会保健服务过程中,不仅要照顾病人的局部利益,更要照顾到整个社会的公共利益。当病人的局部利益与社会的公共利益发生矛盾时,诸如计划生育、严重缺陷新生儿的处理、卫生资源的分配等,绝不能顺应某个人的旧观念,而损害社会公共利益,要从国家、社会的公益出发,把计划生育、优生优育放在首位。

(四)护理人员与医学科研的关系

在临床护理中,作为一名护理人员,既担负着整体护理的任务,又有参与医学科研的权利和责任。随着护理学的发展和医学高新技术在临床的广泛应用,现代医学出现了许多伦理难题,如人体实验、生殖技术、安乐死等,都需要我们去研究探讨。因此,严谨的治学态度,实事求是的工作作风,对人民健康负责的精神,是护理人员在医学护理科研工作中应遵循的基本道德准则。

二、护理伦理学的研究内容

护理伦理学的研究内容十分广泛,概括起来说,主要包括护理道德的基本理论、护理道德规范体系、护理道德的基本实践及护理道德难题等四个方面。它们存在着逻辑的一贯性,构成了护理伦理学的主要内容。

(一)护理道德的基本理论

护理道德的基本理论包括护理道德的产生、发展及其规律,护理道德的本质、特点及其社会作用,护理道德的理论基础,护理道德与护理学、医学、医学模式和护理模式转变、卫生事业发展的关系。

（二）护理道德规范体系

护理道德规范体系包括护理道德的基本原则、具体原则、基本规范和基本范畴,护理人员与医、患、护等之间的道德规范和要求,护理人员在不同领域(临床医疗、临床护理、预防保健、计划生育、临终护理、教学、科研、管理等)、不同方式(基础护理、整体护理、自我护理等)和不同学科(内科、外科、妇科、儿科等)的具体道德规范和要求,生命伦理学的特殊护理道德规范和要求等。

（三）护理道德的基本实践

护理道德的基本实践包括护理道德评价、护理道德教育、护理道德修养。

（四）护理道德难题

不断发展的医学高新技术,在给患者带来福音的同时也带来了难以解决的伦理难题,包括人工生殖技术、基因技术、器官移植、卫生资源分配、安乐死等方面产生的与传统道德有着尖锐冲突的道德问题。

第三节 新医学模式与护理伦理学

一、医学模式的演变

医学模式是指一定历史时期内医学科学的基本理论与概念框架,它是人类对医学的整体认识,是人类对健康观、疾病观、死亡观等重要的医学观念的整体概括。

医学模式的理论是美国罗彻斯特大学恩格尔教授于 1997 年提出的,恩格尔教授指出,医学模式指人类对疾病和健康的总的特点和本质上的概括,它反映了一定时期医学研究的对象、方法和范围。

医学模式伴随着人类社会的进步,先后经历了如下几种模式。①神灵主义医学模式:指古代人们对健康和疾病的理解是超自然的,认为生命和健康是上帝神灵所赐,疾病和灾祸是天谴神罚,对待疾病,只能祈求神灵或者巫术使之去除,巫医巫术为其主要代表。②自然哲学医学模式:是以朴素的唯物论与辩证法来概括防治疾病的经验,解释疾病的现象。③机械医学模式:是伴随物理学尤其是机械力学的进步而形成的一种思维方式——机械唯物论,它把人当作发动自己的机器,而疾病是机器出现的故障和失灵,研究生物机体本身及其对各种因素作用的生物反应和疾病过程,但把人与自然、与社会隔离开来,把人的心即精神、身即躯体以及人与环境分离开来。④生物医学模式:是指随着解剖学、胚胎学等生物学体系的形成,人们开始从生物学的观点来认识生命现象以及健康与疾病的关系。⑤生物—心理—社会医学模式:是对人类健康与疾病的全部因素的综合与概括,认为人类致病因素除生物因素外,还和社会、心理因素有关联,生物、心理及社会因素对健康有综合作用。

目前,人类对疾病与人体的认识,正向分子水平和更深层次发展,并且扩展到人与环境和社会的系统层次,把人与周围环境即自然环境和社会环境联系起来,认识到人的心理活动对健康的影响,并且开始应用生物科学的理论和方法以及心理学、社会学的理论和方法来研究人类的疾病与健康。医学模式正从生物医学模式向生物—心理—社会医学模式转变。

医学模式的转变,在医疗领域里引起了重大的变革,医生们更注重病人的身心医疗,于是医学整体观提到了医疗的议事日程。

二、新医学模式下护士角色的转变

护士 nurse 一词源自拉丁文字根 nutril,原意是养育、抚育的意思,因此护士一开始是被作为养育者的角色出现。护士是一种以情感为基础的民间形象,以照顾老年人和病人为职责。这种照顾只是一种简单的只需个人积累与传授经验的劳动。另外,护士被作为一种女性职业,从事护理职业的人以女性占主导地位。传统文化中,女性从属于男性。男性与女性在社会地位上的这种主导与从属关系延伸到健康保健领域,使医师(男性占多数)很容易就将从属的角色分配给护士。在世俗的观念中,护士的工作只是简单地、盲目地执行医嘱,无须对疾病有系统的认识和具有护理的相关知识为基础。

随着护理专业地位的形成和巩固,护士的角色也开始向护理的专业角度迈进,护理专业队伍逐渐形成,护理专业队伍在健康服务事业中发挥了更大的作用,承担了多种角色。如成为照顾者,帮助病人在疾病过程中满足其生理、心理、社会的各种需要,包括给予治疗、减少应激、控制感染、预防并发症、提供生活照顾等;成为决策者,在贯彻护理程序过程中对于属于护理范围的、能用护理手段解决的问题做出决策,采取措施,予以解决;成为管理者和协调者,对病人所进行的一切诊疗护理活动进行组织安排,并与其他保健人员进行协作,共同完成医疗保健任务;随着健康观念的转变以及人群健康需求的扩大,护士也正成为病人权利的维护者、沟通者、教师、生活顾问以及护理研究者等角色。因此,就世界范围而言,护理专业将是人类最需要、就业机会最多的专业。

三、新医学模式下护理观念的演化

护理观念的演化是伴随医学模式的发展而转变的,护理观念的演化从护士角色的转变中可见一斑,即观念带来了角色的转换。

护理学作为医学科学领域的一门学科,一直深受医学模式的影响,生物医学模式把疾病看成是单纯的躯体病理变化,因而受其影响的护理学也片面地注重疾病的生物因素,形成以疾病为中心的护理,这种护理模式的重点在于执行医嘱和完成常规性操作。护理管理也只是流水作业式的功能制护理,护士的主要工作仅仅是完成分配的任务,而不了解病人的整体情况,护理工作依附于医疗,缺乏主动性。

随着科技的进步、医学的发展,医学模式从生物医学模式逐步向生物—心理—社会医学模式转变,生物—心理—社会医学模式重视心理因素、社会因素对人体的影响,将人看作一个受生物、精神、心理、社会、环境因素影响的整体,注重以病人为中心,从机体整体的角度进行系统的、有计划的、科学的护理,这就是整体护理。这种护理的应用能预防和减少疾病的并发症,缩短患者住院日,提高医疗护理质量,并通过健康教育和心理护理,促进康复。

护理观念的改变不仅仅表现在以病人为中心的整体护理阶段,还表现在以人的健康为中心,护理人员开始注重疾病的预防,护理工作扩展到健康促进中的一些服务项目。护士不仅在医院内为病人服务,还走向社区、走向家庭为病人服务,为健康人群服务,护士的工作范围已从医院扩展到家庭和社区,从个体扩展到群体,从病人扩展到健康人,渗透到了人类生命的全过程,护士所担任的角色也日益扩大。

第四节　护理伦理学与相关学科的关系

一、护理伦理学与护理心理学

护理心理学主要是研究人的心理因素在人类健康与疾病转化过程中的作用和规律,进而有效地施行心理护理,使病人尽快康复,促进人类健康的一门科学。护理伦理学是对护患关系、护际关系等伦理道德的研究。尽管二者研究的侧重点不同,前者侧重于研究护理活动中的各种环境因素对人们身心健康的影响,后者侧重于研究护理道德规范。然而,二者又不可分离,护理伦理学研究的这些关系是人们心理的变化的客观条件,护理伦理学所涉及的关系直接影响患者及其他社会人群的心理变化;同时,护理心理学提供良好的心理状态,也是护理伦理学确定的护患关系的重要依据。也就是说,护理心理学对病人心理的了解和研究,必须以良好的护患关系为前提,而良好的护患关系有助于护理心理学的研究,而护理伦理学也需要护理心理学的支持和补充。

二、护理伦理学与护理美学

护理美学与护理伦理学密切相连,不可相互替代。护理美学的研究对象是护理职业生活中的美与丑,是在为病人、为社会提供的服务过程中,护理人员、病人和社会人群三者之间的审美关系及由此产生的护理审美意识、审美实施、审美评价和审美教育等。护理伦理学是论述护理职业道德的科学,主要是研究探讨护理人员行为的善与恶。前者以美丑为评价标准,要求从美学的角度去体验和满足病人的审美需求。后者以善恶为评价标准,并依靠社会舆论、内心信念传统习俗来维系、提高护理质量。二者相互联系,护理道德认为是善的,一般地也是美的;护理道德认为是恶的,一般地也总是丑的。反之亦然。善与恶,美与丑是相比较而存在的,既没有离开善的美,也没有离开恶的丑。

三、护理伦理学与卫生法学

卫生法学和护理伦理学都是调节人们行为的准则和规范,其目的都是为了维护社会正常秩序,保证医疗护理实践活动的顺利开展。二者虽然都以规范形式出现,目的一致,但其起作用的方式及研究的对象则不同。卫生法学是运用法学的理论和原则,研究解决护理理论和实践中与法律相关的一门护理学和法学的交叉的学科,侧重于研究护理理论和实践中引申出的一些法律问题,使医疗事故和医疗纠纷等按照相应的法律得到仲裁。其特点是通过法律手段,使医学中许多超越伦理的问题得到强制性的制约和无条件的依法解决。护理伦理、道德则不同,它是通过社会舆论、传统习惯和人们

0

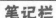

的内心信念发挥作用的。护理伦理、道德作用的范围比护理法学广泛得多，因为在医疗护理实践中发生的许多问题，虽然影响很坏，但尚未触及法律，这些问题只能受到护理伦理、道德的谴责，而卫生法学则无能为力。然而二者也是在内容上互相吸收，在功能上互相补充的，凡是法律要惩罚的，都是护理伦理、道德所谴责的；凡是不符合护理伦理、道德规范的行为，都是卫生法学所反对的。

第五节　学习护理伦理学的意义和方法

一、学习护理伦理学的意义

（一）有利于弘扬护理事业的优良道德传统

学习护理伦理学，可以使我们了解护理道德的历史发展轨迹，感受历史上国内外的护理学者献身护理事业、全心全意为病人服务的新风尚医学道德，坚定投身护理事业、全心全意为人民健康服务的信念。

（二）有利于提高护理人员的道德素质

护理职业是崇高的道德职业。护理人员要胜任护理工作必须具备三个条件，即精湛的护理技术、高尚的护理道德、必备的医疗护理设备。而能否充分发挥医疗技术和先进设备的作用，则取决于护理人员道德水平的高低，高尚的护理道德是一个不可缺少的基本条件。就护理人员的素质而言，道德素质是护理人员整体素质中举足轻重的组成部分。只有道德高尚的人，才能正确地、自觉地处理好护患关系、护际关系、护群关系，才能刻苦钻研专业知识提高技能，才能抵御不正之风的侵袭，才能认真履行为患者解除痛苦的义务。在学好护理专业知识的同时，必须认真学习护理伦理学，使自己的知识结构更加合理。古今中外，凡是护理学上做出重大贡献，深受人民爱戴的专家、学者，都是护德护风高尚的人。

（三）有利于提高医疗护理质量

护理工作是医疗工作中不可缺少的重要组成部分，护理人员在医院各类人员中比例最大。护理质量如何，直接关系到整个医疗质量的好坏。护理人员树立了良好的护德新风就会以高度的社会责任感，以优质的服务去对待各项护理工作，促进病人的康复，增进病人的健康，力争取得最佳治疗效果。护理实践证明，护理人员的服务态度和语言对疾病的发展和转归有很大的影响，既可以治病，又可以致病。良好的护理、美好的语言、和蔼可亲的态度可稳定病人的情绪，坚定病人治疗信心并自觉与医护配合，有利于提高医疗护理质量。同时，护理人员具有良好的道德素质就会自觉地维护医院各项管理制度，使医院的各项护理工作井然有序，促进医院各系统的功能得以充分发挥，以提高医疗卫生工作的社会效益。

（四）有利于促进社会精神文明建设

在建设社会物质文明的同时，努力建设社会的精神文明，这是全国人民在新的历史时期的共同任务。道德建设是社会主义精神文明建设的重要内容，而护理道德作为一种职业道德,是构成整个社会道德体系的一个重要方面。搞好护理道德教育,把护德护风建设好,就为社会主义精神文明做出了贡献。从另一个角度讲,医疗护理工作是一个特殊的职业,涉及千家万户,关系到每个人的生老病死和家庭的悲欢离合,与人民群众有着密切的关系,具有广泛的社会性。因此,护理人员以精湛的技术和高尚的护理道德,一丝不苟地为病人治疗护理,不仅能使病人获得安全感、安慰感,从而使病人早日康复,而且患者和家属还可以从高尚的护理道德、优质的服务中得到启迪,受到感染,产生感情上的共鸣,并通过他们把这种风气传递到家庭、单位和社会,促进全社会的精神文明建设和社会的和谐。

(五)有利于推动医学护理科学的发展

护理伦理学的道德观念与医学护理科学的发展总是相互影响、相互制约、相互促进的。护理道德观念的转变受医学护理科学发展水平的制约;医学护理科学的发展又受旧的护理观念的束缚。新的护理观念的提出和建立,必然推动医学护理科学理论和医疗护理实践的发展,而医学护理科学的发展和新的医疗技术的应用,又对传统的医德、护理观念提出了挑战。而且在医学护理科学研究中,也经常遇到一些和传统伦理相矛盾的问题,例如人工流产、器官移植、严重缺陷新生儿的处置及"克隆人"等。正确解决这些问题,将有利于加快医学发展进程。

当今医学科学的飞速发展,影响和改变着人们的护理伦理道德观念,提出了许多伦理新课题。如人工授精、试管婴儿的成功带来的家庭伦理问题,优生学、遗传学的发展提出的缺陷儿的标准及对待问题,脑死亡新概念引起的死亡标准和安乐死问题等。护理伦理学只有不断汲取医学科学发展的新成果,建立和形成伦理观念,才能具有活力,并对医学科学产生有益的影响,推动医学科学的发展。

二、学习护理伦理学的方法

科学的方法是科学研究的重要手段,学习护理伦理学必须坚持以辩证唯物主义和历史唯物主义的观点为指导,具体方法如下。

(一)坚持辩证唯物史观的方法

护理伦理学以护理道德为研究对象和内容,护理道德作为职业道德在内容上有较强的时代性和历史性,护理道德作为上层建筑,受一定的经济关系和政治制度的制约。同时,护理道德又是护理科学的直接产物,必然与当时的护理科学水平相适应。我们还必须看到,现有的任何一个护理伦理观念,都是以往的道德思想发展的继续。所以,必须把应接不暇的道德问题放在相应的历史条件下加以客观的考察,根据当时的经济、政治、文化、风俗习惯和医学护理科学发展水平等历史现状,具体地分析和研究各种不同的伦理观念和行为规范,以区别良莠。既不能否定一切,也不能肯定一切,应采取"扬弃"的态度。

(二)坚持理论联系实际的方法

理论联系实际是马克思主义活的灵魂,也是学习和研究护理伦理学的根本原则和方法。一方面,我们要认真学习和研究护理伦理学的基本理论及相关学科的知识,同时要注意了解护理学的发展动态;另一方面,要把所学的护理道德理论、规范运用到护理实践中去,以指导自己的行动,避免学用"两张皮"。同时要紧密联系我国卫生界的

笔记栏

护理道德状况,注意调查研究护理实践中产生的新道德问题,不断更新道德观念,以适应医学模式转变的要求,推动护理科学的发展。

(三)坚持案例分析、讨论的方法

案例分析、讨论的方法是就具体的护理道德案例进行医学的、护理的、伦理的、法律的、经济的、文化的分析讨论,并做出综合的评判。我们通过对某个病案分析评判,学习更多的医学护理知识、社会知识与法学知识以及伦理道德知识。因此,必须坚持结合案例分析、讨论方法,深入具体地学习好护理伦理学。

 思考题

一、名词解释

护理伦理学

二、选择题

1. 南丁格尔是第一个提出护理专业并阐述护理专业需要有独特护理知识体系的人,她对护理事业的贡献不包括(　　)
   A. 改善卫生服务　　　　　　　　B. 改善军队卫生
   C. 开创护理教育　　　　　　　　D. 建立护理理论体系
   E. 建立护理道德体系

2. 南丁格尔认为,护理是(　　)
   A. 简单的技术　　　　　　　　　B. 简单的照顾行为
   C. 严谨的科学和精细的艺术　　　D. 有道德的技术
   E. 有道德的科学

3. 从伦理学上分析,生物—心理—社会医学模式取代生物医学模式在本质上反映了(　　)
   A. 医学道德的进步
   B. 人们关于健康和疾病的基本观点
   C. 医学临床活动和医学研究的指导思想
   D. 对医学实践的反映和理论概括
   E. 对医德修养和医德教育的最全面认识

4. 医学模式转变在护理伦理学方面的重要性是指(　　)
   A. 促进了护理思维方式的转变
   B. 提高社会防治疾病的地位
   C. 加速了祖国医学的整理和提高
   D. 实现了在更高层次上对人的健康的全面关怀
   E. 促进护理人员知识结构的现代化

5. 护理伦理学的学科性质是指它属于(　　)
   A. 医德学　　　　　　　　　　　B. 元伦理学
   C. 应用伦理学　　　　　　　　　D. 道德哲学
   E. 生命伦理学

6. 护理伦理学的研究对象不包括(　　)
   A. 护理人员与患者之间的关系　　B. 护理人员与其他医务人员之间的关系
   C. 护理人员与社会的关系　　　　D. 护理人员与医学科研的关系
   E. 护理人员与领导的关系

7. 护理伦理学的主要内容不包括(　　)

A. 护理道德的基本理论　　　　B. 护理道德的基本原则

C. 护理道德的基本规范和范畴　D. 护理道德的基本范畴

E. 护理道德的基本实践

三、判断题

1. 道德是依靠传统习俗调节人与人之间关系的行为准则和规范的总和。(　　)

2. 道德是由道德意识、道德关系和道德活动等基本要素构成的系统。(　　)

3. 护理道德是社会一般道德在护理实践中的特殊体现,是护理人员在护理领域内处理各种道德关系的职业意识和行为规范。(　　)

四、简答题

1. 试分析新医学模式带来的护理角色与护理观念的变化。

2. 简述学习护理伦理学的意义和方法。

五、问题分析与能力提升

某医院内科病房,治疗护士误将甲床病人的青霉素注射给乙床病人,而将乙床病人的庆大霉素注射给了甲床病人。当她发现后,心里十分矛盾和紧张,并对乙床病人进行了严密观察,但并没发现青霉素过敏反应。该护士原想把此事隐瞒下去,但反复思考还是报告给护士长,同时做了自我检查。请对治疗护士的行为进行伦理分析,并说明是否应告诉病人真相。

分析要点:

1. 治疗护士未遵守"三查七对"制度,而且发生差错后又未及时报告给护士长或主管医生做好应变准备,她虽然严密观察,但万一出现过敏反应也会影响对病人的抢救,因此违背了认真负责的道德规范,不尊重病人的生命价值。万幸的是病人没有出现过敏反应,而且由于良心发现,她告诉了护士长并做了自我检查,这是好的转变。

2. 差错发生后是否告知病人真相,可有三种选择:一是不告诉病人真相,也不补上应注射的药物,这样可以避免护患纠纷,但对病人的治疗有一定影响,这不足取;二是不告诉病人真相,补上应注射的药物,这样病人容易生疑,为此护士就要说假话,有违诚实的道德原则;三是告知病人,并补上应注射的药物为佳,这样虽然有发生护患纠纷的可能,但只要护士诚心地做自我批评,相信病人是会原谅的。

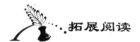

拓展阅读

光靠科学和技术,不能把人类带向幸福与高尚的生活。人类有理由将崇高道德准则的发现置于客观真理的发现之上。

——爱因斯坦

道德首要的是向理性咨询的问题。道德上正当的事,在任何条件下,都是最有充分的理由去做的事。

——詹姆斯·雷切尔

古今中外,凡成就事业,对人类有作为的,无一不是脚踏实地、艰苦攀登的结果。

——钱三强

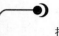

苏格拉底把"道德哲学"或者"伦理学"定义为探讨"我们应当如何生活"的问题。道德哲学正是对现实生活的思考,它的理论成果指导着我们的生活,让我们生活得更明智,更幸福。

医学生誓言:健康所系,性命相托

当我步入神圣医学学府的时刻,谨庄严宣誓:我志愿献身医学,热爱祖国,忠于人民,恪守医德,尊师守纪,刻苦钻研,孜孜不倦,精益求精,全面发展。我决心竭尽全力,除人类之病痛,助健康之完美,维护医术的圣洁和荣誉,救死扶伤,不辞艰辛,执着追求,为祖国的医药卫生事业的发展和人类的身心健康奋斗终生。

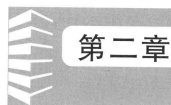

第二章　护理伦理学的基本理论

学习目标

◆ 掌握　护理伦理学基本原则、具体原则、基本规范的内容,并能正确运用护理伦理理论分析和解决护患关系问题。

◆ 熟悉　我国社会主义护理伦理学基本原则的要求,护理伦理学的基本范畴。

◆ 了解　护理伦理学的理论基础。

案例

一名11岁女孩因车祸需要做截肢手术,病人精神意识状态正常,手术前其父母要求医护人员勿告知病人实情。

请思考:①如果作为该病人的责任护士,你认为如何处置最合适?②应依据什么护理伦理原理处理此问题?

第一节　护理伦理学的理论基础

任何一门学科的发展都是建立在一定的理论基础之上,护理伦理学也不例外。护理工作与病人疾病的发展与转归息息相关,护士作为护理工作的主要执行者,其行为受自身思想及理论观点的支配。历史上和当代伦理学诸多学派积淀了丰厚的理论。护理伦理学的理论基础有生命论、人道论、美德论、道义论、功利论等。

一、生命论

(一)生命论的概念

生命论即生命观,是人类对于自然界生命物体的一种态度,是世界观的一种,也包括对人类自身生命的态度。纵观人类历史,生命观反映了社会的文明程度和人类对自身的认识程度。它是关于人的生命的本质和意义的基本观点和看法。

（二）生命论的发展阶段

人们对自身生命的认识和看法，对待生与死的认知和态度是随着社会的进步和医学科学的不断发展而变化发展的，其先后经历了生命神圣论、生命质量论和生命价值论三个不同的伦理认识阶段。

1. 生命神圣论

生命神圣论强调人的生命神圣不可侵犯，是具有至高无上的道德价值的一种伦理观念。

生命神圣论有其重要意义。①对生命的珍重，有利于社会的发展和进步：人作为首要的社会生产力，是人类社会存在和发展的前提条件，是社会文明进步的根本所在，人类的物质文明和精神文明建设都离不开人的贡献，离开了生命，世界上的万事万物便失去了其存在的价值和意义。②促进了医学学科的产生和发展：生命神圣论是医学学科产生的基础，当人类的生命遭受到疾病侵袭甚至面临死亡威胁的时候，就迫切要求有一门学科来解决这类问题，这就促使了医学的产生。③促进医学工作者的不断探索：正是因为生命的可贵性，就要求我们医务人员用所学的医学知识和技能竭尽全力地挽救生命，维护生命，减轻痛苦，恢复健康。随着社会的发展，医学新问题不断产生，生命神圣论激励医学工作者不断探索生命奥秘，发现诊断治疗疾病的新方法、新技术，全心全意维护人类的健康。

生命神圣论也存在其局限性。①首先这种生命观往往是抽象的，绝对地强调了生命的神圣性，缺乏辨证性。②导致了一些医学伦理问题的产生。随着人口数量的膨胀，我们是否应该控制人口，是否应该实施计划生育？面对"无效生命"是否应不惜一切代价进行抢救，甚至不惜耗费大量的人力、物力、财力去保护那些已经丧失社会价值的生命，延缓其死亡过程。克隆技术、器官移植等现代科学技术都使这种生命论受到了严峻的挑战。

2. 生命质量论

生命质量论是以人的自然素质的高低、优劣（如器官功能，身体、智力状况等）为依据，衡量生命对自身、他人和社会存在价值的一种伦理观念。它是从人类整体利益出发，注重强调人的生命价值并不在于生命存在本身，而在于生命存在的质量；人们不应单纯追求生命的时间长短，更应该关注生命的质量。生命质量论是随着生物—心理—社会医学模式的转变而产生的一种新理论观点，是在生命神圣论基础上对生命问题的进一步的认识和思考。

世界卫生组织将生命质量定义为不同的文化和价值体系中的个体对于他们的生活目标、期望、标准以及所关心事情有关的生活状态的体验。生命质量一般可以从三个层面上衡量。①主要质量：指个体的身体和智力状态，这种生命状态能满足个体自身生理及生存的最基本需要，是一种低级的生命状态，是区别健康与否的重要标准。这个标准认为无脑儿、严重的先天畸形儿生命质量非常低，没有必要再进行生命维持。②根本质量：人是具有社会属性的人，其生命的目的主要体现在参与社会、生产的能力，与他人在社会、道德上的相互作用关系中生命活动的质量。如根据这一生命质量标准，植物人已经丧失了与他人在社会和道德上的关系，也就失去了生命的意义。③操作质量：指用客观方法测定的生命质量，如通过诊断学的标准测定生命体征，智力测定法测定人的智商等。如有人用智商来评价人的素质,把智商高于 140 的人看作天才,认为智商低于 30 则为生命质量严重缺陷。

在人类社会发展史中,生命质量论有着重要的意义。①标志着人类生命观、伦理观已经发生了历史性的转变,从历史上繁衍和维护生命的低层次认识过渡到提高生命质量的高层次认识,是人类对自我认识的新发展。②它使护理伦理学的理论基础和研究方法更加科学化、系统化、完善化。将道德评价中的动机与效果有机结合起来,使伦理道德评价观念发生了从"义务论"向"价值论"的转变,是对生命神圣论的进一步补充。③为解决医学伦理学问题提供了理论依据。如为计划生育、优生优育、畸形儿处置等提供了理论依据。

但这种生命观仍有其局限性,它仅就人的自然素质谈生命存在的价值,有其不太合理、客观的一面。

3. 生命价值论

生命价值论是根据生命对自身、他人及社会效用如何而采取不同对待的生命伦理观,即依据人内在的与外在的价值来衡量生命意义的一种伦理观念。根据生命价值主体的不同,生命价值分为内在价值和外在价值:内在价值是生命对自身的效用,外在价值是生命对他人和社会的效用。根据生命价值是否已经体现出来,生命分为现实价值和潜在价值:现实价值指已经显示出对自身、他人和社会的效用,潜在价值指目前尚未显现出来,将来才能显现出来对自身、他人和社会的效用。根据生命价值的性质,生命分为正生命价值、负生命价值和零生命价值。正生命价值是指生命对于自身、他人和社会有积极作用;负生命价值是指生命对于自身、他人和社会有消极作用;零生命价值是指生命对于自身、他人和社会既无利也无害。

二、人道论

人道论就是人道主义,是关于人的本质、地位、价值、使命与个性发展等的一种理论。它是一个变化发展的哲学范畴。广义的人道主义泛指一种强调人的地位,提倡人的尊严,肯定人的生命价值,维护人的美满幸福,满足人的需求和利益,以期实现个人的全面自由发展和全人类进步完善的道德规范和伦理原则。

护理人道主义是指护理人员在护理工作中,表现出对患者的关心和爱护,并且重视患者的生命,尊重患者的人格尊严与权利,维护患者的利益与幸福,珍视患者的生命质量和生命价值的一种伦理思想和观点。护理人道主义有着广泛的内容,包括同情、关心、爱护患者,平等负责地对待每位患者等。其核心内容则是尊重患者,具体表现在以下方面。①尊重患者的宝贵生命:这是人道主义最基本的思想,也是生命神圣论的体现。②尊重患者的人格尊严:患者作为人,理应有人的尊严,护士要做到不论贫富贵贱,一视同仁,建立良好的护患关系。尤其是面对一些特殊病患如精神疾患者、残障人士等,护士更应重视其人格尊严,给予他们良好的治疗。③尊重患者的生命价值:强调尊重人的生命价值,反对不负责任的临床试验,要求相关试验要在符合伦理原则,并且有严密的科学保障条件下才能进行。④尊重患者的权利:除了拥有正常人所有的权利外,患者还享有平等医疗的权利、对病情的知情权利、对治疗方案的选择权利等。

我国是社会主义国家,因此我们所遵循的是社会主义人道主义。社会主义人道主义作为社会主义社会人们的伦理原则和道德规范,建立在社会主义的经济基础之上,同社会主义的政治制度相适应,以马克思主义世界观和历史观为理论基础。社会主义人道主义是"革命人道主义"的继续和发展。社会主义人道主义是真诚的、具体的、现实的。社会主义经济制度和政治制度的确立,使个人和社会的基本利益归于一致。这种人道主义,从伦理方面体现出社会主义国家和社会对绝大多数人的权利、利益、人格的尊重和关心,体现出绝大多数人对共同利益的关心以及人民之间的相互尊重和关心。社会主义医学人道主义是医学人道主义的较高形态,体现了在社会主义制度下医护人员对人的生命价值的尊重。与其他医学人道主义相比,它始终将为人类谋幸福,为实现人类的健康作为自己的首要任务,将爱护、同情病人,尊重病人生命、人格和平等的医疗权利作为其核心内容。

三、美德论

美德论,又称德行论和品德论,是研究和说明做人应该具备什么样的品德、品格和道德品质的观点。美德通常指人的道德品质,是一定社会和领域的道德原则和规范在个人思想和行为中的具体体现,是一个人在一系列的道德行为中所表现出来的比较稳定的特征。护理美德论研究作为护理人员应该具备怎样的品格、品德,以及什么是道德上完美的护理人员和怎样成为完美的护理人员。

护理道德品质是指护士对道德原则和规范的认识,以及基于这种认识所产生的具有某种稳定性特征的行为习惯,即主观上的护理道德认识与客观上的护理道德行为的统一。

护理美德是护理道德认识、情感、意志、信念和行为习惯所构成的综合统一体。在长期的护理工作中,护士群体养成了很多高尚的美德,主要内容仁慈诚挚、审慎严谨、公正廉洁、诚实宽容、积极进取、团结协作和无私奉献。

护理美德与护理道德行为两者关系密切,不可分割:一方面,在护理道德行为基础上形成了护理美德,护理美德又通过护理道德行为来体现;另一方面,护理美德对护理道德行为发挥指导和支配作用。

不同时代背景,不同人文环境,不同社会形态都有其特有的道德规范。护理美德的培养和形成不是一朝一夕的,它是一个循序渐进的过程。它离不开一定的社会环境和物质条件,离不开系统的护理道德教育和护理实践环境的熏陶,更离不开个人自觉的锻炼和改造。它是一个客观条件与主观努力相互作用,逐步养成高尚的护理道德品质的过程。所以,我们需要不断加强护士道德品质的培养,塑造护士良好的内在德行素质。

四、道义论

道义论,也译作"务本论""义务论""道义主义"等,在西方现代伦理学中,指人的行为必须遵照某种道德原则或按照某种正当性去行动的伦德理论。它是以义务和责任作为依据,具体研究和探讨人们应该遵守怎样的行为准则和道德规范。

道义论分为行为道义论和规则道义论两种。行为道义论是指不一定有什么规则,只要行为本身是合乎道德的,那么行为就是正当的行为。它认为一个人可以依靠自身的道德修养来直接判断什么应该做,什么不应该做。规则道义论是指行为遵循的规则必须是合乎道德,否则行为便是不道德的行为。它认为一个人应该根据道德原则和规则来确定自己该做什么。

道义论有三个特征:一是注重行为本身或关注思想动机,而不关心思想和行为的后果;二是不考虑思想和行为的后果会对自己产生怎样的影响;三是不立足于个人利益,而是立足于全人类的根本利益和长远利益。

在护理职业领域中,道义论提出了社会对护理界的职业道德要求。使护士明确了自己的职业责任和操守,明确了应该做什么,应该遵循哪些护理道德的规范才会成为一名合乎道德的护士,强调护士对患者乃至全人类生命与健康的责任感,包括自律责任感和他律责任感。其中自律责任感是道德责任感的较高层次表现,它要求护士自觉自愿地为患者服务。在护理伦理学中,道义论强调一名合格的护士应该有道德责任感,认为护理工作行为要遵循一定的道德原则,即思想动机要纯正,这对护理道德建设能产生正能量。道义论体现着护理伦理学的核心内容,激励着护士为维护健康、恢复健康、促进健康、减轻疼痛的护理学科的发展做出应有的贡献,从而培养出一代代具有优良护理道德品质的合格护士。

但是,道义论本身也存在一定的局限性。①只重动机,不重结果:道义论强调护理行为的动机要纯正,但并不重视护理行为本身的价值及其导致的效果,忽视了行为动机与效果的统一性。②责任较为片面:道义论是以护患关系为基础,以对病人负责为中心,但未肯定对他人、对社会的道德责任,护士对病人尽责任与对他人、社会应尽责任的统一性并未达到。③忽视了双向性原则:道义论只强调护士对病人应尽责任的绝对性和无条件性,而没有提出病人的责任,忽视护患义务的双向性。

五、功利论

功利论,也称后果论,又称功利主义,是将人们行为的功利效果作为道德价值的评价标准,依据行为的功效和利益来判断行为道德性的理论。它主张评价人的行为道德与否,要看行为的结果,凡是行为结果对自身、他人或社会带来利益或者利大于弊的行为,则认为是道德的。

功利主义分为行为功利主义和规则功利主义。行为功利论是不依据规则而是根据当时的情况来决定行为,只要这种行为能带来好的效果,便是好的、道德的行为。它将效用原则直接应用于特定条件的特定行为,只要这种行为会产生最大的效益,则这一行为就是道德的。规则功利主义是依据规则能够带来好的结果的行为。它将效用原则应用于行为的规则系统,由规则来判断行为道德与否。功利论有三个特征:①注重思想行为的效果和结果,不计较行为的动机;②在行为前进行权衡比较,不干弊大于利的事情;③立足个人,推延到他人及全社会,追求利益最大化,让更多的人受益。

在护理伦理学中,功利论主张护士的行为以满足病人和社会大多数人健康利益为标准。其内容包括:首先,满足病人的健康功利需要,同时护理人员的正当利益要得到保护并且不能损害医疗卫生单位的利益。其次,满足社会大多数人的健康功利需要。做到患者利益、护理人员利益、医疗单位利益及社会效益相统一。即在卫生资源有限的情况下,当个体与社会大多数人健康功利的需要发生矛盾时,在尽量保障每位患者的基本卫生保健需要的前提下,只能按医学标准和社会价值标准来分配稀有卫生资源,并使没有获得稀有卫生资源的患者的损失降低到最低程度。

在护理工作中,功利论有助于护士树立正确的功利观,重视病人和社会人群的健康利益,合理利用卫生资源,造福人类,达到利益的最大化。同时,功利论也肯定了护士的正当个人利益应当受到保护,有利于调动护士的工作积极性。但是,功利论也存在不足之处,它过分强调行为的后果和效益,容易导致从功利的观点出发对待生命,导致社会不公正现象的出现;容易滋长利己主义,从而忽视全心全意为人民健康服务的医学宗旨,违背了医疗卫生单位讲求经济效益和社会效益统一的原则。因此,功利论的应用应坚持正确的价值导向,避免陷入误区。

第二节 护理伦理学的原则、规范与范畴

一、护理伦理学的基本原则

护理伦理学的基本原则及其具体的伦理原则、伦理规范与范畴,在护士执业中发挥着重大的指导作用,是护理伦理学的核心内容。护理伦理学的基本原则反映了护理学在某一发展阶段在特定社会背景下的护理道德基本精神要求,是调节护士在护理实践中各种人际关系的最基本的出发点及道德准则,它贯穿于护理实践的全过程,是衡量护理人员的道德标准,是社会道德要求在护理职业中的具体运用。同时,护理伦理学的基本原则也是我国护理人员在长期的临床实践过程中总结出来的,它从根本上反映了护理人员和病人的根本利益,是衡量个人行为和护理伦理的标准。

(一)护理伦理基本原则的内容

护理伦理原则的定义:护理伦理的基本原则是在护理实践中调整各类护理道德关系(护士与病人,护士与其他医务人员,护士与社会)的根本准则和出发点。它反映了护理道德的基本精神,是护理伦理学的基本理论,是护理伦理学规范体系的核心部分。它是护士树立正确的道德价值观念,选择良好的护理道德行为,开展护理伦理决策所遵循的根本准则,也是衡量护士道德水平的最高标准。

我国的护理伦理继承和发展了中外护理道德的优良传统,也是社会主义医疗卫生事业长期实践的结果。随着社会的发展进步,医学模式的转变,疾病谱的变化,新兴技术的发明和应用以及生命科学的突破等,随之也出现了一系列新的伦理学问题,这就迫切要求护理伦理学的深入改变以适应整个新形势的发展变化。

(二)护理伦理基本原则的特点

1. 层次性与统一性

护理伦理基本原则有三个层次:"救死扶伤,防病治病"是第一层次,也是最基本的层次;"实行社会主义人道主义"是第二层次;"全心全意为人民身心健康服务"是第三层次,也是最高层次。这三个层次之间是相互联系,但又不可分割的有机整体。其中,实现"全心全意为人民身心健康服务"的重要途径和根本手段是"救死扶伤,防病治病";"全心全意为人民身心健康服务"的精神实质则通过"实行社会主义人道主义"得到了体现;实现"全心全意为人民身心健康服务"是前两个层次的根本宗旨。

2. 现实性与理想性

我国目前的政治、经济、文化背景等有利的客观条件,形成了"全心全意为人民身心健康服务"的护理伦理要求,它是可以通过努力实现的目标,因此具有现实性;同时,它又是共产主义道德理想在护理职业中的最高要求,是护理工作者所追求的护理伦理道德的最高目标,具有一定的理想性。因此,社会主义护理伦理基本原则中"全心全意为人民身心健康服务"的目标是既立足现实又高于现实的护理伦理目标,也是我们最终追求的最高目标。

3. 历史性与时代性

"救死扶伤,防病治病,实行社会主义人道主义,全心全意为人民身心健康服务"的社会主义护理伦理基本原则,在生命论上既传承了生命神圣的思想精神,又融入了生命质量、生命价值的思想;在人道论上既批判继承了传统的医学人道主义、资产阶级人道主义思想,又注入了社会主义人道主义的新思潮;既体现了传统护理伦理的根本内容,又反映了现代护理伦理的精神实质。

(三)护理伦理基本原则的具体内容

1. 救死扶伤,防病治病

"救死扶伤,防病治病"是医疗卫生工作的根本任务,也是医务人员的神圣职责,是社会主义护理职业的根本要求之所在,是护理人员完成全心全意为人民身心健康服务宗旨的根本途径和科学方法。"救死扶伤,防病治病",对护士提出了如下要求。

(1)正确理解护理职责并认真履行 国际护士会确定的护士基本任务:促进健康,预防疾病,恢复健康及减轻痛苦。这就要求我们护理工作者服务于全人类,正确认识护理职业的责任,树立正确的护理伦理观,在工作中切实地做到把预防保健和临床护理相结合,将身心护理相结合,完成救死扶伤,防病治病,为全人类的身心健康服务的重任。

(2)刻苦学习,积极实践,不断提高技术水平 护士要完成好"救死扶伤,防病治病"的重任,就必须掌握扎实的护理科学理论知识,拥有娴熟的护理操作技能,并与时俱进,随时代的发展,不断更新。所以,要求护理工作者必须立足本职工作,努力学习,刻苦钻研,在护理技能上力求精益求精。

2. 实行社会主义人道主义

护理人道主义是处理好护理人际关系,尤其是护患关系所必须遵循的基本原则,贯穿于护理伦理学发展的始终。社会主义人道主义强调以"人"为本,要求护理人员在工作中做到尊重患者的人格和权利,尊重患者的生命和价值,平等对待每一位病患,尽自己最大的努力去帮助每一位患者。社会主义护理人道主义是人道主义的最新诠释,它继承了传统护理人道主义的精华,又随历史发展注入了新的内涵,使人道主义精神得到了丰富和发展。"实行社会主义人道主义"对护士提出了以下要求。

(1)尊重人的生命价值 "当遇到病人跳楼时,我奋不顾身上前抓住他的衣服,此时,心里只有一个念头,这是一条命,即使他伤害了我,我也要救他,哪怕是被他拖下去,我也不能松手"。这是身着护士服的护士在讲述自己勇救病人的过程时的一段话,这位"最美护士"的真情表达得到了社会的肯定和尊重。人的生命仅有一次,对每个人来说都是宝贵的,它具有至高无上的价值。护士只有尊重人的生命,才能做到热爱生命,珍惜生命,尊重生命。

(2)树立新的医学模式 1977年,美国精神病学家和内科专家恩格尔在《科学》

杂志上发表论文《需要新的医学模式:对生物医学的挑战》,对生物医学模式的局限提出批评,提出了生物—心理—社会医学模式概念。并指出:为了理解疾病的本质和提供合理的医疗卫生保健,新医学模式除了生物学观点外,还必须考虑人的心理和人与环境的关系。新的医学模式指出了人的双重属性,即自然属性和社会属性;更为强调在注重人的生理因素的同时,还应考虑到社会及其心理因素对患者的影响。护士只有采取新的医学模式,将患者作为"社会人"看待,进行全面整体的护理,才能在护理工作中更加尊重病人的人格,维护病人的权利。

3.全心全意为人民身心健康服务

"全心全意为人民身心健康服务"包括三方面的含义。首先,服务的对象,它不是特指为某个个人服务,为少数人服务,也不是为某个特殊阶层服务,而是为广大人民群众服务。其次,服务的目标,根据医学模式的转变,不再限于为人民群众的躯体健康服务,也要为人民群众的心理健康服务,达到人民全身心的健康。最后,服务的态度,要"全心全意",即工作要认真细致,不怕苦不怕累,任劳任怨。

"全心全意为人民身心健康服务"对护士提出了以下具体要求。

(1)正确处理好个人与病人、集体、社会之间的关系 在护理工作中,当个人利益与病人利益、集体利益、社会利益发生冲突时,护士应该将病人、集体和社会的利益放在首位,优先考虑,竭尽全力做好本职工作。在某些特殊情况下,护士甚至需要牺牲个人利益,来维护病人、集体和社会的利益。在"非典"肆虐的时期,许多护士牺牲了自己的生命,保障了患者的利益,诠释了护士的最高道德标准。

(2)树立群众观点,以人为本,热爱人民,关心群众 要实现全心全意为人民身心健康服务的宗旨,护士必须树立以人为本的思想观念,热爱人民,关心群众,把患者的健康放在首位,自觉自愿地把解除人民群众疾病和痛苦作为自己的重要职责,用高尚的道德情操和无私的奉献精神,"全心全意"服务于全人类的健康事业。·

护理人员要真正做到全心全意为人民身心健康服务,就必须正确处理好个人与集体、个人与国家之间的关系。始终把国家、社会的利益放在第一位,把病人的利益放在第一位,当个人利益与病人利益发生冲突时,要首先维护病人利益。

二、护理伦理学的具体原则

护理伦理的基本原则是在护理实践中遵循的根本原则,护理伦理的具体原则是对护理伦理基本原则的细化。所以,护士在护理工作中,可以借助这些具体原则来实现护理伦理道德对护士的要求。

(一)自主原则

1.自主原则的概念

自主是指自己做主,不受他人支配。具体是指选择自主,行动自主,并能够依照个人的意愿进行自我决策。自主可分为思想自主、意愿自主和行动自主三种方式。思想自主是指个体具备正确理性的思考能力;意愿自主是指个体具有自由决定自己意愿的能力和权力;行动自主是指个体具有自由行动的能力与权力。这三种自主均以理性的思考为前提,也就是一个人先有理性思考的能力,才可能依照自己的意愿,做出自认为对自己有益的选择,最后再付诸实际行动。

自主原则是指尊重患者及其对诊疗活动做出的理性决定的原则。自主性原则的思想前提是道义论与后果论。自主性原则是生命伦理学的首要原则,其本质在于个人自主地选择自己的思想和行为。在生命伦理学中,尊重、知情同意、保密和隐私权是自主性原则的具体表现形式。在实践中,自主权的行使必须与具体的情境相结合,其价值才能充分实现。用在护理伦理上,是指护士在为患者提供护理服务时,应先向病人说明其护理活动的目的、益处以及可能出现的结果,然后征求病人的意见,由病人自己做出决定。

2. 医疗护理自主权和病人自主权

(1)医疗护理自主权　简称"医主",即医护人员在医护工作中的自主权,是不征求病人意见,根据自己的专业知识所做出的原则性决定。可分为"全医主"和"半医主"。"全医主"是指在重大的医疗决策上,事先不征求病人的意见而完全由医护人员为病人做出决定,实施必要的诊疗活动。"半医主"是指在重大的医疗决策上,在征得病人或家属的同意或授权下,由医护人员根据自己的专业知识做出原则性的决定。医疗护理自主权的目的在于维护病人的根本利益,所以是否行使医护自主权以及如何正确行使,应当首先评估病人的病情发展状况,尤其应重视病人自身的价值观、目的与治疗计划的关系,在执行方法上实行弹性原则。

(2)病人自主权　即病人自己做决定的权利。虽然患者患有疾病,处于弱势地位,但不能因为这样而剥夺其自主权,相反,医护人员更应该尊重和维护患者的这项权利。自主权包括患者的自主知情权、自主同意权以及自主选择权。即病人有权知道自己的真实病情,有权对医护人员的医护活动接受或拒绝;也可自主选择接受或拒绝医护人员的医疗护理方案,这是病人自主性的体现。在自主原则中,最具代表性的便是"知情权"。知情权是指知悉、获取信息的自由与权利,包括从官方或非官方知悉、获取相关信息。狭义知情权仅指知悉、获取官方信息的自由与权利。病人的知情权是指病人或其法定代理人在获得医务人员提供足够的信息及完全了解的情况下,自愿同意或应允某些检查、治疗、手术或试验。

为了使病人能充分行使其自主权,医护人员应以病人或其法定代理人能理解的语言,耐心详尽地提供资料或相关信息,而后由其本人或家属决定接受与否。这在每项临床护理工作中已经充分展开实施,如针对每项护理操作在进行前均要对患者及其家属进行操作目的及方式的解释说明,征得同意后方可实施。

(3)医疗护理自主权与病人自主权二者的关系　医护自主或病人自主似乎是互不相容的关系。事实上,在医疗活动中,病人"自主"不仅不排斥"医护自主",而且有时候还需要"医护自主"来消除因被要求"自主"给患者带来的困扰。伦理学者认为,医患、护患关系并不是单纯的患者服从医护人员或者医护人员服务于患者的关系,而是一种伙伴型关系。这种关系的形成,需要医务人员与病人一起参与,以增强病人的自主选择性。在病人自己做决定的过程中,医护人员应尽量提供疾病的相关资料,协助病人了解目前的诊治情况,同时传达医护人员个人的价值观,达到帮助完成患者自我决定的目的。医护人员毕竟拥有扎实的医学理论知识和对疾病处理的丰富经验,在医护人员的帮助下,相信病人可以做出更为理性的选择。

在执行自主原则时,首先应该评估患者自身是否具有自主决策的能力,如有,则由其自我决策;如没有,则由家属代理决策;当患者既无决策能力而家属又未在场的情况下,或者患者及家属将自主权交由医护人员代理执行时,则由医护人员自主执行。

3. 自主原则对护士的要求

(1)充分尊重病人的自主权利　自主原则体现了对患者及其自主权的尊重,承认病人有权根据自己的思考做出理性的决定,也就是要尊重病人的自主知情权,自主同意权及自主选择权。护士尊重病人及其自主权,让病人主动参与护理活动,调动了病人的积极性,不仅有利于护理方案的正确形成,保障了护理活动的正常进行,同时赢得了病人对护士的信任尊重,有利于良好的护患关系的形成,体现了伦理和法律的双重意义。

(2)尽力协助病人行使自主权　护士尊重病人的权利,绝不意味着毫无原则的放任不管。护士有责任向病人使用可以理解的语言提供相应选择的信息,并帮助病人进行诊疗护理方案的选择。当病人充分了解了自己病情的信息后,大部分病人的选择和医务人员的建议往往是一致的。但是,有时医务人员给出的建议,尽管出于对病人利益的考虑,有些病人还是会做出与其不同的选择或拒绝治疗。这时,护士应协助医生深入了解病人的心理状况及选择动机,并配合家属耐心、冷静地提出建议和劝告,使其能够调整心态,选择最佳的治疗护理方案。

(3)正确行使护理自主权　自主原则承认护士在专业护理活动中拥有护理自主权。但是在一些特殊情况下我们在承认患者自主权的同时,需要我们正确实施护理自主权。①对于丧失自主能力或者自主能力减弱的病人,护士应尊重家属或监护人的选择权利。但是,如果这种选择违背了病人自身的意愿或不利于病人的利益,护士不应听之任之,而应劝导其做出理性选择。②面对"无主"病人,如果病人处于生命的危急时刻,又无家属在场,出于护士的责任和义务,护士可以运用医学专业知识,行使护理自主权,正确选择和实施护理措施。③如果病人的选择对自身、他人的健康和生命构成威胁或对社会产生危害,或违背了法律法规及国家政策。如传染病病人拒绝隔离,护士则有责任协助医生对病人的自主权进行限制。④病人或者家属的抉择明显危害病人的生命健康时,护士应该给予建议和劝导,帮助其做出对病人有利的选择。

(二)不伤害原则

1. 不伤害原则的概念

"不伤害"最早出现在密尔的《论自由》中,它通过厘清"群"与"己"权界,来谋求公权与私权的界限。这一界限可以概括为"不伤害",实际上是一体两面,既界定了个人自由的界限,同时也界定了社会控制的界限。对个人来说,不能伤害他人或社会整体的利益;对社会来说,除非某一个体的行为在未经同意的情况下伤害了他人,就不得任意干涉;对政府来说,作为社会整体的代表,所能合法施用于个人的行政权力也必须符合"不伤害"原则。

医学范畴的不伤害原则又叫无伤原则、有利无害原则,是指医护人员在医疗护理活动中的行为,其动机与结果均应避免伤害病人或将病人置于危险的境地。具体来说就是医护人员应该最大限度地避免对患者造成的疼痛、残疾、死亡、精神伤害或经济损失等。

2. 医疗伤害的分类

现实中的医疗伤害现象,依据其与医护人员主观意志的关系可分为有意伤害和无意伤害,可知伤害和意外伤害,可控伤害和不可控伤害,责任伤害和非责任伤害。有意伤害指的是医护人员拒绝为病人采取必要的诊疗手段及护理措施,无意伤害指的是在正常的医疗活动中所伴随的不可避免的伤害;可知伤害是医护人员根据自己的医学知识在诊疗前预知的对病人的伤害,意外伤害是医护人员无法预知的对病人的伤害;可控伤害是指医护人员可以通过自己对工作的严谨态度、娴熟的技能努力降低的伤害,不可控伤害是超出医护人员的能力范围而无法控制的伤害。医护人员对于病人的有意伤害,或者对可知、可控的伤害未加干预而造成的不良后果,都属于责任伤害;无意伤害、意外伤害及不可控的伤害都属于非责任伤害。

现实中的医疗伤害还可以依据伤害内容分为身体伤害、精神伤害及经济伤害。身体伤害是指医护人员的诊疗活动不当,造成病人暂时性或永久的躯体疼痛、损伤、不舒适及直接或间接的功能丧失;精神伤害是指医护人员对病人言语态度的冷淡、人格的不尊重及隐私泄露造成的心理及情绪的损伤;经济伤害是指医护人员因为自身经济利益的驱使而给患者额外增加的药物、治疗费用,或由于诊治护理措施不当,病人须追加的治疗费用及延长治疗、误工所造成的经济损失。

3. 不伤害原则的临床意义

不伤害原则是相对而言的,不能将其绝对化。因为在临床工作中有时无法避免地会给病人带来身体或心灵的伤害。例如癌症病人因为需要化疗,在治疗的同时可能会给病人带来某些损害,在生理上表现为化疗药物对造血系统的影响;在心理上表现出因为化疗而出现的掉发现象,造成病人自我形象紊乱,从而导致病人情绪低落,不愿与人交流。又如因疾病原因必须截肢的患者,不得不首先考虑以保全其生命为主,这样也会出现患者身体的残疾和心理的不适应。

虽然不伤害原则不是"绝对不伤害"的原则,但这并不表示护理人员可以忽视对病人的伤害。相反,不伤害原则要求护士在执行护理操作前应运用自己的专业知识和专业技能,对病人进行全面仔细的评估,权衡利弊,避免可知可控伤害的发生,并将对病人可能造成的损害降低到最低,给病人提供安全良好的服务。

4. 不伤害原则对护士的要求

不伤害原则被认为是医疗行为中最基础的要求,护士在实施各种护理措施时,首先要考虑到"不伤害原则",不做对病人无益或造成伤害的医疗活动。为了预防护士在护理活动中对病人造成的不必要的伤害,不伤害原则对护士提出以下要求。①强化护士良好的思想道德品质的培养,杜绝有意伤害。②制订护理计划前应细致评估各项护理活动可能对病人造成的影响,权衡利弊,选择对病人伤害最小的护理措施。③重视病人合理的愿望或利益,提供最佳护理服务。

(三)公正原则

1. 公正原则的概念

《辞源》对于公正的解释是不偏私、正直。亚里士多德把公正划分为狭义和广义两种。广义的公正是依据全体成员的利益,使行为符合社会公认的道德标准。狭义的公正主要是调节个人之间的利益关系。

伦理学将公正分为形式上的公正和实质上的公正。形式上的公正是指同样的情况应当同等对待,类似的个案分配收益和负担以同样的准则处理,不同的个案以不同的准则处理,在我国仅限于基本的医疗和护理;实质上的公正是根据患者的需要、个人的能力、对社会的贡献、在家庭中的角色地位等分配收益和负担,在现阶段,我国稀缺卫生资源的分配只有根据实质上的公正。

2.公正原则对护士的要求

（1）人际交往公正　公正,简单地说就是平等地对待每一位患者。在护理实践中,护士应该做到:一是态度公正,对于每位患者一视同仁,态度诚恳,特别是老年患者、精神病患者、残疾患者、年幼患者等特殊群体,更应尊重病人的人格和尊严,维护病人的医疗照料权;二是医疗作风公正,平等地对待每一个患者,严格要求自我,最大限度地满足病人的愿望和合理要求。

（2）合理地分配医疗资源　医务人员既有宏观分配卫生资源的建议权,又有参与微观分配卫生资源的权利,应根据公正的形式和实质原则,运用自己的权利,按照公平优先、效率兼顾的原则实施卫生资源的优化配置,合理利用,尽力实现每位患者的基本医疗和护理的平等;同时护士是医疗小组的成员之一,也是接触病人最多的医疗工作者,护士除自己在工作中做到公正外,也有责任和义务向医疗小组提供病人的相关情况,协助做出公正的资源分配。

（3）公正处理医疗纠纷　在处理护理差错事故、医护患纠纷等问题上,护士要站在公正的立场上,坚持实事求是的原则,公平公正地对待和处理,不偏袒不包庇。

（四）行善原则

1.行善原则的概念

古人云"勿以恶小而为之,勿以善小而不为"。行是行为,善是无私,行为的无私就是行善。善,是宗教、哲学、伦理学等范畴中的一个基本概念,与"恶"相反。行善即做善事,不做损人害人之事,并且成就别人做好事。医学之父希波克拉底在对医师的道德告诫中就曾说过:"要做对病人有益,或至少不做对病人有害的事情"。在医护领域中,行善被认为是一种职业传统和责任。在护理伦理学中,行善是指护理人员对病人直接或者间接施加有利的德行。行善原则要求护理人员遵循良好的道德品质,仁慈,善良,宽容,奉献,用自己无私的爱心对待每位病人。

行善原则的根本目的是为了病人的利益而施加好处。它可分为积极和消极两个方面。积极方面是指促进病人的健康,增进病人幸福的行为;消极方面是减少或预防对病人伤害的行为。现代护理学创始人南丁格尔强调"护理病人时,应关心病人的幸福,一方面应为病人做善事,另一方面则应预防伤害病人"。

由此可见,相较于不伤害原则这一最基本的原则,行善原则的含义更加广泛。行善原则与不伤害原则的重要差距在于:①后者是相对消极的禁令,前者是积极进行的行为;②不伤害原则常能提供法律禁止某些行为的道德理由,行善原则则很少成为法律,很少人因为没有遵行行善原则而受到法律处罚。

2.行善原则对护士的要求

从古至今我们都用"悬壶济世""仁心仁术"等词语来赞扬医务人员的善德。作为护士,行善不仅是我们基本的伦理要求,也是我们的责任和义务。行善原则要求护士做到如下几点。

（1）只做对病人有益的事情　护士的行为要符合减轻痛苦、恢复健康、维护健康、促进健康的目标,同时护士要做到不施加伤害、尽力预防伤害、消除伤害,努力做善事,使自己的护理行为对病人是有利的。

（2）权衡利弊,减少对病人的伤害　护士在帮助病人,行使善举的同时,要根据境况,首先做到不伤害原则,慎重地做出伦理决策,避免因决策失误造成对病人的伤害。例如当病人不合理地拒绝治疗时,行善比自主重要。

(3)兼顾他人及社会利益　护士在使用行善原则时,要做到不伤害他人及社会的利益。

三、护理伦理的基本规范

护理伦理基本规范是护士在护理实践中道德关系普遍规律的概括和反映,是指在一定的护理伦理原则指导下,用以协调护理人员与病人、护理人员与其他医务人员、护理人员与社会之间关系应遵循的行为准则和具体要求,也是评价护理实践行为善恶的准则。

护理伦理学基本规范是护理伦理原则的具体体现,对护理伦理的基本范畴有直接指导作用,在一定程度上决定了护理伦理基本范畴的实质内容和价值取向。

(一)护理伦理基本规范的概念及作用

1.护理伦理基本规范的概念

护理伦理规范是指在护理道德理论和基本原则指导下,用来协调护理实践中的人际关系、护理人员与社会之间关系所应遵循的行为准则和具体要求,也是培养护理人员道德品质的具体标准。

2.护理伦理基本规范的作用

护理伦理规范是护理道德规范的一种形式,是护理人员在护理实践活动中必须遵循的行为准则,在护理伦理学科学体系中占有十分重要的地位。护士在护理实践中的行为是护理伦理规范在护理活动中具体化的体现,是社会主义护理伦理基本原则的延伸,也是社会对护士的基本要求。护理伦理规范的作用具体表现如下。

(1)为护理人员在护理活动中的行为指明了正确方向,有助于良好护患关系的形成。护理伦理规范告诉护士选择怎样的行为方式才是符合道德规范准则的,有利于提高护士的道德修养,维持和谐的护患关系。

(2)护理伦理是对法律、纪律强有力的补充。法律与道德规范的区别:①法律通常是由国家制定的宪法、法律、法规等规范性文件和国家认可的习惯表现出来,成为国家意志。道德通常存在于人们的意识中,是通过社会舆论确立的。②法律由国家强制力保证实施,违法行为会引起相应的法律制裁。道德依靠人们的信念、社会舆论以及习惯力量来维持。如果护士对病人态度冷漠,在护理实践中并未采取最佳护理措施,给病人并未造成较大的痛苦或损失,法律一般约束不了,但可以通过护理道德规范来约束该护士的行为。可见,只有两者结合起来,才可形成完善的医疗监督机制。

(3)是提高护理管理、护理质量的有力保证。护士只有加强思想道德建设,才能努力提高业务水平,有助于整体护理质量的提高。而护理工作的顺利开展对护理管理起着重要作用。

(二)护理伦理基本规范的内容

1.救死扶伤,勇于奉献

护士应当奉行救死扶伤的人道主义精神,履行保护生命、减轻痛苦、增进健康的专业职责。要求护士明确护理工作在医疗卫生事业中占有重要位置,作为一名"白衣天使",应该把维护人民建康、促进人民健康、恢复人民健康看作自己神圣而崇高的职责。"奉献精神"是一种爱,是护士对自己平凡而崇高事业的热爱,是不求回报和全身心的付出。同时,努力做好每一件工作、认真善待每一位患者,全心全意为人民群众服务,履行党和人民赋予的光荣职责。

2. 一视同仁,公平公正

仁乃"仁爱"之意,是指用博大的仁爱之心去看待所有的人。比喻平等待人,不分厚薄亲疏。这一规范要求护理工作者尊重每位病人的人格和尊严,不分年龄大小、贫贱富贵,不论职位高低、权力大小、关系亲疏,都能够平等相待。将有限的医疗资源公平、公正、合理地分配给需要的患者,尽力满足患者的愿望和合理要求,用自己的热心、爱心、耐心、责任心去呵护每一位患者,建立良好的护患关系。

3. 爱岗敬业,精益求精

爱岗敬业是做好护理工作的源泉和动力,它要求护士立足于本职工作,热爱护理事业,认真对待自己的岗位,对自己的岗位职责负责到底,无论在任何时候,都尊重自己的岗位职责,对自己的岗位勤奋有加。爱岗敬业是人类社会最为普遍的奉献精神,它看似平凡,实则伟大。同时护士只有热爱并忠于自己的护理事业,才能够积极进取,对自己高标准,严要求,才能不断提高业务技能。随着医学科学的迅猛发展,人们的健康保健需求越来越高,这就要求护士除了必须掌握扎实的医学知识、精湛的护理技能之外,还需要开阔视野,与国际接轨,不断更新原有知识,掌握新技术新技能,这样才能适应医学的发展和社会的需求。

4. 文明礼貌,谨言慎语

护士的言语和行为是实现护理道德规范的主要途径。举止文明、言语和蔼有助于让患者对护士产生安全感、信任感。亲切和蔼的语言让患者感到温暖,可以消除或减弱他对医院环境和医疗诊治措施的陌生感和恐惧感。冷漠的态度会使病人压抑,甚至愤怒,不仅影响病人的情绪状态,还有可能加重病人的病情。护士的基本素质中要求其举止大方、仪容仪表整洁端庄、语调亲切、语速适中。在护理工作中护士的语言神态均要注意,以免造成患者对自己病情的无端猜疑,形成不良的心理压力。

5. 诚实守信,保守秘密

"诚实守信"是中华民族传统美德的一个重要规范,所谓"诚实",就是说老实话、办老实事,不弄虚作假,不隐瞒欺骗,不自欺欺人,表里如一。忠于事物的本来面貌,不隐瞒自己的真实思想,不掩饰自己的真实感情,不说谎,不作假,不为不可告人的目的而欺瞒别人。所谓"守信",就是要"讲信用""守诺言"。它要求我们讲信用,讲信誉,信守承诺,忠实于自己承担的义务,答应别人的事情要做到。对护理人员来说,"诚实守信"既是一种道德品质和道德信念,也是一种强烈的道德责任,更是一种崇高的"人格力量"。这一规范要求护士忠诚于患者和护理事业,真诚地对待患者。保守秘密要求护士为患者保守医学秘密,不随意泄露或者宣扬病人的病情和隐私。

6. 认真负责,吃苦耐劳

认真负责是护士应该具有的基本道德品质之一,护理工作要求护士必须一丝不苟地对待工作。因为任何的思想麻痹、疏忽大意,都有可能导致差错、事故的出现,甚至危及病人的生命安全。每个护士都应该自觉地严格要求自己,工作中态度严肃,作风严谨,认真负责地对待各项规章制度,审慎严谨地执行各项操作规程。护理工作是平凡的、琐碎的、辛劳的,但是为了减轻患者的病痛,促进患者尽快地恢复,需要护士用满腔的热忱,用不怕苦不怕累的精神去完成这份崇高的职业。

7. 互帮互助,团结协作

护理工作与医疗、医技等其他科室工作相比,因其分工不同,所担负的社会职能也不同,它们之间既有分工又有协作,不能互相取代。护理工作的广泛性决定了护士与医院各类人员、各个部门都有着千丝万缕的联系。为了更好地服务于病人,护理人员要建立良好的人际关系,树立整体观念、和谐观念,团结同事,互相理解,互相支持,互相学习,团结协作,这样才有利于病人的诊治和疾病的恢复,也体现了一个医院的团队文化和良好的精神风貌。

8. 廉洁奉公,抵制歪风

每个医务人员都是以自己的劳动获取属于自己的物质利益,这是正当的按劳分配。但是,随着改革开放,社会主义市场经济化的发展,一些护理人员受歪风邪气的感染,存在私自收取病人及家属财物等情况。这是与其职业道德相背离的行为。这一规范要求护士要始终保持清醒的头脑,遵纪守法,清正廉洁,不徇私利,坚决与歪风邪气做斗争。

四、护理伦理的基本范畴

范畴是客观事物和现象的基本性质和普遍联系的反应,是一门学科的基本概念。护理伦理范畴即护理道德范畴,是指在护理道德实践中对护理道德行为、道德关系、道德现象的本质概括和反映,是护理伦理学领域的基本概念。护理伦理好比一张网,其中基本原则和规范类似网上的纲和经纬线,而范畴类似网上的节点。一方面护理原则和规范是护理范畴的基础,护理范畴是护理伦理原则与规范的必要补充,另一方面护理范畴也要受到原则和规范的制约与影响。护理伦理的基本范畴有权利与义务、情感与理智、良心与荣誉、审慎与胆识、保密与诚信等。

(一)权利与义务

1. 权利

权利是指公民依法应享有的权力和利益,或者法律关系主体在法律规定的范围内,为满足其特定的利益而自主享有的权能和利益,是指法律赋予人实现其利益的一种力量,与义务相对应,是法学的基本范畴之一。权利通常包含权能和利益的两个方面。权能是指权利能够得以实现的可能性,它并不要求权利的绝对实现,只是表明权利具有实现的现实可能性;利益则是权利的另一主要表现形式,是权能现实化的结果。权能具有可能性,利益具有现实性。也可以说权能是可以实现但未实现的利益;利益是被实现了的权能。

护理伦理权利的定义:权利通常有两方面的含义,一是指法律上的权利,即公民或法人依法行使的权利和享有的利益;二是伦理学上所讲的权利,即伦理上允许的权利和应享受的利益。护理领域的权利是指护理道德行为主体所拥有的正当权利。

护理伦理权利的内容:护理伦理权利包括了病人在护理活动中享有的利益和行使的权利以及护士在护理活动中所享有的权利两个方面。护士的权利和病人的权利在根本上又是一致的。护士权利的实质就是维护、保护病人医护权利的实现,使病人健康。

《护士条例》明确规定了护士在执业活动中所享有的权利。

(1)获得物质报酬及奖励的权利　按照国家有关规定获取工资报酬,享受福利待遇,参加社会保险的权利。任何单位或者个人不得克扣护士工资,降低或者取消护士福利等待遇。

(2)安全执业的权利　获得与其从事的护理工作相适应的卫生防护、医疗保健的权利。从事直接接触有毒有害物质、有感染及传染病危险工作的护士,有依照有关法律、行政法规的规定接受职业健康监护的权利;患职业病的,有依照有关法律、行政法规的规定获得赔偿的权利。

(3)学习培训的权利　护士有按照国家有关规定获得与本人业务能力和学术水平相应的专业技术职务、职称的权利;有参加专业培训、从事学术研究和交流、参加行业协会和专业学术团体的权利。

(4)护理工作自主权　护士有获得疾病诊疗、护理相关信息的权利和其他与履行护理职责相关的权利,可以对医疗卫生机构和卫生主管部门的工作提出意见和建议。

(5)自身人格尊严和人身安全不受侵犯的权利　扰乱医疗秩序,阻碍护士依法开展执业活动,侮辱、威胁、殴打护士,或者有其他侵犯护士合法权益行为的,由公安机关依照《中华人民共和国治安管理处罚法》的规定给予处罚;构成犯罪的,依法追究刑事责任。

病人的权利包括下列主要内容。

(1)病人有平等享受医疗的权利　当人们的生命受到疾病的折磨时,他们就有解除痛苦、得到医疗照顾的权利,有继续生存的权利。任何医护人员和医疗机构都不得拒绝病人的求医要求。人们的生存权利是平等的,享受的医疗权利也是平等的。医护人员应平等地对待每一个病人,自觉维护一切病人的权利。

(2)病人有人格受到尊重、隐私被保护的权利　病人有权要求有关其个人的病情资料、治疗内容和记录以及个人隐私,医护人员必须保守秘密。病人有权要求对其医疗计划,包括病例讨论、会诊、检查和治疗都应审慎处理,不允许未经同意而泄露,不允许任意将病人姓名、身体状况、私人事务公开,更不能与其他不相关人员讨论别人的病情和治疗,否则就是侵害公民名誉权,应受到法律的制裁。

(3)病人有知情同意权　病人有权获知有关自己的诊断、治疗和预后的最新信息。在医疗活动中,医疗机构及其医务人员应当将患者的病情、医疗措施、医疗风险等如实告知病人,及时解答其咨询;但是,应当避免对病人产生不利后果。

(4)病人有自主权　病人有权在接受治疗前,如手术、重大的医疗风险,或医疗处置有重大改变等情形时,得到正确的信息,只有当病人完全了解可选择的治疗方法并同意后,治疗计划才能执行。

(5)病人有拒绝治疗的权利　病人有权在法律允许的范围内拒绝接受治疗。医务人员要向病人说明拒绝治疗对生命健康可能产生的危害。同时病人也有权拒绝一些试验性治疗,如果医院计划实施与病人治疗相关的研究时,病人有权被告知详情并有权拒绝参加研究计划。

(6)病人有服务的选择权、监督权、评价权　病人有比较和选择医疗机构、检查项目、治疗方案的权利。医务人员应较为全面细致地介绍治疗方案,力求帮助病人了解和做出正确的判断和选择。病人同时还有权利对医疗机构的医疗、护理、管理、后勤、医德医风等方面进行监督、评价。

(7)病人有免除一定社会责任和义务的权利　按照病人的病情,可以暂时或长期免除服兵役、献血等社会责任和义务。这也符合病人的身体情况、社会公平原则和人道主义原则。

(8)有获得赔偿的权利　由于医疗机构及其医务人员的行为不当,造成病人人身损害的,病人有通过正当程序获得赔偿的权利。

当护士明确了病人的权利,就能在医疗护理工作中尊重病人的权利并更好地维护病人的权利;当护士明确了自身的权利,就能在医疗护理过程中正确行使自身的权利,保障自身的利益不受侵害;在护理工作中,护患双方就可以做到相互尊重,配合更为默契,护士既提供了高质量的服务,病人也享受到自己最大的权利与利益。同时护士在权力得到保障时,也会激发工作的积极性和热情。二者互惠互利,利益共享。

2. 义务

义务是指个人对社会、对他人应尽的责任,就是人在相应的社会关系中应该进行的价值付出。护理伦理义务是指护士对病人、他人、集体和社会所承担的道德责任,应该付出的价值所在。

护理伦理义务的内容:《护士条例》明确规定了护士在执业活动中所履行的义务。

(1)依法履行临床护理义务 护士执业过程中,应当遵守法律、法规、规章制度和诊疗技术规范的规定。

(2)紧急救助义务 护士在执业过程中,发现患者病情危急,应当立即通知医生;在紧急情况下为抢救垂危患者生命,应当先行实施必要的紧急救护。

(3)正确执行医嘱义务 护士发现医嘱违反法律法规、规章或者诊疗技术规范规定的,应当及时向开具医嘱的医生提出;必要时,应当向该医生所在科室的负责人或者医疗卫生机构负责医疗服务管理的人员报告。

(4)保护病人隐私的义务 应当尊重、关心、爱护患者,保护患者隐私,更不随意播散。

(5)社会义务 有义务参与公共卫生和疾病预防控制工作。发生自然灾害、公共卫生事件等严重威胁公众生命健康的突发事件时,护士应当服从县级以上人民政府卫生主管部门或者所在医疗卫生机构的安排,参加医疗救护。

病人的义务包括下列主要内容。

(1)积极配合医疗护理工作的义务 病人患病后,有责任和义务接受医疗护理,和医务人员合作,共同治疗疾病,恢复健康。病人在同意治疗方案后,要遵循医嘱。

(2)如实陈述病情的义务。

(3)遵守医院规章制度的义务 医院的各项规章制度是为了保障医院正常的诊疗秩序,就诊须知、入院须知、探视制度等都对病人和家属提出要求,这是为了维护广大病人利益的需要。

(4)自觉维护医院秩序的义务 医院是救死扶伤、实行人道主义的公共场所,医院需要保持一定的秩序。病人应自觉维护医院秩序,包括安静、清洁、保证正常的医疗活动以及不损坏医院财产。

(5)支付医疗及其他服务费用的义务。

(6)不影响他人治疗的义务。

一般来说,权利和义务是相对应的,但也不是绝对的;权利是可以放弃的,义务是需要履行的。护士明确护理伦理的义务,就会增强自身的责任感和使命感,端正工作态度,全心全意,充满热情,自觉自愿地把为病人服务视为自己神圣的天职,给病人提供更好的护理服务。而病人履行自己的义务,能够更好地配合医护人员的工作,维护医疗机构的正常秩序。

(二)情感与理智

1. 情感

情感,是态度这一整体的一部分,它与态度中的内向感受、意向具有协调一致性,是态度在生理上一种较复杂而又稳定的生理评价和体验。情感包括道德感和价值感两个方面。《心理学大辞典》解释为:"情感是人对客观事物是否满足自己的需要而产生的态度体验。"

护理伦理情感的概念:情感是人的内心世界的自然流露,是对客观事物喜怒哀乐的外在表现。伦理学范畴的情感即道德情感,是指在一定社会条件下,人们根据社会道德原则和规范去感知、评价个人和他人行为时的内心体验。护理伦理情感就是护士根据一定的护理道德原则,来评价和体验周围现象的内心的真实感受。

护理道德情感的主要内容包括以下几方面。

(1)同情感　同情感是生活在社会中的人一种本能的情感,是善良品质的表现,护士的同情感是护士在护理工作过程中对病人的身心遭受疾病折磨时所产生的理解、关爱、忧虑之情,视病人为亲人,给予无微不至的关心、体贴和照顾,在感情上与病人产生共鸣。体现在行动上就是诚恳地帮助病人,设法减轻或者消除病人的痛苦,帮助病人恢复健康,促进健康。同情感是护士最基本的道德情感。

(2)责任感　当护士自觉地把关心病人、体贴病人的情感带给病人时,就进入了第二层次的情感阶段。责任感是对同情感的进一步的情感升华,即把挽救病人的生命视为自己崇高而又神圣的职责,尊重病人,维护病人的根本利益。责任感要求护士有严谨的工作作风,追求完美的行事态度,工作细致入微。责任感是最能体现护士职责的情感。

(3)事业感　这是最高层次的护理道德情感,是责任感的再次升华。这是一种把本职工作与护理事业的发展,把全人类的健康幸福看得高于一切,甚至超越了自己的生命和个人利益,把它视作自己终生追求的最高情感。因此,一名护士如果将事业感作为自己的最高情感需求,那么自我价值也将得到最好的诠释。

护理伦理情感的意义:良好的道德情感可以促使护士更加努力做好护理工作,从而有利于病人疾病的康复;高尚的护理伦理情感是促进和推动护士不断提高自身业务素质的动力,也有利于激发护士强烈的责任感和使命感,使其全身心投身于护理学科和护理事业的发展。

2.理智

(1)护理伦理理智的概念　理智是一种人类的心智能力,类似于直觉、感觉。它被认为是一种思考、计算、衡量、推理与逻辑的能力。护理伦理的理智是指护理人员辨别是非、利害关系以及控制自我行为的能力。在护理过程中,护士与其他医务人员及病人在根本目的上是一致的,都是为了病人早日恢复健康。但是护理工作涉及的部门、人员非常广泛,难免出现磕磕碰碰,因此要求护士要有较强的自制力、决策力、辨别是非的能力以及调控驾驭感情的能力,始终保持冷静理智的态度,坚持科学的治疗原则,维护良好的人际关系。

(2)护理伦理理智的内容　护理伦理理智可以分为三个方面。首先,是针对病人的理智:护士在护理过程中,以考虑病人利益为出发点,面对患者及家属的不理解,不感情用事,不恶言相向,宽容地对待病人,正确处理好护士与患者之间的关系。其次,是针对其他医务人员的理智:护士在护理工作中,需要建立良好和谐的人际关系,工作中互相理解,互相体谅。当其他医务人员出现错误时,排除一切干扰,以符合社会规范的要求,坚持正确的决定。最后,是针对自我的理智:能理性地对待委屈,尤其是被误解的情况下,不能心态失衡,要在平时培养良好的思想道德素质,以强大的奉献精神化解不理智情绪。

(3)护理伦理理智的作用　理智是护理人员必备的道德修养,理智可以恰如其分地控制自我感情,协调良好的人际关系,同时护士可以在清醒冷静的情绪状态下做出正确的选择。

情感和理智是护理人员必备的道德素质,二者相互影响,情感是原动力,理智是制动力,情感是原材料,需要理智做出取舍。

(三)良心与荣誉

1. 良心

(1)护理伦理良心的概念　良心是指人们在履行对他人和社会的义务过程中形成的道德责任和自我意识及评价能力,是个人内心的是非观,是对自己行为、意图的好坏的认识,是一定道德观念、道德情感、道德意志和道德信念在个人意识中的统一。护理伦理学所谈的良心作为道德范畴之一,是护理人员在对病人和对社会的关系上,对自己的职业行为负有的道德责任感和自我评价能力。它是护理人员在长期的护理实践活动中在外界熏陶,不断学习,自我反省中形成的,是护士对患者及他人和社会责任感的强烈表现。

(2)良心在护理伦理中的具体表现　良心作为一名无形的审判官,对护士的行为进行自我评价,自我检验。良心在护理活动中主要表现在以下两个方面:一是对病人的健康付出的辛勤努力和悉心照料获得的心理上的满足感,以及病人好转痊愈,突破工作难题获得的成就感,此时护士的心情是开心的、愉悦的;二是当出现工作失误时的自责,不能减轻病人痛苦的内疚感。护士会感到羞愧,受到自我良心上的谴责。此时,护士会产生悔恨感,心里极为难受。

(3)护理伦理良心的内容　①养成良好的慎独品质,无愧于患者:护理工作在很多情况下是需要独立完成的,如果护士缺乏高度的道德自觉性,就有可能发生一些伦理道德问题。这需要护士在平时就养成良好的道德品质,时刻遵循护理操作规范,做到有人无人一样认真,切身考虑病人的利益。②忠诚于护理事业:作为一名合格的护理人员,需要具备为护理事业献身的精神,努力推进护理科学及护理事业的发展。③奉献于全社会、全人类:护士既负有对病人治疗护理疾病的责任,也负有对社会对他人的责任。护理工作者要时刻谨记救死扶伤的宗旨,遵守护理职业道德,哪里需要就奔赴哪里,尤其在社会国家出现重大自然灾害、重大疫情的时刻,更不能忘记作为一名白衣天使的职责,勇于奉献全社会、全人类。

(4)护理伦理良心的作用　护理人员的良心对护理工作有三个方面的作用。

行为前:良心在护理行为之前具有选择作用。护士在行为前总是根据伦理道德原则和规范的要求对自己的行为动机进行自我检查,对符合要求的动机给予肯定,对不符合要求的动机给予抑制和否定,从而确定选择正确的行为动机。因此护士会慎重选择自己的行为方式,坚守对护理职业的责任感和使命感,不做辜负良心道德的事情,全心全意地为病人身心健康服务。

行为中:良心对护理人员来说,又具有"检察官"的作用,对医务人员的动机、行为起着监督作用。对符合道德规范要求的予以肯定,坚决执行;反之,则予以改正。特别是当发现自己出现情绪的波动、信念动摇时,更要用良心让自己回到道德情感的正轨上,以免出现行为的不良后果。

行为后:总结评价是护理人员在护理活动结束之后,对自己行为的后果和影响做出的自我检查评价。

可见,良心在护理伦理道德生活中起到重要的作用,它贯穿于护理工作始终,对护理人员的道德意识和行为起到约束作用。

2. 荣誉

（1）护理伦理荣誉的概念　荣誉是社会或机构对人们履行社会义务的道德行为的肯定与褒奖，是个人从特定组织获得的专门性或定性化的积极评价。个人因意识到这种肯定和褒奖所产生的道德情感，统称荣誉感。护理道德范畴的荣誉是对护理行为的道德价值的客观评价和主观意向，是社会舆论对护士行为的客观评价，也是护士个人内心的自我感受。具体表现在护士履行了自己的社会道德义务后，获得他人、集体或社会的赞许，表扬或者奖励，以及自我满足感。

（2）护理伦理荣誉的内容　全心全意，忠于护理事业：护士只有立足于本职工作，热爱自己的事业，忠于护理事业，努力履行护理人员应尽的职责，全心全意为人民身心健康服务，才会得到应有的赞扬和尊敬。

辩证统一地看待个人荣誉与集体荣誉：任何个人的成长进步都离不开集体，个人荣誉中包含着集体的智慧和力量；任何集体的荣誉也离不开个人努力所做出的贡献。因此，个人荣誉是集体荣誉的体现和组成部分，集体荣誉也彰显着每位成员的艰辛付出。

护理伦理荣誉与个人主义虚荣心有本质的区别：虚荣心是个人主义的思想表现，它把追求荣誉当作奋斗的目标，当作猎取物质、权利和其他个人目的的手段和资本。护理伦理荣誉则把荣誉看作是社会和他人对自己过去工作的肯定，是对自己的鞭策和鼓励。因此，一个具有荣誉感的人，在荣誉面前，应谦虚谨慎，戒骄戒躁，继续向前，即使自己做出来成绩而未得到应有的荣誉，甚至被误解时，也不改初衷，不懈努力，甘当无名英雄。

（3）护理伦理荣誉的作用

对护士行为的评价作用：荣誉实际上就是一种肯定。通过集体、社会的赞扬和表彰告诉护士应该做什么，才会受到集体、社会、人民大众的认可和肯定，这种评价会约束护士的行为，以优秀护士作为道德楷模，不断检视自我，完善自我。

对护士行为的激励作用：正确的荣誉观会让护士自觉履行护理伦理原则、规范，并且通过相应的护理道德行为表现出来。但是要杜绝盲目的虚荣心，不能因为荣誉而不择手段，以追求荣誉为个人的最终目标。

（四）审慎与胆识

1. 审慎

（1）护理伦理审慎的概念　审慎即周密细致，是指人们在行动之前的周密思考，在行动过程中的小心谨慎。它是一种处事方式和道德品质。护理伦理审慎是指护士在护理活动之前的周密思考与护理实践过程中的小心谨慎的态度。护士是生命的守护神，因此审慎是每个护士不可缺少的道德修养，它体现了护士高度的责任感。

（2）护理伦理审慎的内容

言语审慎：语言既能治病也能致病，所以护士要注意语言的表达方式，在与患者交谈时，首先尊重患者的人格，耐心细致地解释病情，以积极的态度鼓励暗示患者，使其增强抵御疾病的信心。

行为审慎：护理工作中，护士要自觉地遵守护理操作规程，按规范操作，态度认真、行为谨慎，不断提高护理业务能力和技术水平，减少差错事故的出现，做到精益求精。

（3）护理伦理审慎的作用

有利于护理质量的提高：审慎可以帮助护士根据检查结果及医生诊断，做出正确的护理计划，促进病人身心健康，提高整体护理质量。

有利于良好护患关系的形成：谨慎的工作作风和合理的语言表述，可以消除病人的不安恐惧，增强其康复的信心。

2. 胆识

（1）护理伦理胆识的概念　胆识，即胆量和见识。胆识是成功的重要影响因素，胆怯退缩是人们生活中的一大障碍。树立自信心是战胜胆怯退缩的重要法宝，因而要做好充分的准备，为树立自信心打下基础。提高胆识心理，还需要学会对失败进行总结、主动与人交往、注意身体语言。护士的胆识就是要求护士具有崇高的道德品质、广博的知识见闻和精湛的护理技术，在病人可能面对风险时，能为病人预见风险，具有不畏困难、敢担风险、善于化解风险、勇担责任的气魄。

（2）护理伦理胆识的内容

树立自信心：自信心是战胜胆怯退缩的重要法宝。胆怯退缩的人往往是缺乏自信的人，对自己是否有能力完成某些事情表示怀疑，结果可能会由于心理紧张导致差错事故的出现。所以护士要有坚实的知识基础、精湛的护理技能，才能增强自信心。

做充分的准备：在平时工作中，护士要积累工作经验，学习新知识新技术，充分做好迎接工作挑战的准备。

注重身体语言：胆怯给人的印象是冷淡、闪烁其词，这种身体语言传递的信息是我胆怯、我害怕、我不安，在行动上表现出不自信、犹豫不决。所以护士要落落大方，充分展现自信心，这样才会给病人产生信任感。

（3）护理伦理胆识的作用　一个称职成熟的护士，工作既要审慎，但也不应畏首畏尾，本着生命神圣的原则，敢担风险，勇担责任，关键时刻要有应有的胆识。如遇到特殊的危重病人，在紧急情况下护士要果断地做出护理决策，实施护理措施，争分夺秒地抢救病人。

思考题

一、选择题

1. 下列权利中最能具体体现患者自主权的是（　　）

A. 生命健康权　　　　　　　　　B. 知情同意权和知情选择权

C. 隐私保护权　　　　　　　　　D. 监督医疗护理的权利

E. 医疗护理评价权

2. 以护士应该做什么，不应该做什么，以及如何做才是道德的，作为具体表达形式的护理伦理学理论被称为（　　）

A. 生命论　　　　　　　　　　　B. 美德论

C. 义务论　　　　　　　　　　　D. 功利论

E. 道义论

3. 不属于护理伦理学研究对象的是（　　）

A. 护士与患者的关系　　　　　　B. 护士与患者家属的关系

C 护士与单位领导的关系　　　　D 护士与护士的关系

E. 患者与患者的关系

4. 护士对病人的道德义务不包括(　　)

  A. 平等互助与合理竞争　　　　　B. 治病救人

  C. 解释说明病情　　　　　　　　D. 保守秘密

  E. 为病人解除痛苦

5. 护士最高层次的道德情感是(　　)

  A. 同情感　　　　　　　　　　　B. 事业感

  C. 责任感　　　　　　　　　　　D. 幸福感

  E. 荣誉感

6. 护理伦理学的理论基础不包括(　　)

  A. 生命论　　　　　　　　　　　B. 功利论

  C. 人道论　　　　　　　　　　　D. 功德论

  E. 道义论

7. 以下选项中不是护理伦理基本原则内容的是(　　)

  A. 防病治病　　　　　　　　　　B. 全心全意为人民身心健康服务

  C. 实行社会主义人道主义　　　　D. 救死扶伤

  E. 降低职业危险,保护自身安全

8. 对于生命神圣论、生命质量论和生命价值论,护士在实践中应当坚持的观点是(　　)

  A. 生命是第一的　　　　　　　　B. 生命质量是最重要的

  C. 生命神圣论、生命质量论和生命价值论是统一的

  D. 生命价值是抽象而可忽略的　　E. 依据生命神圣论可以实行生育控制措施

9. 治疗要获得病人的知情同意,其实质是(　　)

  A. 尊重病人自主性　　　　　　　B. 尊重病人社会地位

  C. 尊重病人人格尊严　　　　　　D. 病人不会做出错误决定

  E. 病人提出的要求总是合理的

10. 保持病室内一病一患,是遵循了(　　)门诊护理伦理要求。

  A. 维护公正,合理安排　　　　　B. 诚实守信,保守医密

  C. 尊重病人,保护隐私　　　　　D. 团结协作,互相监督

  E. 尊重病人,注重心理护理

二、简答题

1. 简述生命论的三种观点。

2. 护理人员应该尊重患者的哪些权利?

3. 护理人员在工作中可能对病人造成的伤害有哪些?

三、问题分析与能力提升

  一名大学三年级医学生到某教学医院实习,带教老师告诉他在病人面前一律自称是本科室的医生。某天查房以后,一位病人对这位实习生说:"我今天真幸运没有遇到实习生来实习,我绝不允许一个实习生来给我检查治疗。"

  请问:当带教老师派这位实习生为该病人检查时,这位学生是否应该告知病人自己是实习生?为什么?

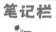
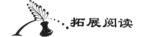

拓展阅读

天覆地载,万物悉备,莫贵于人。

——《黄帝内经》

人命至重,有贵千金,一方济之,德逾于此。

——孙思邈《千金方》

理国要道,在于公平正直。

——(唐)吴兢

虚荣告诉人们什么是荣誉;良心告诉人们什么是公正。

——兰多

那最神圣恒久而又日新月异的,那最使我们感到惊奇和震撼的两件东西,是天上的星空和我们心中的道德律。

——康德

人不能像走兽那样活着,应该追求知识和美德。

——但丁

只有在有良心和羞耻心的良好基础上,人的心灵中才会产生良知。良心,就是无数次发展为体验,感受的知识,正是在它的影响下,必然会派生羞耻心、责任心和事业心。

——苏霍姆林斯基

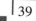

第三章

护理人际关系伦理

学习目标

◆ 掌握 护护、护医关系的伦理规范,构建和谐护患关系的对策。

◆ 熟悉 影响护患关系的主要因素,护患关系的内容和模式。

◆ 了解 护理人员与其他人员之间的关系伦理,护理人员与社会公共关系伦理。

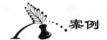
案例

　　某患儿,女,3岁,高热、腹痛、腹泻2 d后,到某医院求治。住院后患儿出现惊厥,唇、指发绀。粪便检验有大量的脓细胞、红细胞,确诊为中毒型菌痢。医生立即组织抢救:冰枕,安乃静肌内注射降温,输液扩容,碳酸氢钠纠酸,阿托品解痉,三甲氧基苄氨嘧啶加磺胺甲基异噁唑联合肌内注射。单纯从医学角度看,抢救措施没有不妥之处。但在入院后的第2天,护士静脉穿刺未能一次成功,家长的不快写在脸上。输液过程中患儿哭闹,母亲只好把孩子从床上抱到怀里,尽管很小心,但是输液针头还是滑出了血管,儿科护士面带怒气地抱怨家长,引发了同家属的争执。此后孩子的家长不顾孩子的病情,要求转到该院附近的另一家医院治疗。

第一节　护理人际关系概述

一、护理人际关系的概念

　　人际关系,是指在社会实践活动中,人与人之间通过交往而形成一种包括认知和情感的心理关系及相应的行为表现。它反映了个人或群体追求满足社会心理需要、事业需要和生活需要的心理状态。

护理人际关系,是指在护理实践活动中,同护理有直接联系的人与人之间的交往关系。护理人际关系在医疗实践中比较广泛,其中主要包括护患关系、护际关系、护理人员与社会公共关系等。这些关系因为医疗护理责任的不同,其内容也有所不同。其中,护患关系是护理人员与病人因为医疗健康的需要而形成的服务与被服务关系;护际关系是指护理人员与医生、医技人员和医院管理、后勤服务人员在为病人诊治与管理服务过程中而形成的团结、协作、配合的关系;护理人员与社会之间的关系,主要是护理人员履行社会义务和承担社会道德责任的问题。

二、护理人际关系的特点、研究护理人际关系道德的意义

护理人际关系是现代护理伦理学研究的核心内容之一,同时也是护理心理学、护理社会学、护理管理学等学科十分关注的问题,是整个医疗界探讨的热点、重点课题。护理人际关系的特点主要表现在以下三个方面。一是专业性:护理人际关系是特定的护理职业活动中所产生的人际关系。二是实践性:护理人际关系是在一定的护理实践中建立和发展的,护理实践是形成护理人际关系的客观基础。三是伦理性:所谓伦理性,就是处理人的相互关系应当遵守的道德规则。本章主要从护理伦理学的角度,同时又联系有关学科的知识及基层医疗单位所遇到的实际情况进行讨论,旨在建立和发展和谐的护理人际关系,提高护理质量,进而促进现代医疗卫生事业的改革和发展,促进医院精神文明建设。

第二节　护患关系伦理

护患关系是在护理过程中护理人员与患者及其家属之间形成的特殊人际关系,它建立在护理人员与病人双方交往的基础上,这种交往是以病人为中心的各种信息交流和双向作用的过程。正确认识护患双方的权利与义务,掌握构建和谐护患关系的策略,对于保障病人的身心健康、建立良好护患关系具有极其重要的意义。

一、护士与患者的权利与义务

护士与患者能否建立良好的护患关系,主要看双方能否按照护理伦理要求来维护彼此的权利,履行各自的义务。护士执业必须有一定的权利,同时履行好自己的义务,才能保证患者的权利充分实现,保证护理工作正常进行。

(一)护理人员的权利和义务

1.护理人员的权利

护理人员的权利是指在医疗护理服务过程中护理人员应该享有的利益和可以行使的权力。护理人员权利的实质在于维护、保证病人医疗护理权利的实现。

(1)在执业活动中,人格尊严和人身安全不受侵犯的权利　"护士人格尊严、人身安全不受侵犯。护士依法履行职责,受法律保护。全社会应当尊重护士"是《护士条例》第三条的规定。患者和家属如果对护理服务不满意,应以理性的态度,采取合法的途径解决,不得限制护理人员的人身自由,或暴力袭击护理人员。

（2）自主权和决定权　在注册的执业范围内,护理人员在进行护理诊断、治疗、实施护理计划等,具有一定的自主权和决定权。不受外界干扰,是独立的和完全自主的。

（3）维护个人正当利益的权利　护理人员在执业过程中,有按照国家有关规定获取工资报酬、享受福利待遇、参加社会保险的权利;有获得与其所从事的护理工作相适应的卫生防护、医疗保健服务的权利;有按照国家有关规定获得与本人业务能力和学术水平相应的专业技术职务、职称的权利;患职业病的,有依照有关法律、行政法规的规定获得赔偿的权利;有获得疾病诊疗、护理相关信息的权利和其他与履行护理职责相关的权利;可以对医疗卫生机构和卫生主管部门的工作提出意见和建议。

总之,护理人员正当的职业道德权利受到尊重和维护,可以提高护理职业的声誉和社会地位,也可调动和提高广大护理人员履行义务的积极性和主动性,为提高护理质量发挥更大作用。

2.护理人员的义务

护理人员的道德义务是指在医疗护理服务过程中护理人员对病人、同事、单位和社会应当承担的责任,主要包括以下几个方面。

（1）护士执业,有遵守法律法规及技术操作规范的义务　护士作为公民在遵守国家宪法和法律的同时,还必须遵守有关的医疗卫生管理法律、行政法规、部门规章和诊疗护理规范、常规。这是护士在诊疗服务中最主要义务,也是护士应向医疗机构履行的最基本职责。同时,遵守卫生法律法规及各项规章制度、规程,也是避免医疗过错和医疗事故的重要措施。

（2）护士有救护的义务　护士在执业活动中,发现患者病情危急,应当立即通知医生;在紧急情况下为抢救垂危患者生命,应当首先实施必要的紧急救护。护士发现医嘱违反法律法规、规章或诊疗技术规范规定的,应当及时向开具医嘱的医师提出;必要时,应当向该医师所在科室的负责人或医疗卫生机构负责医疗服务管理的人员报告。

（3）护士应当尊重、关心和爱护患者,保护患者的隐私　在护理工作中,护理人员应当尊重患者的生命、人格、尊严、价值观、宗教信仰及风俗习惯,应当尊重并保护患者的隐私。《护士管理办法》第24条规定:"护士在执业中得悉就医者的隐私,不得泄露,但法律另有规定的除外。"在医疗护理活动中,病人的病情、治疗方案应当受到保护,不当着无关人员谈论患者的病情。当患者的隐私与维护患者的生命、他人或社会的利益发生矛盾时,应当以患者的生命及大局利益为重。

（4）护士有义务参与公共卫生和疾病预防控制工作　发生自然灾害、公共卫生事件等严重威胁公众生命健康的突发事件时,护士应当服从县级以上人民政府卫生主管部门或者所在医疗卫生机构的安排,参加医疗救护。

（二）患者的权利与义务

1.患者的权利

患者的权利是指病人在接受医疗护理过程中应该享有的利益和可行使的权力,可分为法律权利和伦理权利。法律权利是已被法律确认的法定权利。伦理权利是指主体在道德意义上允许行使的权利。一般来说,法律权利都是伦理权利,但伦理权利不一定是法律权利。患者权利的内容主要有以下几个方面。

（1）生命健康权　生命健康权是公民最基本、最重要的人身权。公民在患病时应享有生存权、恢复健康和增进健康的权利。我国《民法通则》规定,公民享有生命健康权。我国的《执业医师法》也规定,对危重患者,医生应采取紧急措施进行诊治,不得拒绝急救处置。因此,任何医疗机构和医护人员都不得拒绝患者的求医要求,否则将承担一定的法律责任乃至刑事责任。

(2)平等的医疗护理服务的权利　任何患者在接受医疗护理服务时,享有平等的医疗护理服务的权利。患者享有同样良好的医疗、护理服务和基本、合理的医疗卫生资源。这是我国《宪法》赋予每个公民的基本权利。因此,护理人员在给予医疗护理服务的过程中,应该对患者一视同仁,平等相待,不论患者贫富贵贱、长相美丑,都应该给予患者相同的医护服务质量和服务态度,能在任何环境下坚持无歧视、无偏见的护理,自觉维护患者的一切权利。

(3)知情同意权　知情同意权是指患者对医护人员给予自己的诊断治疗护理方案和预后、风险有了解知情的权利,并且在此基础上有自主决定接受或拒绝该项诊疗护理方案的权利。患者(家属或关系人)在完全了解自身疾病的诊断、治疗方案、预后和风险等情况的基础上,自主决定接受或拒绝该项诊疗护理方案。选择的医疗护理方案并取得同意和签字后,各种医疗护理计划才可以执行。未经患者同意的治疗,原则上就构成了侵权行为。我国《执业医师法》和《药品临床实验管理规定》都强调医生在进行实验性临床医疗时,应当经医院批准并征得患者本人或者其家属同意,研究者或其指定的代表必须事先向受试者说明有关临床实验的详细情况。医院在计划执行与患者有关的人体实验时,患者有权决定参与或不参与此项研究计划,医方不得强迫患者接受。

(4)隐私权　我国《医务人员医德规范及实施办法》《中华人民共和国护士管理办法》都要求医疗护理人员在服务过程中,要实行保护性医疗,不得泄露患者的隐私和秘密(但是法律明文规定的除外)。患者有权要求护理人员为其保密某些隐私和有关生理和心理特征等。护理人员对患者有关的病情资料与检查治疗记录情况,未经本人同意不能随意公开和使用;不可任意将患者姓名、身体等私人事情于公共场合中公开;不可与其他不相关的人讨论患者的病情与治疗。

(5)监督权　患者可以对医院的医疗护理、管理、保障、医德医风等各方面进行监督、评价。一旦患者发现自己的权利受到侵犯,有权向医院及施加损害的医护人员提出质疑和批评,寻求适当的解释,当得到的答复不满意时,还可以通过媒体的力量,要求医疗机构或当事人改正错误,以便问题得到圆满解决。事实上,患者充分实施监督评价权,有利于提高医院的医疗护理服务质量。

(6)诉讼和获得赔偿权　在医疗活动中,如果医疗机构及其工作人员因行为不当,给患者造成人身损害后果时,患者有通过正当渠道获得赔偿的权利。如果患者因医疗过失而死亡,其家属可申请赔偿。对需要进行医疗事故技术鉴定的,由双方当事人共同委托医学会组织鉴定。一经认定为医疗事故的,患者及其家属有权提出经济补偿及精神赔偿的要求,并追究有关人员的责任。

(7)有获得社会支持和帮助的权利　患者因疾病或多或少地影响正常生理功能,从而使其承担社会责任和义务的能力也有所下降。在获得医疗机构合法的诊断书或鉴定书后,有权依据病情的轻重、性质和对功能的影响,暂时或长期不承担相应的社会责任和义务,并有权获得休息和享有一定的福利。

2.患者的义务

患者在享受上述权利的同时,必须履行一定的义务,保障医疗护理工作的正常开展。

(1)积极配合医疗和护理的义务 患者接受医疗护理过程中应尊重医护人员的执业自主权,积极与医护人员合作。如实回答医护人员的询问,详尽真实地提供病史,配合完成医疗护理等。尊重医务人员的劳动和人格尊严的义务,本着信任的态度配合护理人员进行护理检查、诊治全过程。

(2)遵守医疗机构的规章制度的义务 医院各项规章制度是保证医疗秩序,提高医疗质量的必要措施,医护人员和患者家属都需要自觉遵守。病人在医院要保持清洁、安静,不在公共场合抽烟,不损坏公共设施,减少探访等。

(3)保持和恢复健康的义务 维护身体健康是患者的权利,也是患者的义务。现代医学证明,许多疾病的产生和发展与人们的生活方式、生活习惯有密切关系,如抽烟、酗酒、熬夜、暴饮暴食等。因此,患者有义务选择合理科学的生活方式,养成良好的生活习惯,为自己保持健康和恢复健康负责。

(4)按时、按数支付医疗费用及其他服务费用 接受治疗、护理需要承担一定的治疗、护理费用,患者不应以任何借口拒付医疗费用。但遇到危重患者时,允许先抢救后缴费,或在事后及时补缴医疗费用。

(5)支持医学科学发展的义务 医学科学的发展,离不开医学科学的研究。患者有义务在不伤害自己的情况下,经自愿、知情同意,配合医护人员开展科研、教学、预防等活动。如为临床实习学生提供示教;未明确诊断,死后进行解剖;疑难病、罕见病的专项研究经探索诊治方法等,都需要患者配合。

二、护患关系的内容及其模式

护患关系是指护士与患者在护理职业实践活动中产生和发展的一种工作性、专业性、帮助性的人际关系。护患关系是复杂的护理人际关系中最核心、最本质的部分。在护理实践活动中,存在着各种各样的护理关系,但无论何种护理行为都必然涉及护士和病人,或者护士和病人及其家属之间的关系,所以说,护患关系是护理实践中人们相互之间最重要的关系。因此,研究和认识护患关系中固有矛盾,把握护患关系的和谐之道,对建立和发展和谐护患关系,提高护理服务质量,促进社会主义精神文明建设,有着极其重要的现实意义。护患关系可分为技术关系和非技术性关系两个方面。

(一)护患技术关系及其模式

护患技术关系是维系护患关系的纽带,是非技术性关系的基础。没有技术关系也就没有非技术关系。护患技术性关系是护士、患者双方在诊疗、护理措施的决定和执行中建立起来的行为关系。在护患技术关系中,护理人员起主导作用,是服务的主体,患者是被服务的对象,是服务的客体。

护患关系的基本类型是指护理职业实践活动中,护患双方互动的基本方式。1956年美国学者萨斯·荷伦德按照护患双方在实际的医疗护理措施的决定、执行中所处的地位、主动性大小归纳了护患关系中存在的三种不同模式:主动—被动型、指导—合作型、共同参与型。

1. 主动—被动型

这种模式的护患关系,在护理活动中医生、护士的行为是完全主动的,患者是完全被动的,是一种不平等的医患关系。其特点是护患双方不是建立在相互作用的基础上,而是护理人员单向、完全主动的对患者发生作用,患者处于完全被动接受的地位。这种模式不利于发挥患者的主观能动性,只适合于危重、休克、昏迷、婴幼患儿、精神病人、智力严重低下等不能表达主观意志者。

2. 指导—合作型

这种模式的护患关系,在护理实践中护理人员具有权威性,是指导者、指挥者,同时患者也能发挥一定的主动性,接受护理人员的指导,并密切协作,配合治疗,属于一种不完全的双向关系。患者的主动性是有条件的,是以主动配合、执行护理人员的意志为前提的合作,护理人员的权威仍然起决定性作用。这种模式比前一种模式前进了一大步,比较广泛地适用于一般病人,尤其是意识清醒、能够清楚表达诉求的急性病人。

3. 共同参与型

这种模式是一种发展趋势,指在护理过程中,护理人员和患者双方居于相对平等的地位。患者不再处于被动地位,可以参与护理过程中护理措施的决策、制订、计划和实施,并向护士提供治疗护理效果的良好信息,提供合理的意见、建议和要求,帮助护士做出正确的判断,是最理想的护患关系的模式。这种模式多用于慢性病患者、有一定文化知识水平和医学知识的患者以及一般心理治疗。

护理实践中,护理技术关系模式并不是一成不变的。护理人员根据患者的病情、年龄、文化程度以及病情的发展,选择不同的护理模式,以提高护理质量,建立和谐的护理关系。

(二)护患非技术关系

护患非技术关系是指护患双方除护理技术关系以外,由于受社会的、心理的、教育的、经济的等因素的影响,所形成的道德、利益、价值、法律和文化等多种内容的关系。这些关系相互联系,相互作用,共同影响着护理质量。

1. 道德关系

道德关系是非技术关系中最重要的内容。护患双方由于所处的地位、利益、文化水平、道德修养等存在差异,对护理技术及其行为方式的理解也存在一定差距,双方会产生各种不同的矛盾。为了协调差异,双方必须按照一定的道德原则和规范来约束自己的行为。互相尊重对方的人格、权力和利益,才能构建和谐的护患关系。一般来讲,患者"有求于护理人员",其心理状态处于劣势,往往对护理人员持谦恭、忍让态度,这就要求护理人员不仅要有精湛的护理技术,而且要有高尚的职业道德修养。

2. 利益关系

利益关系是指在护理活动中,护患双方在相互关系的基础上发生的物质利益和精神利益的关系。护理人员通过自己的技术服务和劳动而得到工资、奖金等经济报酬,这是护士的物质利益。同时,由于护士的劳动解除了患者因疾病而造成的痛苦,从而获得心理上、精神上的满足和愉悦,这是护士的精神利益。患者支付了规定的医疗费,得到了医疗护理服务,解除了病痛,恢复了健康,重返了工作岗位,也满足了其物质、精神利益的需要。护患双方的利益关系是在社会主义物质利益原则的指导下,互助平等的护理人际关系的反映。护理人员的物质利益不能额外从患者身上索取。

3. 价值关系

价值关系是指在护理活动中,护患双方相互作用、相互影响,双方都在实现或体现各自的价值中形成的价值关系。护理人员在自己的职业服务中,运用所学到的知识和技术为患者提供优质服务,使患者重获健康,实现了护理人员把自身价值转变成崇高的社会价值;患者重返工作岗位后又为他人及社会做出贡献,实现了患者个人的社会价值。因此,护士价值的实现离不开患者,患者价值的实现也离不开护士,这是双向的价值关系。

4. 法律关系

护患关系之间的法律关系是指护患双方在护理活动中的行为,既受到法律的保护,又受法律的约束。护患双方都要在法律范围内行使各自的权利和履行义务,一切侵犯护理人员和患者合法权利的行为都是国家法律所不允许的。必须依法享受权利和履行义务。它的主要表现:其一,护士的护理资格必须得到法律的认可。护士从事护理活动和职业自主权要受到法律的保护和监督,护理违法要追究护士的法律责任。其二,病人享有平等医疗和护理权利,其权利同样受到法律的保护,就医违法也要受到法律的制裁。其三,在护理活动中,护患双方都必须承担各自的法定责任与义务,依法履行自己的义务,用法律保护自己的权利,只有双方学法、知法、守法,运用法律武器保护自己的正当权益,才能使护理活动正常有序地开展。

5. 文化关系

护患关系作为一种特殊的人际关系,总是在一定的文化背景条件下产生的,护患双方有不同的文化背景,如宗教、信仰、风俗、生活习惯等方面的差异,所以双方在道德行为上的表现会有所不同。护患之间能否了解和理解对方的文化背景,是影响护患交往的重要因素。护理人员要十分注意自己的语言、举止和表情,并尊重病人的宗教信仰和风俗习惯,对不同文化层次、不同个性的病人,应因人而异,灵活运用沟通技巧,这对建立良好的护患关系十分重要。

总之,非技术性护患关系与技术性护患关系互为条件,缺一不可,技术性护患关系是非技术性护患关系的基础,非技术性护患关系是技术性护患关系的保证。

三、影响护患关系的因素

护患关系是社会生活中人际关系的特殊表现形式,是医疗卫生服务工作的一个重要组成部分,同时也是护患双方对彼此之间相互认同的一个衡量标准。在护理活动中,护患双方彼此结成的关系基础原本是一致的,护理人员帮助患者恢复健康,患者接受护理人员的诊疗护理,双方都在对方的利益上得到体现和满足。然而护患关系本身又是一个对立统一的矛盾体,这些矛盾包含着护患双方的主观美好愿望与医学客观现实的不一致性,护理人员工作实际情况与患者理想化要求不相符合等多重矛盾。它受一定的社会因素和护理科学发展影响,特别是新时期医疗市场化趋势及相关的社会保障体制迅速发展,护患关系的内涵比以前任何时期都有所扩大,变得尤为复杂,究其原因,主要来自护士、患者、医院三个方面。

(一)护士方面的因素

在护理活动中,护士帮助患者恢复健康,始终处于主导地位,患者接受护理人员的指导,往往是被动的。护患关系和谐度的强弱主要取决于护士的护理道德境界、心理状态、护理观念等方面的影响。

1. 技术因素

护理是护理技术和护理道德的统一,护理技术是基础,护理道德是灵魂。护理人员如果缺乏扎实的专业知识和精湛、娴熟的操作技能,在实施护理过程中,会给患者造成不必要的痛苦、麻烦,引起患者的怀疑、不信任,从而影响护理效果,造成护患关系紧张、恶化,甚至使患者拒绝护理服务。

2. 非技术因素

护患关系的好坏在很大程度上取决于护理人员护理道德境界的高低。个别护士没有完全树立全心全意为病人健康服务的意识,没有时时处处把病人利益放在首位,工作态度不好,工作责任心差,工作敷衍了事,以致延误诊断和治疗。有的护理人员受拜金主义思潮的影响,护理道德境界低下,把护理当作商品搞交易,以护谋私,收受财物,甚至发展到公开或暗示性地向患者及其家属索贿;有些护理人员缺乏人道主义的同情心、工作态度生硬等,直接影响病人的满意度,从而导致护患关系紧张甚至破裂。

3. 其他方面的因素

护士的形象、气质、性格、作风、表达能力等方面,同样是影响护患关系的重要因素,同时也应该引起护士的高度重视和注意。

(二)患者方面的因素

在护患关系中,虽然护理人员始终处于主导地位,是主要的方面,但是,影响护患关系有一定的因素在患者方面,主要表现在以下几个方面。

1. 对护患双方的权利和义务不了解

有些患者在求医过程中,只强调护理人员的义务,而忽略了自身的义务,只顾满足自己的需要,不顾客观实际。一旦无法满足要求,就与护理人员争吵,不尊重护理人员的人格尊严,侵犯护理人员的人身安全和工作环境,导致护患关系紧张。

2. 对医疗护理期望值过高

有的患者或家属由于文化素养低或者缺乏一定的医学知识,对一些护理措施、护理效果及某些不良反应的认识有分歧,从而引起矛盾。有的对危重和疑难病例期望值过高,对意外情况的发生难以理解,虽然经护理人员积极救治,精心护理,但效果仍然不佳,患者和家属不能接受,认为是护士不尽心尽力的过失造成的,甚至无端指责,从而激化护患矛盾等。

3. 不良的求医行为

患者刚入院,对医护人员不信任,故意隐瞒病史或不遵医嘱,一旦出现不良后果就将责任推给医护人员。少数病人因经济能力有限,在看病花钱较多或疗效不佳时,产生不良动机,如拖欠医疗费用,甚至拒付医疗费用,聚众闹事,损毁医院声誉,扰乱正常的护理秩序,使护患关系出现僵局。

(三)医院方面的因素

医院管理方面的原因,主要表现在以下几个方面。

1. 医院管理水平落后

有些医院护理设备和生活设施比较落后,数量不足,不能满足病人的需要;有些医疗环境差,卫生条件不好,脏乱差现象严重,给患者带来不舒适、不方便或不适应的感觉;收费价格不合理也能引起患者的不满情绪;护理管理制度不健全、不完善、不科学,管理混乱,都会影响护理质量。

2.医院布局不够合理

如无导医引导,病人进医院如同进迷宫,加之个别病人对医院的科室或专业分工不明确,造成挂错号、排错队等,易引起病人的怨气。

3.经营思想不端正

一些医院的领导和护士长认为要适应市场经济,就得以经济效益为目标,以赚钱赢利为目的。把创收的指标分配给每个科室每个人头上,诱发和迫使每个人设法赚钱,自然就出现乱收费、乱用药、乱检查现象。有的护理人员为厂家充当药品或医疗器械推销员,搞"创收"。

以上三个方面的因素中,护士方面的因素是影响护患关系的主要方面。

四、构建和谐护患关系的对策

构建和谐护患关系基本原则:尊重并平等对待患者;富有同情心;加强沟通互信;强化业务学习,提升专业技能。为此,要努力做到以下要求。

(一)完善医疗管理制度,保证合理收费

国家要逐步完善公共卫生医疗事业,设计合理的、符合我国国情的医疗服务保障体系。医院应要求医护人员及时与病人沟通所需费用,提供日消费清单,增加收费透明度;对病人及家属提出的问题,及时提供查询解释,消除因费用误会而引起的纠纷。

(二)提高护理人员的素质,养成良好的职业态度

随着医学模式的转变和护理科学的发展,护理工作已从单纯的疾病护理转向患者的身心整体护理,从对患者单一的护理向社会人群的保健护理拓展。护理人员要热爱本职工作,具有坚定献身护理事业的信念,用自己扎实的理论知识和精湛的操作技能,为护理事业的发展做出贡献。同时,在护理过程中,要养成仪表庄重朴素大方、衣帽整洁、表情自然、情绪饱满、举止文雅、忙而不乱、临危不惧等职业习惯和职业素养。实行关爱护理,对病人一视同仁,尊重病人的权利与人格,满足患者的合理要求。遵纪守法,抵制各种不符合医德规范的不正当要求,使护患关系更融洽、更温暖。

(三)加强宣教,耐心解疑

护理工作离不开病人家属的配合。护理人员与病人家属关系的好坏,会直接影响病人的情绪,甚至对疾病的治疗、护理起着相当关键的作用。所以护理人员应理解家属并做好其思想工作,以尊重和同情的态度对待他们。对于家属提出的要求,凡是合理的、能够做到的,应虚心接受并予以满足;要求合理但由于条件限制,难以实现的,应向家属做好解释工作,以求得谅解;对家属提出的不合理的要求,也要耐心讲解,不可急躁,也不能置之不理,应以平等的态度交换意见。

总之,在以人为本、以德治国的精神文明建设的推动下,以社会主义医德的基本原则为指导,一定能够建立起平等互尊、真诚合作、互助友爱、公正文明的社会主义和谐的护患关系。

第三节　护理人员与医务人员关系伦理

在护理实践活动中,护理人员与医务人员关系主要包括护士与护士、医生、医技人员、行政管理人员和后勤人员之间的合作关系。正确认识、协调、处理好这些关系,不仅是社会主义精神文明建设的客观要求,而且是医药卫生事业发展不可或缺的内在因素,也是护理人员成才的重要环境。

一、护理人员之间的关系伦理

护理人员之间的关系是指在护理活动中护理人员之间所发生的关系,包括同一科室内的护理人员之间、与其他科室护理人员之间以及护理中上下级之间的关系。所以,这种关系包含着上下级之间的关系、同级之间的关系和教学关系。上下级关系主要是护理副院长、护理部主任、护士长与护士之间的关系;同级之间的关系是一致的工作关系,客观上要求护理人员认真负责地做好自己所承担的工作,同时要协作和配合其他人的工作。教学关系主要存在于护士长、带教护士和实习护士之间,这种关系是带教与被带教的关系。护理人员之间良好的关系的建立,必须遵循以下伦理要求。

（一）互相尊重,互帮互学

护理人员之间工作目标一致,彼此不仅要自尊、自重,而且要尊重别人。尊重上级是天职;尊重下级是美德。全体成员只有相互尊重,相互学习,相互帮助,相互支持,相互关心,取人之长,补己之短,才能营造融洽的工作氛围。要维护同行的威信,切忌"同行是冤家"、相互拆台、相互贬低等不道德现象发生。有经验的护士帮、带年轻护士或实习生;年轻护士或实习生应该尊重年长护士,虚心学习,诚恳请教。

（二）团结协作,密切配合

医学现代化向每一位工作人员提出了团结协作、密切配合的道德要求,每一位医务人员都应该有一个正确的认识。医务人员只有一切从病人利益出发,密切配合,团结协作,才能提高诊疗效果。如果没有全体医务人员的协作,医疗机构就难以构成一个有机的整体。团结协作、密切配合是完成医疗任务、提高医疗质量的关键。

（三）谦逊礼貌,求同存异

在医疗实践活动中,同行、同事在思想观念、工作方法、学术观点、业务专长、为人处事等方面都有各自的特点,尤其是在市场经济发展的过程中,会有许多矛盾产生,这就需要我们在工作中正确处理好人际关系,真正做到求大同、存小异。一旦工作中发生矛盾,要谦逊礼貌、互谅互让、友好协调、妥善解决,绝不可目中无人、唯我独尊,更不能无理取闹,影响和谐护际关系。

（四）分工明确,各负其责

护际关系不仅注重同舟共济,合作共事,而且强调明确分工,各负其责。如护士在上班时,往往根据工作内容的不同分为主班护士、治疗护士、药疗护士、临床护士及总务护士等,只有分工负责,不同责任的护士才能在自己的岗位上有条不紊地开展工作,才能确保每一个环节都有人坚守岗位,恪尽职守地做好自己的工作。只有每一个人都在各自的岗位上,精益求精地完成护理任务,才能形成一个精诚团结、协调一致的整体服务的医疗队伍。

二、护理人员与医生之间的关系伦理

医疗和护理是整个医疗过程中两个并列的要素,发挥同等重要的作用,缺一不可。只有医生和护理人员协同工作,才能满足病人的需要。护理人员与医生的合作伦理规范主要有以下三个方面。

(一)尊重与信任

尊重与信任是建立和谐护医关系的前提和基础。医生和护士虽然分工不同,但工作目标是一致的,地位是平等的,要充分认识对方的作用,尊重彼此的权利,履行各自的义务。护士直接接触病人,观察病情变化,要积极主动提供翔实的病情及病情变化信息,协助医生快速、准确地做出病情判断,认真执行医嘱。医生应当重视、信任并尊重护士的角色作用,尊重护士的劳动并重视护士提出的建议和反映的情况,积极支持护理工作。只有医生和护士双方相互尊重、信任,共同做好患者的治疗及康复工作,才能体现医护工作的一致性和整体性,才能更好地做好病人的康复工作。

(二)协作与配合

协作与配合是完成医疗护理工作的又一基础。医生根据病人病情提出诊断和治疗方案,以医嘱形式表达出来,医嘱需要护士的执行才能得以实施和落实。护士护理方案的制定与实施与诊疗效果也是密不可分的。在完成医疗任务过程中,医护双方需要不断交流信息,除各司其职外,护士执行医嘱,医生及时听取病情变化的信息与采纳护士的建议,是医生和护士团结协作、是患者康复的前提。只有医护相互交流协作,密切配合互补,才能形成融洽的护医关系。医生和护士各司其职,团结互助、相互补充,是并列互补关系。

(三)制约与监督

护医双方还存在着制约与监督的伦理要求。护医双方为了共同维护患者的利益,防止差错事故的发生,必须相互制约、彼此监督。护士不能机械简单地执行医嘱,而应当能动地执行医嘱,一旦发现问题,本着对患者负责的态度,应及时向医生指出。同样,医生对护士的服务质量与服务态度中存在的问题,也应善意地批评帮助。在医疗过程中,护医双方对护医差错事故遮掩,对违反规章制度和不正之风的人或事,采取互相责难或互相拆台,或是睁一只眼闭一只眼不负责的态度,都是不对的,也是不道德的,应予杜绝。为了维护病人的利益,防止差错事故的发生,在诊疗、护理过程中,双方有责任互相提醒和监督。双方在工作中都应虚心接受别人的帮助和督促。

三、护理人员与其他科室人员之间合作的伦理规范

护理人员在医院中还要与院内其他人员有合作关系,如医技人员、行政人员、后勤人员等。在护理工作中,护理人员与这些人员的接触是十分频繁、密切的。护理工作的正常运转,需要这些人员的密切配合与支持。在处理与其他科室人员之间的关系

时,护理人员需要遵守以下的伦理要求。

（一）团结互助,合作共事

护理人员与医技人员关系密切,接触频繁,如送检标本、核对检查结果、领取药品、协助病人做特殊检查等,都需要医技科室人员密切配合和大力支持。病房中的水、电、暖气、空调维护和物资供应方面的问题,也需要后勤部门的协助。所以,护理人员必须了解各医技科室、后勤保障部门工作的特点和规律,主动与有关医技科室、行政、后勤人员密切协作;医技科室人员也必须为诊疗、护理提供及时、方便的服务。双方本着团结互助、合作共事、相互支持的原则,共同为不失时机地救治病人尽心尽力,为病人恢复健康服务。

（二）真诚相待,互相体谅

护理人员与医技人员和后勤人员的地位是平等的,彼此要相互尊重,以诚相待。双方应相互尊重彼此的专业工作,通力合作,互相体谅、少埋怨。在实际工作中,科室之间常有埋怨和指责,这样不仅不能解决问题,还会因未采取措施及时补漏而延误病人病情,甚至危及病人的生命。所以,不管出现任何问题,护理人员、后勤人员及医技人员首先要从自己工作中找漏洞,同时及时通报情况,分析原因,找出协调解决问题的方法。护理人员、医技人员、行政人员、后勤人员都应注重道德修养,以患者利益为中心协作共事,及时沟通保证信息通畅,通过最佳的配合,完成医疗护理工作任务,达到最佳的治疗目的。

第四节 护理人员与社会公共关系伦理

随着科学技术的发展、社会的进步和医学模式的转变,社区护理发展愈来愈快,并成为护理走向社会化的标志。各级医疗卫生机构不但有现代化分科很细的综合性大医院,还要建立更多小型灵活的专科医院、康复医院、诊疗所、社区保健站及大量的家庭病床,护理工作的范围将不断扩展,护理工作与社会公共利益的关系也更加密切。世界卫生组织在世纪之交针对亚太地区提出了 21 世纪的目标——"健康新地平线",并指出,估计全世界短缺医生、助产士、护士和后勤人员,这在最贫困的国家最为严重。由此可见,护理人员是卫生保健工作的重要力量。现代护理工作已经走出医院、走出社区,全面面向社会。护理工作与社会公共利益的关系日益密切,护理人员应遵循其社会关系的道德规范。

一、护理人员的社会责任

国际护理协会规定,护理人员的基本责任是促进健康、预防疾病、恢复健康、减轻痛苦。具体来说,应从以下几个方面理解。

1. 护理人员的天职是尊重人的生命、权利和尊严

护理人员护理病人是没有任何偏见的行为,护理人员在为每一个人提供健康护理时,不管它是什么样的病人,所给予的尊重都是一样的,所给予的服务都是为了促进健康、减轻痛苦、预防疾病、恢复健康。所以,护理人员在为每一个人做护理计划时,要考

笔记栏

虑到病人的权利,考虑到自己的义务,要考虑到不同个体的价值体系、需要、自尊及尊严,使每一个人身心愉悦地接受护理与治疗。

2.护理人员应提供个人、家庭及社区健康服务,提供宣传教育

①护理人员要通过宣教,使人们掌握社区常见病的防治、传染病的防范、家庭急救与护理、家庭饮食卫生与营养等常识。②提供预防保健服务:护士要对社区内的单位和居民进行劳动卫生和心理卫生教育,提供消毒、隔离服务,开展计划免疫和疾病监测工作;开展包括计划生育在内的妇幼保健活动。护士要对妊娠期、围生期的科学知识进行普及,做好计划生育技术指导工作,开展婴幼儿保健活动。③治病防残:护士应对常见病、轻度创伤提供基本药物,给予有效的治疗护理处置,对于危重病人做好初步抢救并及时将病人转入医院,防止发生并发症、留下后遗症或终身伤残。

二、护理人员与社会公共关系方面的伦理规范

1.面向社会,热情服务

护理人员向个人、家庭及社区提供的健康服务,是维护居民健康的第一道防线。它以居民群众为对象,以居民充分参与合作为基础,以开展健康教育、提高社区居民健康意识、预防接种、计划免疫、妇幼保健及改善环境为目的。由于居民的职业、生活方式、文化水平、道德水平及对保健工作的认识有很大差异,这就要求护士要一视同仁,文明礼貌,面向社会积极进行卫生科普、预防疾病的宣传教育,做好疾病的社会调查,满腔热情地提供服务,为增进社会群体健康而贡献力量。

2.坚持原则,维护公众利益

护理人员在社区卫生服务中,要坚持维护社会整体利益的原则,特别是遇到病人的个人利益与社会整体利益发生矛盾时,不能因少数、个别人的利益而损害社会的整体利益。同时要以认真、严谨的科学态度,恪守操作规程,遵守各项规章制度。如疫苗接种要及时、果断;卫生保健宣传要科学且生动活泼,注意实效;参与卫生监督、卫生执法任务的护士要秉公执法、遵守纪律。

3.竭尽全力,履行社会责任

社区、家庭开展护理工作,以预防为主,产生效益的周期长,不像临床医疗那样有明显的治疗效果。因此,护士在日常工作中要脚踏实地、任劳任怨地做好本职工作。当遇到重大灾害性事故需紧急救护时,护士必须竭尽全力地完成自己所承担的社会责任,发扬救死扶伤的人道主义精神,以高度的责任心和科学态度,参与整个救治和护理过程,不畏艰难,在抢救现场全力以赴地进行救治、转移和护理伤员,尽最大的努力减少不必要的伤亡,认真履行护理人员的社会责任。

4.严于律己,技术精益求精

社区和家庭护理、保健的特点之一就是综合性服务,护理人员所面临的保健服务不像临床工作那样有精细的分科,这就要求护理人员加强学习、刻苦钻研业务、不断拓宽知识面,对技术精益求精,才能博学多识,具备多学科理论知识、精湛的护理技能,这是社区保健护理人员应有的道德要求。例如对剖宫产术后妇女的保健,不仅要掌握成年人一般保健特点,还应掌握妇女生理特点和心理护理、术后护理、用药知识、婴幼儿护理等业务知识。社区、家庭开展护理工作除知识和技能外,还要具有严于律己的工作作风,才能做好工作。如有的护士通过自己良好的护理行为会获得社区、家庭居民

的好评或受到其物质上的热情款待,此时护理人员要严格要求自己,具有慎独修养,做到没有私欲、不贪私利。

总之,强调护理人员遵循社会公共关系伦理,增强护理人员社会责任感,对提高广大人民群众身心素质、增强人民群众健康水平、改善人类生存条件有着重要的意义。

 思考题

一、名词解释

1. 护患关系 2. 护际关系

二、选择题

1. 影响护患关系的护士方面的主要因素是(　　)

    A. 护士的长相　　　　　　　　B. 护士的地位

    C. 护士的职务　　　　　　　　D. 护士的服务态度和责任感

2. 技术性护患关系有主动被动型、指导合作型和(　　)

    A. 服从型　　　　　　　　　　B. 命令型

    C. 共同参与型　　　　　　　　D. 友好型

3. 非技术性护患关系有道德、价值、法律、利益和(　　)关系。

    A. 文化　　　　　　　　　　　B. 职业

    C. 艺术　　　　　　　　　　　D. 现代

4. 护患技术关系中被认为最能体现人权价值的理想模式是(　　)

    A. 工程型　　　　　　　　　　B. 主动—被动型

    C. 指导—合作型　　　　　　　D. 共同参与型

5. 搞好护患关系的基础是(　　)

    A. 认真负责,任劳任怨　　　　B. 尊重病人,一视同仁

    C. 语言贴切,保守秘密　　　　D. 热爱本职,精益求精

三、判断题

1. 护患技术关系中,患者起主导作用。(　　)

2. 护士与医生的关系是并列—互补关系。(　　)

3. 护技、护医、护理人员和行政后勤人员之间都应该相互尊重,通力合作。(　　)

4. 护士应支持后勤工作,后勤工作人员应树立为医疗护理第一线搞好服务的思想。(　　)

四、简答题

1. 护患技术性关系的基本类型有哪三种? 护患非技术性关系主要表现在哪几个方面?

2. 影响护患关系的主要因素有哪些?

3. 构建和谐护患关系的对策有哪些?

五、问题分析与能力提升

某患儿因高热 1 d,于晚 19:00 到某医院就诊,经急诊科医生检查后初步诊断为"感冒、发热待查"。值班护士是一位有着 20 年工龄的同志,她凭多年经验,对患者仔细观察,发现患儿精神越来越差,末梢循环也不好。于是,她又详细询问了家长患儿的病史,怀疑是中毒性菌痢。随即将该想法告诉医生,医生认为该情况很有价值,及时开了粪便检验单,其结果证实为菌痢。经护医密切配合,患儿得救。请对护医行为做伦理分析。

笔记栏

分析要点:

(1)护士恪尽职守。首先,该护士仔细观察,详尽询问病史,对医生的初步诊断——"感冒、发热待查"提出了质疑,体现了热爱本职工作、恪尽职守、精益求精的工作作风。

(2)医生尊重、信任护士。医生非常重视护士提供的有关患儿的病情信息,不放过可疑点,及时开具了粪便检验单,检验结果证实了护士的想法是对的,使患儿在很短的时间里得到了有效的、正确的治疗。

(3)护士和医生配合默契,患儿得救。说明整个治疗护理过程是在医生和护士相互尊重、互帮互补,在同行互善的过程中实行了救死扶伤、防病治病,践行了全心全意为患儿健康服务的道德要求。

(4)该案例中医生和护士是我们学习的榜样。学习他们在工作中不放过任何一个可疑点;学习他们在实践中积累了丰富的临床经验;学习他们相互尊重,密切配合,协同作战,共同完成治病救人的平凡而伟大的壮举。

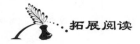
拓展阅读

每个人都希望与他人友好相处,从而拥有一个良好的人际关系。人际关系问题在大学生生活中始终是一个影响自身心身健康及校园生活质量的重要因素。怎样才能在大学校园与人友好相处,从而拥有一段终生难忘的美好回忆,同时又为将来步入社会做一个充分的人际关系方面的准备呢?不妨从以下几方面做起:①要充分了解大学校园人际关系的特点;②要注重自身人格塑造和能力培养;③要宽宏豁达,学会体察对方心理,做到以诚相待。

拜尔和马契尔在其"同事关系的人际间层面"一文中,提出维持良好的同事关系的八项原则:①自信与依赖;②互相帮助;③互相扶持;④友善与愉悦;⑤共同努力达到目标;⑥创意;⑦坦诚开放的沟通;⑧不要施予威胁。

护士的工作对象不是冰冷的石头、木头和纸片,而是有热血和生命的人类。护理工作是精细艺术中之最精细者。其中一个原因就是护士必须有一颗同情的心和一双勤劳的手。

——弗洛伦斯·南丁格尔

生命的意义在于付出,在于给予,而不是在于接受,也不是在于争取。

——巴金

病人理应指望把医生培养成为一个专心的倾听者,仔细的观察者,敏锐的交谈者和有效的临床医生,而不是仅仅满足于治疗某些疾病。

——《爱丁堡宣言》

第四章
临床护理伦理

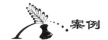

学习目标

◆ 掌握 老年患者的护理伦理;肿瘤患者护理的伦理规范;普通手术护理的伦理规范。

◆ 熟悉 精神科病人、传染科病人、母婴护理的伦理规范;整形外科手术的护理伦理。

◆ 了解 门诊护理的伦理规范;危重病人护理的伦理规范;艾滋病病人护理的伦理规范。

案例

小张是一名普通外科病房的护士,有一天,她发现有一个开放性胫腓骨骨折病人手术复位后情绪低落。于是,主动找病人聊天,设法帮助病人放松心情。她发现这个病人与自己一样非常喜欢滑雪,便与病人大谈冰天雪地里滑雪的趣味,尤其是高山滑雪的刺激性、惊险性和愉悦性。想不到聊天以后,病人的心情更坏了,不仅没有得到心理释放,反而加重了挫折感。

临床护理工作作为医院工作的重要环节,是医院护理工作的重要组成部分。临床护理水平的高低直接影响着医院的医疗质量,关系到病人的健康利益。随着现代医学的迅猛发展,临床疾病与护理的理念也在不断更新,对护理人员的临床护理技术和伦理道德素质的要求也越来越高。因此,护理人员必须苦练真本事,重视自身的职业道德修养,以高度的责任感和事业心做好临床护理工作。

第一节　门诊与急诊护理伦理

门诊和急诊是医院工作的前沿阵地,是医疗卫生事业和精神文明的窗口,门诊、急

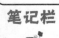

诊工作的好坏,直接关系着医院的诊疗质量和病人的生命安危,关系着医院的医疗服务各项工作的正常开展,关系着医院的社会信誉和精神文明形象,关系着社会主义的正常建设与社会的和谐稳定。因此,每个医院都必须重视门诊、急诊的护理工作。

一、门诊护理伦理

(一)门诊护理的特点

门诊是医护人员对大量病人进行诊断、治疗的场所,是对疾病早诊断、早治疗的首要环节,是既方便又节约的医疗服务方式,是医院对外服务的"第一窗口",其有以下特点。

1. 组织管理任务重

门诊是病人就医最集中的地方,且门诊病人就诊高峰集中在上午,初诊病人不熟悉医院的环境、分科和就诊程序,病人又都希望在短时间内得到正确的诊断和有效的治疗,从而造成门诊拥挤、嘈杂。为确保病人有序地就诊,获得有效治疗,护理人员要善于组织,做好分诊、检诊、巡诊工作,力求分科准确、秩序井然;注意维持候诊秩序,保持就诊环境安静,缩短候诊时间,并完成好实验室检查、影像检查、取药、注射、换药等技术服务。因此,相对于病房而言,门诊病人的护理组织管理任务繁重。

2. 服务针对性强

门诊护理虽然也有技术性工作,但大量的是服务性工作,如咨询挂号、候诊安排、就诊引导、维持秩序、解答疑问、清洁卫生、健康宣教等,都是门诊护理工作的一部分。且针对不同类型的病人应提供不同的服务和帮助。对初诊病人,护士要回答咨询,指导就诊以及交代复诊时的注意事项;对危重病人,护士要及时接诊、分诊,并配合医生做好检查和治疗;对步履艰难的老年病人或残疾病人,护士要搀扶就诊,保证他们的安全;对婴幼儿病人,护士要预诊,耐心回答患儿父母的问题,还要设法劝阻哭闹的患儿,以保持就诊环境的安静;对妇产科病人,护士要进行妊娠期和妇幼卫生方面的宣教;对传染科病人,护士要预防交叉感染,对其家属进行预防卫生知识的宣教;对特殊病人,如恶性肿瘤、性病、严重创伤等病人,护士要做好心理疏导工作等。

3. 服务协作性强

门诊是由门诊部、临床科室、医技科室和医院辅助科室组成的,一般采用双重领导形式,即大多数工作人员在门诊工作时,暂时接受门诊部的领导,离开门诊便接受本业务科室的领导。但门诊护士是固定的,由门诊部领导。这就需要门诊护士发挥熟悉门诊工作特点的优势,积极与参加门诊工作的各科室、各专业医护人员相互配合、共同协作,营造相互协作的诊疗秩序,并且在发生矛盾时发挥中介的调节作用,以防止发生相互推诿病人的情况。

4. 预防交叉感染难度大

门诊人群流量大,患者集中,急慢性传染病人及带菌者在就诊前难以及时鉴别和隔离,再加上门诊处空气污浊,病人抵抗力低,容易发生交叉感染,预防难度大。因此,门诊预防交叉感染的难度大、责任重,必须引起医护人员的高度重视,应认真做好消毒隔离工作,对传染病或疑似传染病患者,应分诊到隔离门诊就诊,并做好疫情报告。在疫情时期,门诊还应设立专门诊疗室,对疑似传染病病人进行隔离诊疗和医学观察。

5. 护患矛盾多

门诊病人多、流量大，病人往往不能及时就医，但又都希望能迅速得到诊治，因而容易产生焦虑、急躁等心理，对护士的言语、态度、行为等比较敏感。如果护士的语言生硬、态度冷漠、安排就诊顺序不当、服务不周到等，很容易发生护患矛盾，而且这种矛盾又会很快泛化成与多个病人的冲突，从而影响门诊诊疗工作的正常进行。因此，护士要认识到门诊工作的这个特点，注意自身的文明形象，言行举止要适当，避免发生护患之间的矛盾。一旦发生了护患矛盾，护士要冷静对待，恰当处理，安抚和稳定病人情绪，防止矛盾扩大或泛化，以保证大多数病人的顺利就诊。

（二）门诊护理的伦理规范

根据门诊护理的特点，护士应遵循以下的护理伦理要求。

1. 热情接待、周到服务

门诊病人往往疾病缠身，心理负担重，紧张、恐惧和焦虑。加上对医院环境、规章制度的不熟悉以及病人的拥挤、环境的嘈杂，病人会更加难受，这时，他们就非常渴望得到医护人员的热情帮助，尽快解决病痛。因此，门诊护士要同情病人，充分理解病人，做到热情接待、周到服务，使病人有信任感、亲切感和温暖感，并使他们得到尽快诊治。

热情接待病人的具体表现：彬彬有礼地主动询问病人就诊的目的，了解病情，根据病情做好预检、分诊工作，并按挂号顺序安排相应的医生诊疗，尽量满足病人连续诊疗或易诊的要求；以和蔼的态度耐心、细致地解答病人的疑问，帮助病人减轻紧张、恐惧心理；向候诊病人介绍门诊的环境和布局、有关的规章制度和规定、候诊和复诊的程序以及注意事项等，以减轻病人的生疏感和盲目奔波的劳累等。

周到服务病人的具体表现：对危重、老年、残疾以及行动不便的病人，主动给予帮助；让病人或帮助病人做好诊查前的准备，如帮助病人脱掉厚重的外衣，让妇产科病人排尿，让腹部 CT 检查病人喝水，让病人先做预先与医生商定好的常规实验室检查，给病人量体温、血压、脉搏等，以缩短病人的候诊时间和提高效率。另外，病人对医生开的化验单、特殊检查单、处方等不清楚而询问护士时，要耐心地说明目的、方法和注意事项；对需要预约检查和特殊治疗的病人，应尽量满足其需要，一时难以满足的，也要说明理由并取得病人谅解等。

2. 作风严谨，准确无误

在治疗护理中，门诊护理人员必须尊重科学，实事求是，作风严谨，准确无误，严密观察治疗护理中的微小变化。护理工作中的任何疏忽，如发错药，打错针，血压、脉搏、体温测量不准，都有可能酿成大错，甚至危及病人生命。因此，护理工作要一丝不苟，十分谨慎，不能粗心大意，始终把保证病人安全放在第一位。一切治疗性操作都要严格遵守"三查七对"等制度。同时，在门诊治疗、护理过程中，发现病人有任何细微的病情变化都要认真对待，对可疑病情或病人治疗出现反应或发生意外情况等，都不能轻易放过，要让患者留院观察直至无事。切记，对任何潜在的差错事故都不能抱有侥幸心理，坚持治疗护理严谨的科学性是生命安全与康复的基本前提。

3. 密切联系，团结协作

门诊是个整体，各科室之间以及医生与护士之间要密切联系、加强协作，建立良好的医际关系，以提高医疗护理质量，促进病人早日康复。在门诊各科室间的相互联系

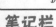

中,护理人员往往发挥着直接或间接的调节作用,以减少科室间的误会和矛盾,防止推诿病人,影响医患关系,引起不必要的医疗纠纷。在门诊医生与护士的相互联系中,护士要主动为病人做预检,配合和协助医生完成诊疗工作。尤其是医生工作繁忙时,护士可以主动帮助医生准备好检查器械,可以代替医生嘱咐病人实验室检查、用药或复诊等注意事项,以加快诊疗速度。如果医护之间出现矛盾,不能感情用事而影响病人的就诊,更不能把矛盾暴露给病人或把怨气发泄在病人身上。要密切联系,精诚合作,为病人提供一个良好的治疗环境。

4. 开展健康教育,创造优美环境

门诊是对候诊病人及其家属进行健康教育的重要阵地,护理人员要充分利用好这个阵地,积极地对候诊病人和陪伴家属开展健康教育。各科室的候诊室(走廊)要有"健康宣教园"墙报,让病人边候诊边了解卫生知识。同时,护士要加强对候诊病人的卫生宣传工作,传播卫生保健知识,提高其自我保健能力,养成健康行为,消除危险因素,防止疾病发生,增进健康质量。

保持优美、清洁和安静的门诊环境,既有利于病人产生温暖、舒适的感觉,又有利于医护人员产生宁静、愉快的心理效应,从而提高工作效率,缩短病人的候诊时间,减轻病人的焦急心态,减少门诊的交叉感染。创造一个优美、安静的就医环境,一要靠医院管理、后勤部门的综合治理,如门诊环境的绿化、美化,门诊路标、科室分布的情况,健康教育阵地的整齐划一等。二要靠医务人员和病人的保持,门诊护理的责任之一是保持门诊环境的有序、清洁和安静。护理人员应将环境管理作为门诊护理道德要求,认真做好门诊清洁卫生,维持门诊就诊秩序,调整医生间的忙闲不均。对所诊病人和家属开展健康教育,随时劝阻一些大声喧哗和吵闹的行为,禁止随地吐痰和抽烟,加强巡回,使危重病人及时就诊,从而使门诊科室清洁化、门诊秩序规范化,以利于提高门诊医疗护理质量。

二、急诊护理伦理

(一) 急诊护理的特点

急诊室是医院抢救突发、紧急、危重病人的重要场所,急诊抢救的目的就是在最短的时间里,以最快的速度、最有效的措施,缓解急性发作的症状,为进一步治疗争取时间。其工作特点是"急",工作核心是"救",关键是争取"时间"。因此,急诊护理与门诊护理既有相同的特点,又有以下不同的特点。

1. 随机性大,突发性强,常备不懈

急诊病人发病虽然也有一些规律,但从总体上来说急诊病人的就诊时间、人数、病种、病情危重程度等都难以预料,具有很大的突发性和随机性。这就需要急诊护理处于常备不懈的状态,随时准备抢救危重病人或应对突发性公共卫生事件,在思想上、业务上,急救设备、器械、抢救药品和呼叫系统的保障上,要时刻准备,随时准备应付任何情况下的急救需要。

2. 风险较大,责任心强,分秒必争

急诊病人,如心脑血管意外、中毒、严重创伤等,病情紧急、危险、严重、复杂,而且有些病人意识模糊或丧失,病人或他人不能提供详细病史,医生也不能按部就班地进行体格检查、实验室检查和特殊检查,而只能重点询问和重点检查后立刻投入抢救。因此,急诊护理具有风险较大、责任心强的特点。特别是在处理复杂病情时,既要慎之又慎,又要分秒必争,有时,稍有疏忽,就可能发生并发症或死亡。因此,急诊护士既要敢于承担风险,机敏、镇静地运用自己的医学知识和经验,密切配合医生,全力挽救病人生命;又要与家属保持密切联系,说服他们理解和支持抢救工作。

3. 群体合作,协同作战,主动性强

急诊中有的病人的病情复杂且变化快,往往是多个系统、多个器官同时发生创伤或病变,需要多科室、多专业的协同抢救,往往需要多个学科、多个专业的医务人员协助抢救。因此,急诊护理的重要特点之一是群体协作、主动处置。这就要求急诊护士要具有敏锐的鉴别力,要在第一时间,及时、迅速地通知有关科室或专科医生,并配合完成抢救任务。并且要严密监护、细心观察病情变化,为医生诊治病人提供依据,对某些病情紧急的病人,如心跳、呼吸骤停,一旦发现,需要护理人员主动地予以处置,以免贻误抢救时机。

(二)急诊护理的伦理规范

由于急症病人和急诊护理的特点,急诊护理人员除了应遵循门诊的伦理要求之外,还要遵循以下特殊伦理规范。

1. 争分夺秒,全力以赴

在急诊工作中,病人病情危急,抢救要分秒必争。因此,急诊护士要牢固树立"时间就是生命"和"抢救就是命令"的观念。时刻突出一个"急"字,做到急病人之所急,尽量缩短从接诊到抢救的时间。争分夺秒,全力以赴抢救病人。要不怕吃苦、坚守工作岗位,时刻做好各项准备工作,养成准确、敏捷、冷静、果断的作风,配合医生做好抢救工作。

2. 深切同情,周到服务

急诊病人不少是突然发病,缺乏思想准备,心理紧张、恐惧、痛苦不堪。护理人员要痛病人之所痛,急病人所急,理解病人和家属的焦虑和痛苦,并给予亲切的关怀和帮助。特别是对自杀的病人,不要埋怨和责怪,不能动作粗暴甚至讽刺挖苦,护理人员应以高尚的情操,加倍理解、同情和照料他们,对其隐私予以保密。鼓励他们积极配合治疗并尽快踏入正常生活,帮助他们重燃生活的信心和勇气。对待打架斗殴而致伤的病人,护理人员应从人道主义出发,以正确的态度对待他们,如在处理创伤缝合时,麻醉药应足量,消毒应严格,操作应轻稳,态度应热情,不得歧视。对遭受突然的意外伤害,病人及其家属往往惊慌失措。护理人员在护理过程中要沉着、冷静、快速地进行救护,如测量和监控生命体征的各种数据,实施诸如止血、吸氧、静脉注射等救治措施,迅速建立起抢救环境,为病人提供周到服务。

3. 灵活主动,尽职尽责

急诊护理要有灵活性、主动性。为了赢得抢救时间、挽救病人生命,急诊护士要从病人的利益出发,不失时机地给病人予以处理,不能借口等待医生而贻误病情,要根据病情及时给予洗胃、人工呼吸、胸外按压、止血、输液等,并详细准确地做好抢救记录。对有风险的病人,要参与抢救,敢于承担责任;遇有法律纠纷的病人,要公正地反映病情;对服刑的病人,也要尽职尽责地履行救护义务,绝不能用粗暴、歧视、挖苦和讽刺的态度对待他们;对待意识不清的病人,要有慎独的精神,耐心周到地提供服务;对待留院观察病人,不要放松警惕,应严密观察以防发生意外。

4.精诚团结、密切配合

复杂病情的病人在抢救过程,往往需要几个临床科室的医务人员互相协作,共同完成。所有参与抢救的人员包括医生、护士、麻醉师、其他医技人员等都要精诚团结、密切配合、相互理解、相互支持,共同担负起抢救病人的重任。如果医务人员相互埋怨,对急症病人互相推诿,就会造成严重的后果,这是医护职业道德绝对不容许的。在医护配合上,急诊护士要充分发挥积极主动的精神,不怕苦、不怕脏、不怕累,为医生抢救病人创造有利的条件。

三、危重病人护理伦理

(一)危重病人抢救护理的特点

危重病人是指病情严重、生命垂危的病人,如呼吸困难、呛咳窒息、大出血、突发昏迷、心搏骤停、剧痛者。危重病人的特点,可用"急、重、险、危"四个字来概括。急:病情紧急,变化快。重:病情严重,痛苦不堪,甚至意识不清而生活难以自理,病人及家属心理活动复杂。险:病情危险,死亡率高。危:指生命垂危,危在旦夕,甚至不可逆转。因此,护理危重病人对护士具有严格的要求,其表现为以下特点。

1.护理任务艰巨

危重病人,往往病情复杂且变化快,常常面临紧急情况。加之有些危重患者病情严重,丧失活动能力,或出血不止,或痛苦不堪,或者处于昏迷状态生命垂危,不能很好地配合医护人员,使护士的护理任务更加艰巨。另外,由于患病突然,患者受到不良的心理刺激,患者情绪变化不定、心理活动复杂,护理人员还需要加强心理护理,疏导工作比较困难。所有这些表明,做好危重患者的护理不是一件容易的事情。

2.对护理人员的素质要求高

由于危重病人的病情复杂且变化快,要求护理人员不仅应具有多学科的护理知识和急救技能,而且必须掌握人的生命器官病理生理的改变过程,有独立的对病情进行综合分析的能力,有独立的操作和使用监护仪器并能对各种监测参数进行分析和处理的能力。具有全面的业务素质,良好的身心素质,丰富的临床护理与抢救经验以及较高的职业道德修养。

3.护理伦理难题多

在对危重病人的护理工作中,常常也伴随着一些复杂的伦理难题。例如,在特殊情况下,医护人员是履行人道主义,还是讲究医院的经济效益?患者病情恶化的时候,是讲真话,还是站在患者的立场用假话来宽慰患者?对于某些稀有的卫生资源,不能满足多数患者的实际需要时应该如何分配?是尊重患者拒绝治疗的权利,还是尊重家属维持患者生命的意愿?患者坚持使用安乐死,而目前法律并没有一个具体的条款可以依照,是使用还是不用?这些伦理难题的伦理决策十分困难,对护士素质要求较高。

(二)危重病人抢救护理的伦理规范

抢救危重病人是医疗救护工作中一项重要而严肃的任务,是一场争分夺秒的战斗。因此,护理人员要从思想上、物质上、组织上做好充分准备,常备不懈。遇有危重病人,要当机立断,采取紧急措施,积极实施抢救。其具体的伦理规范包括以下几点。

1. 认真负责,满腔热忱

危重病人往往生活不能自理,如脑血管意外、严重心脏病等患者,需要护士夜以继日,甚至长年累月的抢救和护理。对于危重患者而言,生活中安全护理、康复护理及并发症的预防都非常重要,护理工作质量关系到患者能否转危为安。所以,护士不仅要做好饮食、排泄、清洁等患者的全部生活护理,还要根据患者的情况,重点做好减轻患者痛苦,增强患者舒适度的护理。对于身上插着各种监视装置和维持生命装置活动受限的患者,护士应在可能的范围内帮助其更换体位,给肢体以被动的活动,如按摩背部、调整姿势等。对于昏迷患者,护士应给予更多的皮肤触摸,配以音乐疗法促使其意识的恢复。在需暴露患者进行操作时,使用窗帘,建立独立的护理单元等,充分尊重患者的隐私。护士要做到不怕脏不怕累,周到细致,尽心尽力,不是亲人胜似亲人,认真负责,满腔热情地为患者服务,争取使患者早日康复。

2. 同情理解患者,重视心理护理

危重病人不仅身体上陷入危机状态,精神上往往也承受着很大的刺激。一些急性病或意外事故造成的病情危重者,对于突如其来的打击缺乏思想准备,加上重症病房特殊的环境和设备,往往会有焦虑不安、惊慌失措、紧张急躁的情绪,甚至会有对护士无故指责、无理取闹的行为。一些长期受疾病折磨的慢性病晚期的患者,往往会性情孤僻、意志消沉甚至悲观绝望,产生轻生念头。这就要求护士能同情理解患者和家属的心情,设身处地体会患者机体上的痛苦和心理上的紧张无奈,在工作中要和蔼可亲,常给予他们安慰和鼓励,有针对性地表达自己对其想法的理解,消除患者不良的心理状态和念头,对于有自杀想法的患者要多开导,帮助其重新点燃生活的希望和信心,使他们振作精神,正确对待人生。

3. 细致谨慎,审慎自律

细致,就是要做到观察病情、分析各种监测数据、对病情的性质判断等要仔细、准确,不要轻易放弃蛛丝马迹,错失抢救时机。谨慎,就是在危急情况下对症处理要谨慎小心,不能一味地强调抢救速度而忽视了抢救治疗的效果。属于医疗范畴的要及时报告医生,属于护理范畴的应该及时处理。审慎自律,就是要在单独面对失去监督能力的危重病人时,不能降低护理标准。无论有没有人监督,实施技术操作、基础护理、消毒制度时都应一丝不苟。不管碰到怎样的病人,也不管工作有多么紧张和忙碌,对病人要一视同仁地和蔼、耐心,尽量满足病人的合理要求。

总之,护理人员要有满腔的工作热忱和认真负责的工作态度,细致谨慎,审慎自律。面对患者渴求健康的目光,要用鼓励的眼神传递给他们力量,用有力的双手带领他们摆脱病魔,用心理学知识抚慰他们的心灵,用医学知识为他们提供疾病康复的健康指导,用上帝赐给天使的翅膀——"四心",即爱心、关心、耐心和同情心,照顾每一位患者。

第二节　手术护理伦理

手术具有疗效迅速、不易复发,具有损伤性、危险性、失误的不可逆性,具有较强的协作性等特点,是治疗临床上许多疾病的重要手段。护士在手术过程中做好手术护理工作,可以起到减轻病人心理负担、提高医疗效果、促进病人早日康复的作用。

一、普通手术的护理伦理

(一)普通手术护理的特点

普通手术是指临床外科系统的一般手术,它既有疗效快、不易复发等方面的优点,又有损伤性、危险性、失误的不可逆转性等方面的危险。同时,它需要许多医护人员共同参与、配合、协作,任何一个环节的失误都可能使手术失败。其护理特点具体表现如下。

1.严谨性

严谨性是普通手术护理的最重要的特点。虽然普通手术技术已很成熟,手术成功率也非常高,但是任何手术都具有损伤性、危险性,一旦失误就是不可逆转的,必将导致手术失败,甚至危及病人生命。护理人员手术护理过程中必须严格遵循并执行各项规章制度,不得随意违章。术前严格遵守的术前护理准备要求,按规定进出手术室,杜绝闲杂人等入内;术前、术中对受术病人的用药、输血、手术部位等均应核对姓名、床号、性别、年龄;手术结束前查对手术器械和敷料等。

2.合作性

手术治疗比起药物治疗,其合作性的特点更加明显。在进行手术的过程中,巡回护士和器械护士与麻醉医生、手术医生的相互合作,对完成手术非常重要。同时,普通手术护理中护士还要做好与临床医生、医技科室人员、病人家属的合作:①护士要与临床医生合作,术前、术后都要仔细监测和及时报告病人各种生命体征的数据,认真执行和完成医嘱,预防术后并发症。②护士要与化验、病理、放射、血库、药房等医技科室人员合作,协助他们完成 X 射线摄片、快速病理切片、验血、输血等的检查和治疗。③护士要与病人家属合作,共同做好术前、术后的护理,缓解病人的心理压力,减轻病人的手术疼痛,帮助病人尽快康复。④最重要的是临床护士与手术室护士、外科重症监护室护士之间也要相互衔接,密切合作。要充分做好手术情况、执行医嘱情况及病情的相互交接,注意相互之间的衔接,确保手术过程的完整性、连续性,严防差错事故的发生。

3.科学性

外科手术学快速发展,新的医疗材料和仪器广泛应用于临床,提高了手术速度,降低了手术风险,减轻了病人疼痛。但普通手术技术的进步,也对手术护理提出了更高的要求,要求手术护理更为人性,更加科学。因此,科学性是现代外科发展对现代护理的要求,是普通手术护理的又一个重要特点。如新材料做成的各种引流管、人工器官、手术缝线等已广泛运用于普通手术,护士要掌握新技术,懂得新仪器、新材料的使用和护理。不然的话,即使手术成功了,护理方法跟不上,一样会前功尽弃,导致手术失败。

(二)普通手术护理的伦理规范

根据普通手术的护理特点,以及普通手术护理在术前、术中和术后的不同要求,护士应遵循以下伦理规范。

1.术前的护理伦理规范

术前的护理是手术护理的第一个护理环节,不仅要完成必要的术前准备,而且要做好病人的心理疏导,建立起医患之间的信任感。在术前护理中,护士应遵守以下伦理规范。

(1)优化环境,准备周全　手术治疗的顺利开展,需要护理人员为病人创造一个整洁、安静、舒适的手术环境。护理人员应做到"四轻",即走路轻、关门窗轻、说话轻、操作轻,以免影响病人的休息。术前护理人员要做好准备工作,并严格按照操作规程进行,做到"八查",即查对病人的姓名、性别、手术诊断、手术名称、手术部位、血型、科室、物品准备,以及其他一些必要准备,如术前认真做好胃肠道准备,按时给病人术前用药,认真细致地做好护理记录等。当手术室来接病人时,护士应主动交代病人的病情、术前准备、术前用药等情况,并预祝病人手术顺利,使病人满怀信心地进入手术室。

(2)关心病人,缓解压力　不管是大手术还是小手术,对病人来说都是件大事情。手术确定后,病人的心情往往很不平静,既盼望早日手术能尽快解除疾病痛苦,又惧怕手术的疼痛或后遗症。术前病人会出现一些焦虑或恐惧的心理反应,如坐卧不安、食不知味、夜不能眠等。护士应设身处地为病人着想,主动关心他们,缓解他们的心理压力。①缓解病人的焦虑情绪。医护人员要理解、同情和重视病人的焦虑情绪,耐心回答病人的提问,解释病情和手术方案,消除病人的紧张感。②缓解病人的恐惧情绪。外科病房应该是一个清洁、安静、舒适的环境,护士应该用鼓励性的语言与术前病人进行交流,避免恶性刺激,使病人以轻松、愉快的情绪和信任、乐观的态度迎接手术。③为了缓解病人的心理压力,可以指导病人做肢体的放松训练,可以用按摩穴位方法分散病人的注意力,还可以遵医嘱适当用些镇静药,帮助病人睡眠。

(3)知情同意,手续完备　相对于药物等治疗方式,手术治疗具有一定的损伤性和风险性,医疗机构在为病人施行手术时有向病人或其家属说明的义务,病人或其家属有权知道自己的病情及手术的风险性,并有权决定同意或不同意施行手术。护理人员要协助医生做好病人知情同意的工作,全心全意为病人着想,正确理解和运用知情同意原则,履行好自己的职责,时刻关注病人的权益。

2.术中的护理伦理规范

术中的护理是指手术开始至手术结束的护理过程。这是外科手术治疗疾病中必不可少的环节,也是手术治疗能否成功的重要环节,这对护理技术和护理道德提出了更高的要求。在术中护理时,护士应遵守以下伦理要求。

(1)保持肃静,安抚病人　安全、肃静的手术环境是做好手术的前提条件。护士要加强手术室的技术管理,严格遵守无菌操作技术规程,加强无菌监督,禁止闲杂人员进入手术室;手术过程中,护理人员说话声音要轻,不得谈论与手术无关的话题,以保持手术室的严肃与安静。病人进入手术室这个特殊的、陌生的环境,陡然产生紧张感,甚至不由自主地浑身颤抖,并对医护人员有"生死相托"的心情。对此,护理人员要充分理解、体贴、爱护病人,如主动搀扶病人上手术台;在使用约束带时,应向病人耐心解释,取得病人的理解与配合;术中密切观察病情,尽量满足病人提出的合理要求,使病人以良好的情绪配合手术,并在温暖的关怀中度过手术。

(2)操作熟练,一丝不苟　护理人员坚持原则,实事求是,一丝不苟,是保证手术室工作有效进行的关键。手术中,护士必须做到技术娴熟、反应敏捷、动作自如、沉着冷静、果断细致。静脉穿刺要一针见血,争取一次成功;传递器械要眼明手快、准确无误;伤口缝合前要认真清点核对手术器械、手术敷料,以防手术钳、纱布、刀、剪、针等遗留病人体内;护送病人回病房,要与病房护士认真交接班,尤其是特殊护理要求一定要交代清楚;手术标本要按照规定及时送验或及时处理等。

（3）团结协作,耐心解释　外科手术是一项综合性技术活动,需要参加手术的医护人员形成一个团结协作的整体,一切从病人的利益出发,一切服从"救死扶伤、治病救人"的大局。一方面,护士要尊重参加手术的其他医护人员,互相支持、密切配合,保证手术安全、顺利地进行;另一方面,护士要理解病人家属的焦急心情,及时向家属通报手术进展情况等需要商讨的问题,耐心回答他们的疑问,以解除他们的忧虑和不安。尤其是在手术不顺利时,更要多与家属保持联系,不仅要安慰他们,更要取得他们的理解和支持。

3.术后的护理伦理规范

手术结束,护士要提防术后并发症,要帮助病人度过手术恢复期并尽快康复,护理任务仍然非常繁重。在术后护理中,护士应遵守以下伦理要求。

（1）严密观察,勤于护理　病人从手术室回到病房前,护士就应该预先清洁好病房,换好被褥单,准备好必要的药品、氧气和器械等。病人回到病房后,护士要迅速了解病人的手术过程,立即测量病人的各种生命体征,检查伤口的包扎和渗血情况,检查各种引流管是否通畅等。同时,要准确执行术后医嘱,严密观察病人,遇到紧急情况时,应机智果断,在力所能及的情况下,争取时间,及时处理。

（2）减轻痛苦,加速康复　手术后,病人伤口疼痛或身上的各种引流管会影响病人的正常活动,加之饮食受限,或术后某些生理功能的暂时丧失,会引起病人的焦虑心理问题。因此,术后护士应体察并理解病人的心情,勤于护理,从各个具体环节来减轻病人的疼痛。如及时镇痛,对病人进行耐心解释,讲解术后早活动、翻身、排痰等对防止肠粘连、压疮、肺部感染等均有重要作用,以便帮助病人早日康复。

二、微创外科手术的护理伦理

（一）微创外科手术护理的特点

微创外科手术是指以最小的侵袭或损伤达到最佳外科治疗效果的一种新的外科手术技术,如腹腔镜胆囊切除术、脑室腹腔转流术、内镜下腕横韧带切开术等。微创外科手术与传统外科手术一样能达到治疗效果,同时具有创伤性小、病人恢复快、住院时间短、感染率低和并发症少等优点。微创外科手术不仅仅是针对手术局部创伤而言,更重要的是指减轻机体对手术创伤的应激反应,使手术尽可能地维持机体内环境的稳定。"微创"一直是外科学所追求的最高境界。我国微创外科手术护理还处于起步阶段,目前只有少数医院的很少护士熟悉和掌握这项护理技术。与普通外科手术护理相比较,微创外科手术护理有以下特点。

1.护理技术不断进步

在我国,微创外科手术发展得非常快,并将更多地替代传统外科手术,成为外科治疗疾病的主要方法。这就要求护理技术不断进步,满足现代外科发展的需要。微创外科手术是通过电视画面操作器械完成的,如神经外科的脑室镜、胸外科的胸腔镜、普外科的腹腔镜、泌尿科的膀胱镜、妇科腹腔镜等,各种设备和器械代替了医护人员的眼睛和手。如果外科病房护士不懂得腔镜手术病人的术前准备、术后护理、并发症的观察和处理等理论知识,如果手术室护士不懂得各种腔镜设备和器械的工作原理、使用方法、消毒和保养等知识,不懂得腔镜手术的器械准备、麻醉方式、手术配合程序等知识,就做不好微创外科手术的护理工作,就会影响手术效果,甚至影响这项新技术的开展和提高。

2. 术后观察更加重要

微创外科手术的优点是创伤性小,但其仍然有一定的范围和限制。①微型腔镜的亮度偏暗、视野较小、镜面容易模糊,这会影响手术的观察和操作。使用常规手术切口的手术野比较大,如碰到出血,能得到迅速、有效的处理,而微创外科手术遇到这种情况就会变得十分棘手。②微型腔镜器械比较精细,与组织的接触面较小,强度也不够,操作器械时很容易引起组织或脏器的损伤。③微创外科手术是通过电视画面操作器械完成的,切除病灶的精确度受到限制,尤其是有严重病灶粘连时,手术效果会受到影响。因此,微创外科手术护理要非常仔细,不能因为手术创面小、病人痛苦轻而忽视病情观察和测量各种生命体征,必须重视预防并发症的发生。

3. 出院时重视健康指导

微创外科手术刀口小、拆线早、出院快,但出院病人并不是术后康复了,而是没有生命危险,可以回家疗养的病人。因此,医护人员更要重视对病人进行健康指导,不仅要指导病人科学地休息、饮食和运动,而且要提醒他们自我观察病情,一旦发现有体温变化、伤口红肿、伤口有渗液等,都要及时到医院诊疗。还应提醒病人按时到医院复诊。

(二)微创外科手术护理的伦理规范

除了遵守普通外科手术护理的伦理要求外,根据微创外科手术的护理特点,护士还应遵循以下的护理伦理规范。

1. 刻苦钻研不放松

微创外科手术进步快,又是现代外科学发展的趋势。所以,外科护士必须刻苦学习、刻苦钻研,尽快掌握微创外科手术的有关理论知识,掌握微型腔镜的原理和操作方法,掌握微创外科手术的护理技术,赶上我国微创外科手术的发展步伐。

2. 准备周到不马虎

微创外科手术的术前准备要像所有手术一样,认真、周到、一丝不苟。微创外科手术的手术野比较小,但皮肤准备一点儿也不能马虎,该做的备皮、清洁、消毒或包扎等都不得遗漏。微创外科手术创伤性小,但术前医嘱要求做的护理准备一点儿不能大意,如清洁灌肠、清洁呼吸道、留置导尿管、术前禁食等都要做好。微创外科手术恢复快、病人痛苦轻,但术前、术后用药一点儿都不能放松警惕,要按医嘱准时执行。

3. 观察细心要留意

目前,微创外科手术使用的微型腔镜器械是有局限性的,对术中出现的创面出血、病灶粘连、器官撕脱等情况的处理,容易损伤组织和内脏。因此,护士要特别重视微创外科手术后的病情观察,及时测量各种生命体征。尤其要仔细观察各种引流管,如胆囊手术后,病人腹腔引流量过多,且为胆汁性质的,应考虑有胆瘘发生;胸腔手术后,应密切注意胸腔引流管有没有气体的逸出,漏气较多的,可能发生了胸腔漏气;引流量比较多,并出现脉搏细弱、血压下降情况时,应考虑有内脏出血。加之,微创外科手术的损伤性比较小,有可能术后并发症的发生比较缓慢,病情不是很典型。这就更需要护士细心观察,及时发现病情变化,迅速做出处理。

4. 健康教育要牢记

微创外科手术的特点是恢复快。病人能早日出院、回家休养,对医院、对家庭、对病人自己都是有好处的。但是,微创外科手术后很快出院的病人依然是病人,仍然需要科学的休息、饮食和运动,才能早日恢复健康。因此,护士要承担起对他们进行健康教育的责任,如指导病人科学运动,腹部手术病人应尽早轻微运动,胸腔手术病人应进行呼吸训练,关节手术病人应进行功能锻炼等,过多地躺在床上不活动,对手术康复是不利的。又如指导病人科学饮食,可以适当增加一些高热量、高蛋白、高维生素的食物,帮助伤口愈合,切忌大吃大喝等。

三、整形外科手术的护理伦理

(一)整形外科手术护理的特点

整形外科手术包括再造整形外科手术和美容整形外科手术。再造整形外科手术是指以组织移植为主要手段,对人体的先天缺陷(如唇裂、阴道闭锁、尿道下裂等),或各类后天性畸形(如烧伤、冻伤、梅毒后遗症、血管瘤、黑色素瘤等)进行修复或再造,从而恢复正常外形和功能的手术。美容整形外科手术是指专门治疗人体外表先天性或后天性缺陷,或通过手术弥补面部、肢体、形体缺乏美感的手术,如除皱、除斑、隆鼻、乳房充填等。整形外科手术护理是依据整形外科的治疗原则对病人在医疗、生活和功能锻炼等方面所实施的一系列有利于康复的工作,其有以下特点。

1. 护理内容繁杂

整形外科治疗内容多,病种复杂,手术涉及的解剖范围遍及全身,并与其他外科交叉,联系紧密。从护理对象来看,整形外科手术的病人大多数是年轻人,儿童居多,再加上有些病人有不同程度的生理功能障碍,尤其是术后生活自理能力下降,这就需要护士在生活上给予辅助,如穿衣裤、吃饭喝水、洗头洗澡、解大小便、下床走路等生活全程服务,因此,整形外科手术的基础护理任务比其他外科护理内容更繁杂。这就要求整形外科护理人员应具备多学科医学基础知识和护理技能,同时,掌握整形外科的基本理论知识和护理技能,才能胜任整形外科的护理工作。

2. 心理护理要求高

选择整形外科手术的患者,大多具有不同程度的心理问题。先天性畸形或缺陷的病人往往比较苦恼、自卑和孤独,不愿意抛头露面参加社交活动,害怕别人知道自己的缺陷而鄙视自己,害怕别人异样的眼光。后天性畸形或缺陷病人的心理负担更重,很难接受生理变化的事实,悲观、失望的情绪强烈波动,有时会失去生活勇气而自暴自弃。但他们都有一个共同愿望,期望通过手术达到或接近正常人,可是又担心手术带来的痛苦,担心结果不尽如人意,甚至害怕手术失败。因此,整形外科手术护理对护理人员提出了一个更高的要求,在掌握一般护理知识的同时,还必须学习心理学知识,对患者进行必要的心理护理,以消除紧张情绪,加速病人的康复。

3. 审美意识强

整形外科手术是一门医学美学的艺术,需要遵循美学观念和规律。因此,整形外科手术护理的护士要有科学的审美观念,既要理解和支持有生理畸形或缺陷的人大胆地选择美、追求美;又要宣传科学的审美观,鼓励病人正确理解医学整形技术的作用;还要理性地审视和护理整形外科手术的病人,帮助他们回归正常社会生活。

（二）整形外科手术护理的伦理规范

除了遵守普通外科手术护理的伦理要求外,根据整形外科手术的护理特点,护士还应遵循以下护理伦理规范。

1. 认真做好心理护理,尊重病人的人格

整形外科手术的受术者是生理上有畸形或缺陷的、心理上或多或少有障碍的病人。从事整形外科手术护理工作的护士要像对待其他病人一样,尊重他们的人格。在护理过程中,护士要与整形外科手术病人多进行心理沟通和交流,及时了解和发现他们的心理问题和心理需求,在此基础上有的放矢地做好心理护理,以消除他们的思想苦闷、心理压抑、情绪低落等心理痛苦,并与医生密切配合,尽力满足病人追求美感的需要。同时,护士的言行举止也要尊重病人,理解他们的苦恼,支持他们的选择,避免用任何歧视性的语言讥笑、讽刺或伤害病人,建立和谐的护患关系,保证整形外科手术的顺利开展。

2. 认真做好术前、术后护理工作,关心病人的痛苦

整形外科手术病人的术前和术后护理要仔细、认真。如一些再造整形外科手术病人的手术野皮肤上有陈旧性瘢痕,表面不仅凹凸不平,而且隐窝或窦道里还积满了污垢和毛发,术前的皮肤准备护理比较困难。为了确保手术野的清洁,有时要求护士术前几天就要开始用热水浸泡瘢痕,让污垢逐渐软化并清洁干净,对隐窝或瘢痕周围的毛发也要剃除干净,尽量为无菌手术创造条件。再造整形外科手术后,病人不适感和疼痛感与普外科术后不同。普外科术后,病人一天好似一天,不适感、疼痛感持续时间短。再造整形外科手术是以组织移植为主要手段的,供瓣部位与受瓣部位连接在一起后要有一段时间的组织修复,才能移植成功而再次手术分离。因此,再造整形外科手术后的病人,不仅要保持一定的姿势而感到不适应、不舒服,而且越是肢体表面的手术越是疼痛难忍。这就要求护士要更加关心病人,多给予病人安慰和鼓励,多与他们交谈,以转移他们的注意力和增强战胜困难的勇气。还要求护士任劳任怨地做好生活护理或适当用一点镇静镇痛药,尽量能让病人舒服一点。

3. 认真钻研医学技术,更好地为病人服务

近年来,要求通过整形外科的帮助改变容貌的人越来越多,促进了整形外科手术技术的发展。整形外科手术涉及的范围和内容非常广泛,与眼科、泌尿科、妇产科、耳鼻喉科、口腔科、皮肤科、肿瘤科、胸外科、烧伤科等都有着直接或间接的联系。因此,从事整形外科手术护理的护士,不仅要熟练地掌握整形外科手术的理论知识和护理知识,还要了解相关学科的基础知识。同时,随着医学模式的转变及整体护理的开展,新设备、新技术的不断引进和应用,护士还需要补充知识和更新知识。这就要求护士有奋发进取的精神,认真钻研技术,努力扩大知识面,对护理工作精益求精。既要掌握整形外科的医学基本理论和护理理论,提高审美修养,又要熟练掌握常规技术操作。此外,还要懂得心理学、伦理学、社会学等人文科学知识,以适应护理事业的发展和广大患者的需求,更好地为人民群众服务。

第三节　特殊护理伦理

一、精神科病人的护理伦理

精神病病人是指由于各种内外致病因素的作用,引起大脑功能发生障碍的病人。精神科工作的护理人员除了履行一般的道德义务外,还应遵循精神病诊疗护理中的特殊道德要求。

(一)精神科护理的特点

精神病是指精神活动发生障碍、大脑功能发生紊乱的一种疾病。与其他疾病相对比而言,精神科病人对自己的疾病没有认知能力,不愿接受或配合治疗,情感失常,思维混乱。严重时,精神科病人会完全失去控制力,出现自残、自杀、毁物、伤人、肇事等破坏性行为,给家庭和社会带来沉重负担。因此,精神科病人的治疗和护理意义重大,而对患者良好的照护离不开对精神科护理特点的了解。

1. 理智性与安全性

中华医学会精神病学会在《中国精神疾病分类》中,将现代精神疾病分为 10 类。不同的精神疾病有不同的疾病症状,有的痴心妄想,有的行为诡异,有的狂躁冲动,有的抑郁冷漠,可谓是五花八门、复杂多样。护士要理智地对待精神科病人,以有效的措施和严格的规章制度保证病人的安全。即使是对恢复期的病人,也要保持高度警惕,防止病情突然复发,造成对病人的损失。

2. 主动性与自觉性

严重的或急性的精神病病人,由于精神活动的异常,不可能正确地认识客观事物,有些病人甚至出现意识障碍而难以感知周围的事物。因此,病人对护理工作没有主动性的要求,没有恰当监督和评价,全靠护士用良心为他们服务。如有些病人对饮食无主动要求,不知饥饱,给吃就吃,不给吃也不要,甚至食物放在眼前也不知道吃,这全靠护士主动关心和照顾他们。因此,精神科护士应该具有主动性与自觉性。

3. 开放性与人道性

18 世纪以前,由于人们缺乏对精神病的科学认识,再加上宗教、迷信的影响,精神病被视为"犯罪后神给予的惩罚"或"鬼魂附体"等。那时候,精神病病人常常被戴上手铐铁镣,关押在阴暗潮湿的牢笼里,采用名为"治疗"而实为残酷、野蛮的惩罚手段。如用长针穿舌头、抛进大水桶、用烙铁烧炙皮肤,或绑在特制的铁圈上在水里转动等。直到 18 世纪法国大革命以后,医生比奈特提出:"精神病病人绝不是罪人,绝不应该惩罚他们,而必须给予人道待遇。"此举可称为精神病学上的第一次革命。19 世纪后期,俄国的柯萨可夫主张,精神病院应采用合乎人道主义的精神护理方法。现在,虽然社会仍然存在着残余的旧习俗、旧观念,但医护人员已经明白,精神病是一种生理性疾病,而且比其他疾病病人更加不幸和痛苦,病人的治疗也比其他疾病更需要家庭的关爱和社会的尊重。因此,对强制治疗的精神科病人,要实施开放性与人道性的护理。精神科要有人道化、家庭化的氛围,护士要尊重病人并与他们多交流,要为他们组织丰富多彩的劳动、文体、学习等活动,要尽量在允许范围内满足他们的兴趣和爱好,解除病人的孤独感、恐惧感和陌生感。

(二)精神科护理的伦理规范

根据精神科护理的特点,护士工作时应遵循以下精神科护理的伦理要求。

1.恪守慎独,保守秘密

精神科护理的自身特点,要求护士树立慎独的观念,要自觉遵守精神病护理规章制度,准确、定时地完成各项护理操作,绝不能因精神病病人"糊涂",而工作马虎、弄虚作假。护士要恪守慎独,就必须既不怕病人"批评",又不过度夸大病人的"表扬",即不管病人能不能起到对护理质量的监督作用,病人能不能正确地反映意见,都应自觉自愿、一丝不苟地做好本职工作。

2.尊重人格,理解病人

精神科护理的人道性特点,要求护士尊重精神病病人,要像对待其他科室的病人一样,尊重他们的人格和自由。只要精神病病人没有形成安全威胁,护士不得拘禁、捆绑或约束他们,即使需要也要谨慎地采用防护性手段。精神病病人表现出来的暴躁、愚蠢、怪异、幼稚等病态行为,护士不得愚弄、谩骂或嘲笑,不能因为病人神志不清楚而欺负、恐吓或报复他们,不能因为病人有某些病症而给他们起外号。只要治疗或病情允许,精神病病人同样享受个人隐私权、会客权和自由通信权等,医护人员不得限制。精神病病人提出的合理要求,护士要尽力满足;提出的问题,护士要尽量解释;答应帮忙办理的事情,护士要设法办到办好,办不到的要说明理由。

3.举止端庄,正确对待异性病人

精神科男女护理人员都有,在对精神病人的护理工作中需要特别注意正确对待异性病人的方式。与病人交往时,举止端庄稳重。女医护人员不要过分地打扮,要保持自尊、自爱、自重。在照护异性病人的时候,对病人态度要和蔼,但要时刻保持一定的心理距离,不可过分地殷勤,以免使其产生误解,导致不良后果。给异性病人做心理治疗时,男护理人员不可在单间病室与女病人共处时间过长,为女病人打针时,要有女护士在场。护理人员对病人特殊生理部位进行护理时,最好由同性护士去做,一旦没有同性护士,也须两位护士在场。有的精神病人在妄想的支配下,因异常的性欲冲动向医护人员主动提出各种性要求,护理人员应耐心说服,主动拒绝,并向有关上级医生汇报情况,以便调整治疗措施。此时,护理人员既不能乘人之危,玩弄病人,也不可蔑视或取笑病人。

4.正直无私的道德境界

精神科护理的理智性特点,要求护士正直无私,遵循精神病学的科学性。不能泄露病人病史中的隐私,不能将病人的情况作为谈话的资料到处宣扬等。不能对病人的过激行为寻机报复,要冷静对待病人的病态行为,做到骂不还口、打不还手;不能利用病人的价值观念错位,掠取利益、欺骗财物。

5.保证安全,工作严谨

精神病病人由于精神行为异常,特别是处于症状活跃期的患者,某些行为往往具有危险性,如出走、自伤、自杀、攻击等行为。尤其是一些正处于疾病的恢复期且对未来前途丧失信心、悲观失望的患者或一些抑郁症患者都存在着强烈的自杀倾向。因此,护理人员要严格落实病房的安全管理制度,定期巡视,检查病房内有无刀、带、绳、剪等危险物品。要注意观察,了解每个病人的病情、情绪变化和心理活动,严加防范,设法杜绝隐患。对恢复期病人要做好心理护理,鼓励病人树立战胜疾病的信心。一旦发生意外,要坚决果断地阻止事态发展,并积极稳妥地做好善后工作。此外,护理人员一定要警惕电休克、药物等强迫治疗措施的合并症和不良反应,约束病人时要采取正确措施,确保病人的安全,绝不能滥施强迫治疗和限制行为,要以精湛的技术和高度的责任心,确保治疗护理的安全。

6. 重视心理护理,营造温馨治疗环境

精神科护理的开放性特点,要求护士动脑筋想办法,营造一个温馨的治病环境,使精神病病人在住院期间依然与家庭、与社会联系在一起,习惯社会大家庭的生活方式,享受社会大家庭的温暖,这对精神病病人回归社会生活是很有利的。对一些恢复期的精神病病人,更要重视他们的心理护理,解除种种顾虑和精神负担,启发他们寻找发病的原因和规律,帮助他们制订预防措施,教会他们正确处理矛盾的方法等。这是对精神科护理提出的更高伦理要求。

二、传染科病人的护理伦理

(一)传染科护理的特点

传染病是指由各种病原体如细菌、病毒、原虫、衣原体、支原体等,通过各种途径侵入人体而引起的传染性疾病。传染病不仅对病人的身心折磨更甚于一般疾病,而且传染源如果控制不当,疫情会迅速扩散而殃及更多的人,甚至影响社会安定和生产建设。所以,传染科护理有其特殊性。

1. 社会责任大

在传染病护理中,护士不单单对病人个体负责,而且要对他人和整个社会群体负责。例如护士消毒隔离制度不严格而造成院内感染,在一定条件下会导致传染病的暴发流行,从而造成严重的社会后果。当前性病,尤其是艾滋病,作为特殊的传染病,如果不抓紧预防检测、性健康教育以及综合治理,都可以造成性传播疾病的流行,对人群、对社会危害极大。所以,社会责任大是传染科护理极为显著的特点。

2. 心理护理要求高

传染病病人的心理压力不同于一般疾病病人,特别是实施隔离措施的病人,心理问题尤其突出,常见的有孤独感、自卑感、不安全感、失望感、罪恶感、无所谓感等。此外,病人的性别、年龄、职业、性格、家庭、经济和病情等都是导致病人心理压力的因素。如急性期传染病病人,因发病急骤、思想缺乏准备而进入隔离病房,易产生焦虑、恐惧、孤独等情绪;慢性病病人,因恢复较慢而被长期隔离,易产生自卑、失望、悲观等情绪,或心情随着疾病的变化而波动。因此,传染病护理不仅要求规范化的护理服务,而且更需要心理护理,以帮助病人消除心理负担,增强战胜疾病的信心,积极配合治疗,促使疾病早日康复。

3. 控制和预防责任重

在传染病护理中,护士不仅对病人负责,而且要对自己、他人以及整个社会人群负责。医护人员要有"全球警惕,全球应战,防范新出现的传染病"的观念,增强预防和控制传染病的责任感。传染科护士应该主动向病人宣传科学的生活方式,介绍传染病的防治知识,提高病人、病人家属及社会人群对传染病的认识和预防传染病的自觉性。

4.消毒隔离制度严

传染病医院(科)是各种传染病病人集中的场所,而且每一个传染病病人都是传染源。因此,严格消毒隔离制度是传染科护理的最重要特点。为了控制传染源,切断传播途径,保护易感人群,护士要严格遵守传染病消毒隔离制度:急诊、门诊按照一级防护措施进行严格消毒,防止发生医院内感染;传染科病房的污水、污物、排泄物、分泌物要严格消毒,病人入院时的衣物和生活用品等要严格消毒;传染科病房根据不同的情况实施二级或三级防护措施;在疫情流行时期,密切接触传染源的护士要自觉接受相应的检疫措施和医学观察。

(二)传染科护理的伦理规范

根据传染科护理特点,护士应遵循以下传染科护理的伦理要求。

1.尊重病人,注重心理护理

传染病病人得病并被隔离,个人的正常生活习惯和环境发生了极大变化,不可避免地会产生心理上的挫折感。传染科护士要设身处地为病人着想,要尊重他们的人格和权利,理解他们的苦衷和情绪。与非传染科病人相比,传染科的环境氛围应该更加和谐、温暖和纯净。针对传染科病人的心理需求较多、心理压力较大的特点,传染科护士应针对不同病人的心理问题,做好心理护理,以消除病人的消极情绪。如对有自卑感的病人,护士要主动接近他们,解决他们生活中的困难,让他们得到心理上的宽慰,并激励他们治疗疾病、回归社会的信念;对有忧虑感的病人,护士要向病人介绍传染病的预防措施及传播方式,鼓励他们用科学的态度对待传染病,增强战胜疾病的信心;对有孤独感的病人,护士要向病人讲明预防传染病的重要性,讲解有关传染病知识,使之认识到隔离是防止传染病传播的重要措施,况且隔离是暂时的,应积极配合治疗,争取早日康复。总之,使传染科病人在良好心境下接受诊疗和护理,以帮助他们尽快康复出院,这是对传染科护士的基本伦理要求。

2.预防为主,对全社会负责

传染病一直以来被称为危害人类健康的头号杀手,曾经给人类带来过巨大的灾难。但随着医学发展,传染病防治工作取得了显著的成效,如鼠疫、天花、脊髓灰质炎等曾严重危害人类生命的传染病得到了基本控制。但近几十年来,人类正面临着新的传染病危机,如"非典"、艾滋病、人高致病性禽流感、炭疽等。世界卫生组织于1997年将世界卫生日的主题确定为"全球警惕,全球应战,防范新出现的传染病"。我国进入改革开放新时期后,卫生工作方针有所调整和发展,但"预防为主"这一条始终不变,这对控制和消灭传染病有着重要作用。

因此,专职从事传染病工作的医护人员,更应勇于承担起预防责任。传染科护士应做到如下几点。①控制传染源。护士除了积极治疗、护理传染病病人外,要严格传染科病人的隔离管理,对可疑病人进行医学隔离观察,其自身也要严格遵守检疫制度。②切断传播途径。护士要按照卫生标准做好传染科的消毒、灭菌工作,既要防止医院内的交叉感染,又要对社会负责,切忌将未经处理的传染科物品流通到社会上去。如配合卫生员对病房内的污物、污水进行妥善处理。污物如一次性注射器等要集中销毁;病人出院留下的物品要做消毒处理;污水必须消毒、净化后再排放。③保护好易感人群。护士要参与预防服药、预防接种等工作,向社会人群宣传"预防为主"的方针,普及传染病尤其是新传染病的防治知识。

3. 忠于职守,具有献身精神

在传染病护理过程中,护士与传染病病人朝夕相处,除了要观察病情、做常规护理、遵医嘱实施治疗外,还要清洗和消毒具有传染性的排泄物、呕吐物、分泌物。尤其是抢救传染病危重病人,有时需要护士吸痰、掏粪便、口对口呼吸,有时传染性的分泌物会溅洒在护士的脸上、身上。尽管有严格的消毒隔离防护措施,但传染科护士被感染的机会仍比其他科室的医护人员多。在 2003 年抗击"非典"的卫生防疫工作中,传染科护士的感染率是疫区医护人员中最高的,有的护士甚至还因为被感染而失去了生命。

所以,传染科护士最重要的职业道德是忠于职守,具有献身精神。无论是传染性的常见病、严重疫情流行时期的传染病,还是烈性传染病,面对病人都不能推诿退缩,应把挽救病人的生命作为自己神圣而又崇高的职责。尤其是在疫情流行时期,一定要坚守岗位,不仅要有勇于献身的精神,而且要用敢担风险、不怕危险的精神稳定社会的恐慌情绪,为社会人群作表率。

4. 热爱专业,勇于奉献

传染科的工作质量不仅关系到病人的健康,也关系到社会人群的健康。这就要求护理人员端正思想,热爱专业,勇于奉献,不断钻研和学习,以高尚的道德情感和娴熟的护理操作技能去治愈患者的身心创伤,帮助患者树立信心,振作精神,解除对疾病的恐惧心理,积极主动地配合治疗,以利疾病康复。

三、艾滋病病人的护理伦理

(一)艾滋病的概述

艾滋病,即获得性免疫缺陷综合征,是人类免疫缺陷病毒(或称为艾滋病病毒)感染引起的致死性传染病,可通过血液、母婴和性接触三种途径传播。艾滋病病毒进入人体后,主要侵犯人体的免疫系统,使人体的免疫功能破坏,感染者抵抗疾病的能力极度下降,而死于机会性感染或恶性肿瘤。

目前,艾滋病不仅成为全世界一个严重的社会问题,而且也引起全世界医学专家、各国政府以及社会大众的高度和广泛关注。艾滋病病人人数增加极为惊人。自 1981 年美国首例报道艾滋病病例至今,据世界卫生组织及联合国艾滋病规划署报告,至 2001 年底,全世界已有 6 000 万人感染艾滋病病毒,其中 2 200 万人已经死亡;全球每天新增艾滋病病毒感染者 5 万例,有 8 000 人因艾滋病死亡。2005 年,全球新增艾滋病病毒感染者 490 万。仅一年就有 310 万人因艾滋病死亡,其相当于美国西雅图整个城市的人口数。

1985 年 6 月 23 日,我国发现首例艾滋病病人,至 2001 年 9 月底,全国共报告艾滋病病毒感染者 28 133 例,其中包括艾滋病病人 1 208 例,死亡 641 例。从 2005 年 11 月 28 日的全国防治艾滋病电视电话会议上得知,截至 2005 年 9 月底,全国累计报告艾滋病病毒感染者 135 630 例,其中艾滋病病人 31 143 例,累计死亡 7 773 例。2005 年卫生部、联合国艾滋病规划署、世界卫生组织联合评估结果:至 2005 年底,我国现有艾滋病病毒感染者约 65 万人,其中艾滋病病人 7.5 万人。专家认为,尽管我国艾滋病还处于低流行阶段,但由于我国人口基数大,特别是艾滋病流行的危险因素广泛存在,如果不迅速采取有效可行措施,中国将成为世界艾滋病病毒感染人数最多的国家之一。

(二)艾滋病病人护理的伦理规范

1. 思想重视,营造防治艾滋病的良好环境

艾滋病流行是人类医学史上的一场重大挑战,涉及伦理学、医学等各个领域。中国科学院院士曾毅曾警告说:"中国正处于艾滋病泛滥之前的关键时期。"近年来,中国感染艾滋病病毒的人数以每年30%的速度增长,感染者已从高危人群扩展到普通人群,这一情况已经引起各有关方面的高度重视。国家于1996年建立了由国务院领导担任组长、34个部委参加的国务院防治艾滋病协调会议制度。制定了《预防艾滋病宣传教育原则》,形成了以预防为主、宣传教育为辅,标本兼治、综合治理的艾滋病防治策略。国务院办公厅于2001年下发了《中国遏制与防治艾滋病行动计划(2001—2005年)》。以政府为主导、全社会参与、各部门合作的防治工作机制逐步形成。2004年"世界艾滋病日"前后,胡锦涛总书记、温家宝总理、吴仪副总理等国家领导看望了艾滋病病人,并对艾滋病防治工作做了重要指示。温家宝总理还在2005年春节期间,专程赴河南省上蔡县视察艾滋病防治工作,并与因艾滋病致孤人员共度除夕。国家领导人对艾滋病工作的高度重视,以及公开倡导对艾滋病病人的支持与关爱,在国内外产生了十分强烈的反响,对营造防治艾滋病的良好氛围、推动全社会反歧视活动的开展意义重大。各级医务人员更应引起重视,积极创造一个宽容、平等、负责的治疗和护理环境。这是艾滋病病人护理伦理的首要要求。

2. 预防为主,加强教育

艾滋病社会危害大、传染性强,被称为"世界超级瘟疫"。如果任其泛滥,将成为世界性灾难。目前还没有治愈艾滋病的方法,主要是依靠预防以控制其发生和传播。要提高公民自我保护意识,加强艾滋病预防知识的教育。首先,应加强性道德教育,使人人洁身自爱,这是预防经性途径传染的根本措施;其次,应加强血制品的管理,不共用注射器,拒绝毒品。在对艾滋病病人的护理过程中,要耐心宣传教育。让病人掌握有关防治知识,增强战胜疾病的信心,积极主动地配合治疗和护理。

3. 尊重病人的权力,保守病人的隐私

艾滋病迄今尚无特别理想的治疗药物,且传染性强、死亡率高。人们对其恐惧的程度就像以前对麻风病、鼠疫、天花等瘟疫一样。不敢接触,甚至有些医生护士不愿收治艾滋病病人。这种做法是与伦理道德相背离的。艾滋病病人与其他病人一样,享有医疗保健的权力。2004年"世界艾滋病日"期间,温家宝总理亲自到北京地坛医院慰问艾滋病病人。他与病人亲切握手、交谈,并强调:"要保护艾滋病病毒感染者和病人的合法权益,反对社会歧视。"护理人员要认真履行自己的道德职责,义不容辞地做好病人的治疗和护理工作。此外,由于职业的原因,护理人员会了解到病人的隐私,无论从道德还是从法律的角度,都应该严格保守病人的秘密。在既不影响治疗效果,又不影响其他人健康和社会利益的前提下,应该尊重病人的权益,不得向无关人员泄露病人信息;如果为其保密会对社会大多数人健康利益造成损害,就应本着对社会负责的原则,依照《中华人民共和国传染病防治法》和《艾滋病监测管理若干规定》,及时将情况向当地卫生防疫部门报告,必要时告知病人家属,并要求其保密。

4. 尊重科学,防止交叉感染

在护理艾滋病病人的过程中,不要如临大敌,似乎怎么隔离、怎么消毒都不过分,这样会让病人感觉自己像瘟疫一样,心理更加孤独和消沉。护理过程中不疏远、不害怕病人,但也要尊重科学,严守护理技术操作规程和消毒、隔离原则,注意加强自身防护,防止交叉感染。

5. 关心爱护,加强心理护理

艾滋病与不道德性行为有关,病人往往要承受舆论的谴责、家庭甚至社会的歧视。因此病人思想压力大,心理问题多,多数病人有自卑、内疚,甚至有负罪感。所以,诉说病情时闪烁其词,甚至谎话连篇。有的紧张焦虑、悲观失望;有的意志消沉、自暴自弃,甚至产生报复心理,走向犯罪道路。少数被动受害的艾滋病病人痛哭流涕、情绪激动;病人不但要承受疾病的折磨和随时会失去生命的恐惧,还要在绝望中忍受冷漠和歧视。护士应该体谅他们的痛苦,理解他们的心理,本着人道主义精神,同情他们,关心爱护他们。在护理过程中,态度要和蔼热情、语言要妥当文雅,决不允许讥笑、挖苦病人和侮辱病人的人格。要千方百计帮助他们消除不良情绪,提高战胜疾病的勇气和生活的信心。

6. 精心救护,提高艾滋病病人的生命质量

由于艾滋病尚无特异性药物和其他能够治愈的有效方法,所以,要中西医结合,以严谨的态度、满腔的热忱和娴熟的技术给予病人全方位的照护,尽一切可能减轻病人身心的痛苦,提高病人的生存质量,这是非常重要的护理道德要求。

四、母、婴护理伦理

妇女是人类的母亲、是社会的"半边天";儿童是祖国的花朵、世界的未来。因此,做好母、婴护理工作,保障母、婴身心健康,是我国卫生事业的重要任务之一,是广大护理工作者义不容辞的职责。做好母、婴护理工作,降低母、婴病死率,提高优生率,是关系到医疗护理质量、家庭及国家未来的大事。所以母、婴护理工作任重而道远,必须予以高度重视,在母、婴护理过程中,护理人员应自觉遵守道德规范,严格履行工作职责。

母、婴护理伦理是根据母、婴的生理、心理特点,针对危害母、婴健康的因素,做好母婴护理工作应遵循的护理伦理规范。

（一）母、婴护理的特点

1. 风险性

母、婴护理工作涉及两代人的健康,甚至生命。一方面,妊娠、分娩并发症多,如羊水栓塞、妊娠中毒症等,病情来势凶险,变化急骤,处理稍有疏忽,就会引起严重后果;另一方面,胎位不正时,如观察不仔细,未及时发现和处理,分娩时可能发生产伤、难产,甚至死产,即便成活,也会因为产伤而遗留严重的后遗症,对家庭、社会都会造成很大负担。此外,据调查,全国残疾人中有相当大部分致残原因是出生缺陷;每年因妊娠、分娩和不完全流产的并发症而导致死亡的妇女有 50 多万人。所以,母、婴护理工作至关重要。

母、婴护理工作既要面对孕妇、产妇,又要兼顾对胎儿、新生儿的影响。用药不但要考虑对母亲的治疗作用和副作用,还要考虑对胎儿或婴幼儿的利害关系。此外,检查方法的选择、手术的取舍都是母、婴护理伦理的难题。所以,护理人员必须意识到身上肩负的重任,在母、婴护理工作中,要根据临床资料,权衡利弊,综合分析,母、婴兼顾,以确保安全。

2. 重要性

母、婴护理工作是妇产科学的一个重要组成部分,随着人民生活水平的提高和对科学文化知识的普及,人们对母、婴护理的要求越来越高。另外,母、婴护理工作的优劣,关系到母、婴的健康状况,也关系到医院的声誉以及家庭幸福和民族兴旺。做好母、婴护理工作,尤其是围生期的保健工作,能减少产科并发症和后遗症,有效地提高母、婴身心健康水平,降低母、婴的死亡率。

母、婴病人人流量大,住院时间短,床位周转快。加上孕妇待产时的紧张、生产后的疲劳,致使自理能力差,护理要求高。另外,婴幼儿无自理、自诉能力,且不稳定因素多,病情发展变化快,增加了护理的工作量和难度。特别是母、婴抵抗力低,易感因素多,患病概率高,这都体现了母、婴护理工作的重要性。

3. 政策性

我国人口众多,文化教育相对落后,文盲中以女性居多。另外,有些地方妇幼保健和计划生育队伍素质低,组织不健全,在实际操作过程中步履艰难。但是,随着妇幼保健事业的发展,《中华人民共和国母婴保健法》和《妇女权益保障法》的颁发实施,母、婴护理工作已进入法制管理阶段。所以,护理人员要正确理解、严格执行法律法规,更好地保护母、婴的身心健康和合法权益,

(二)母、婴护理的伦理规范

根据母、婴护理的特点,对母、婴护理工作提出以下伦理要求。

1. 尊重母、婴的人格和权益,培养严谨的工作态度

在母、婴护理工作中,要尊重病人的人格和权益,保护病人隐私。首先,医务人员应态度严谨、仪表端庄、行为规范,这是尊重病人的具体体现,也是取得病人信任的首要条件。做妇科检查时要态度严肃、行为庄重、操作轻柔,避免多次重复检查。其次,在体格检查时,尽量缩小暴露范围,以维护患者自尊。产房和检查室要与外界隔离,严禁无关人员进入。不得在无遮掩或人多的地方进行检查,在护理工作中,如果涉及病人隐私的,只要无碍于诊疗,不应过多询问。凡病人吐露的隐情、私事,必须注意保密,不得随意向他人泄露,更不得作为医务人员闲谈的笑料,否则就是不道德的行为。

2. 关爱理解病人

陌生的医护人员、生疏的医院环境和疾病引起的痛苦等,都会导致住院的母亲或婴幼儿产生恐惧和紧张心理,护理人员要像对待自己亲人一样,亲近他们,关心他们。让他们看到亲切的面容,听到亲切和蔼的语言,感受到家庭般的温暖。

在围生期,多数孕妇思想负担重、心理问题多。待产时,有的因情绪紧张又叫又喊;有的因心事重重而缄口无言,甚至对一些隐情难以启齿、有意隐瞒,这时护理人员应理解、同情她们,主动关心和帮助她们。在接生过程中,语言亲切、态度和蔼、耐心待产,尽量消除产妇顾虑,使之顺利分娩,不得因涉及隐私而对其嘲笑,更不得因病人疼痛叫喊而厌烦。

3. 严密细致,冷静果断地处理病人

母、婴病人往往病情潜隐,变化迅速。如正常胎心音突然改变,可能发生胎儿窘

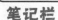

迫;先兆子痫可突发抽搐;妊娠合并心脏病可突发心力衰竭;分娩时产妇突发羊水栓塞等。因此,要求母、婴护理工作者要密切观察病情,包括羊水、胎心、出血、宫缩、血压等情况,即使产后也不能放松,本着对母、婴负责和对社会负责的态度,一旦发生紧急情况,要果断、冷静地抢救,切不可因怕担风险而犹豫、拖延,以致造成不可挽回的严重后果。

4.精益求精,提高业务水平

母、婴致病因素多,抗病能力弱,特别是围生期,危险系数大,死亡概率高。医务人员不仅要处理现存问题,还要对潜在问题有预见性,这样才能防患于未然。如待产时,要严格掌握助产、剖腹产的适应证,全面评估产程情况,做到判断准确、措施及时、操作一次成功。因此,母、婴护理工作者要勤学苦练,对技术精益求精,努力提高业务水平。

5.认真负责,培养高度的责任感

母、婴护理工作涉及两代人的生命安危,责任重大。任何拖延、疏忽和处理不当,都会给母、婴,他们的家庭以及社会带来不良影响甚至无法弥补的伤痛。因此,护理人员要有高度的责任感,以母、婴健康为第一原则。如产程观察要严密,记录要及时;婴儿出生后要及时做好标志;用药前必须反复核对,并协助、监督吞服。此外,要认真负责,一丝不苟地遵守操作规程,严防差错、事故的发生。任何麻痹大意、粗枝大叶和侥幸心理都是不符合母、婴护理道德规范的。

6.热爱本职,树立无私奉献的精神

母、婴护理工作不仅关系到母、婴的健康,而且关系到人口的质量。加之母、婴护理工作中急诊病人多,抢救概率高,有时甚至需要口对口人工呼吸或口对口吸痰。这就要求母、婴护理工作者热爱本职工作,任劳任怨、不怕累、不怕脏、高标准、严要求,真正树立全心全意为母、婴服务的献身精神。

五、老年患者的护理伦理

随着老年人口数量的增加,伴随而来的老年性退行性疾病、慢性病也相应增加。因此,老年人的健康问题应引起社会的普遍关注,老年患者应得到社会热情关怀,医护人员应给予老年患者最佳的医疗保健服务,以便使他们健康长寿和安度晚年。

(一)老年患者的护理特点

1.护理难度大

人口老龄化是社会发展的趋势,由于老年人体内各脏器的储备功能减退,对内、外环境改变的适应和反应能力及对感染的防御能力减退,往往发病率高,症状和体征常不典型,病程长、重、慢,并发症多,且伴有多病性及多脏器病变。这些特点均易造成误诊、漏诊或延误诊治。加之老年病人器官功能衰退,自理能力弱,心理偏激、固执、不易合作等,致使老年病人的护理难度加大。因此,护理人员一定要掌握老年病人的生理、心理特点,掌握老年病的发病、护理规律,善于观察疾病变化,从不明显、不典型的症状和体征中做出正确的判断并给予及时实施有效的护理,才能保证护理质量。从某种意义上说,老年病人的护理比治疗任务更繁重、更重要。因此,护理人员要更好地履行工作职责,保证老年病人得到最佳的护理。

2.工作任务重

老年人由于器官、组织、细胞生理性的自然衰老,生理功能和心理功能逐渐减退,躯体的适应力和免疫抵抗力日趋降低,发病率高,并发症多,恢复缓慢,易留下各种后遗症。老年人患高血压、冠心病、糖尿病等慢性疾病的情况较多,患脑出血、肺心病、心肌梗死、脑动脉血栓、恶性肿瘤等危重疾病也较常见。因此,病人要求多、探问多、顾虑多,加之某些感官失灵、行走不便、生活自理能力差,这就使得老年病人的护理范围大,护理病种多,护理工作任务重。

3. 心理护理要求高

老年人的心理健康问题,近年来已成为医疗、护理界共同关注的焦点。老年人来院就诊或住院治疗时,常常表现出精神过度紧张、顾虑、忧郁、焦急、惊恐不安等心理特征,加之五官失灵、行动不便,心理上常常处于痛苦不堪的状态,在临床治疗护理过程中往往向护理人员探问自己的病因、病情、治疗、用药和安全性。有的老年病人还对医护人员治疗的正确性持怀疑态度,不信任,甚至发脾气,粗暴地向医护人员提出质疑。老年人的以上表现对心理护理提出了更高的要求,要求护理人员必须掌握老年病人的心理变化特点,加强老年病人的心理护理,帮助老年人保持心理健康。

(二)老年患者的护理伦理规范

1. 尊重老人,维护权益

老年人阅历深,知识和经验丰富,工作上有成就,在家庭、社会中有地位,因而自尊心较强。患病后,病人离开了工作多年的单位,离开了和亲人团聚的温暖家庭,住进了陌生的医院,由一个有支配力的人突然转变为处处受医院、病房规章制度约束及医护人员指挥的人,此时病人的心情往往受到压抑,加之孤独、焦虑、忧郁和痛苦等,使得病人对医护人员有一定的警惕性,尤其对接触频繁的护理人员的态度、表情观察得十分细致,也很敏感。因此,护理人员要尊重和理解老年病人,对他们提出的护理要求和建议,要耐心倾听、认真对待,能做到的尽力予以满足,限于条件不能做到的要予以诚恳的解释,使他们产生安全感、舒适感和信任感,以消除各种不利的心理因素。绝不要冷淡他们,更不能奚落和讽刺他们。

2. 理解老人,热心帮助

老年人年迈体弱,力不从心,缺乏自理能力,对诊断、治疗的疑虑较多,对预后更加担心。因此,护理人员要热情关心、积极帮助老年患者,细心做好生活护理。协助他们进食营养丰富易消化的食品,详细交代服药方法,帮助料理日常生活,帮助老年患者做一些他们喜欢做的事情,使他们感受到家庭般的温暖。同时,护理人员要加强全面心理护理,使老年病人增强战胜疾病的信心,不能因怕麻烦而使他们得不到高质量的护理,更不能嫌弃责怒,而应给以无微不至的关心,予以全力无私的帮助,以使他们尽快地康复。

3. 工作耐心,观察仔细

老年人身心衰老,反应迟钝,谈话啰唆、重复,口齿不清或语无伦次。有些老年患者自控能力差,情绪易受客观因素影响,心境好时谈古论今,心境差时沉默不语。还有些老年患者性情固执,情绪烦躁、激动,遇到一点不如意的事就被激怒,不能很好地配合治疗和护理。护理人员应多关心、体贴老年患者,经常主动地与他们进行沟通,做好安慰工作。学会耐心倾听,帮助老年患者保持心胸开阔和乐观向上的良好心理状态和培养自我调节的能力,促进病人早日康复。

4. 做好沟通,积极护理

老年人一般都有不同程度的健忘、耳聋和眼花,护士要勤快、细心、耐心、周到,不怕麻烦,做好沟通,积极护理。护理人员可根据老年人的特点,在生活护理和医院设施等方面做些改进,如在走廊上加扶手;房门不设门槛,或用斜坡代替门槛,以方便轮椅进出;配备标记鲜明的呼叫装置、便携式坐便器、活动餐桌等。老年人由于组织器官衰老,功能退化,感觉迟钝,常会掩盖病情,一旦发病,病情可迅速恶化,甚至死亡。护士必须仔细观察病人病情,不放过任何疑点和微小的变化。尤其在夜间更应高度重视,并积极采取治疗护理措施,防止差错事故的发生。老年患者因用药数量多、种类多,易发生药物不良反应,应严密观察用药后的副作用或过敏反应。

六、肿瘤患者的护理伦理

肿瘤是人体内不受正常生理机制调节反而破坏正常的组织和器官的一种新生物,依据肿瘤对人体的影响,可将其分为良性肿瘤和恶性肿瘤两种。其中恶性肿瘤又称癌症,是威胁人类身体健康和生命安全的主要疾病之一,不但病因尚不清楚,早期诊断也存在着较大困难,其治疗更是当前医学界尚未解决的难题。

(一)肿瘤患者护理的特点

做好肿瘤患者的护理不是一件容易的事情,肿瘤疾病的特殊性以及肿瘤患者的身心特点,决定了肿瘤护理工作表现为以下特点。

1. 生活护理是基础

许多肿瘤早期并无症状或者症状较轻,患者不能主动就诊,大多患者就诊时已到中晚期。他们经过手术、放疗、化疗等手段的诊治,机体抵抗力较低,如果居住的房间和平时生活用品遭到污染,他们就极有可能会感染,所以房间与生活用品的定期消毒是十分重要的,千万不可忽视。肿瘤患者因为放疗、化疗的影响会出现消化吸收障碍,如食欲减退、恶心、呕吐等导致的营养失调,护理人员应做好患者的饮食护理,提供全面的营养支持。由于肿瘤存在着很多潜在的并发症,比如感染、出血、皮肤黏膜损失、静脉炎等,护理人员还要做好口腔、皮肤、排泄、头发、肢体功能等生活护理。对于长期卧床的患者,护理人员还要注意预防压疮的发生。总之,护理人员要不怕脏不怕累,为患者提供优质的生活护理,以提高患者的生存质量。

2. 心理护理是重点

肿瘤往往给患者及家人带来巨大的精神压力和心理压力,肿瘤的诊断会导致患者产生严重的应激反应,引发各种心理和躯体问题。调查表明,肿瘤患者中约有66%患抑郁症,10%患神经衰弱症,8%患强迫性神经症。80%的肿瘤患者不是死于治疗期,而是死于康复期。而这些不良的心理因素,如恐惧、疑虑、忧郁、绝望等又会降低机体的免疫力,导致肿瘤细胞的活跃,引起肿瘤的复发和转移。所以,护理人员在给患者提供优质的生活护理的同时,还要重点做好患者的心理护理。在各项治疗和护理前,如果患者心里存有疑虑,护理人员就要认真做好解释工作,提供专业的肿瘤知识,随时加强护患沟通,建立良好的护患关系。并且要密切观察患者的心理反应,给予患者相应的心理支持和疏导。

3.缓解疼痛是关键

疼痛是肿瘤患者,尤其是晚期肿瘤患者常见的症状之一。恶性肿瘤患者常因肿瘤浸润神经及压迫邻近器官、手术或其他有创性诊断、化疗毒性和放射治疗、炎症感染及活动受限造成的肌肉酸楚引起疼痛。疼痛不但使患者的活动减少、食欲减退、睡眠不佳,而且也会使患者产生焦虑、抑郁的情感,甚至丧失对生存的希望。因此,缓解肿瘤患者的疼痛,已受到世界卫生组织的重视,并设计出三级阶梯疗法进行止痛。护理人员应为患者创造一个良好舒适、安静清洁、光线充足、空气新鲜的治疗环境,来协助药物的作用,提高治疗效果。同时,还需要加强心理护理,以关心、热情的态度来倾听患者对疼痛的主诉,从而制订出相应的护理计划和措施,以减轻或有效缓解疼痛。

4.病情观察要全面

恶性肿瘤是公认的、发病率较高的全身心疾病,目前尚无特效治疗方法,其治疗仍然是医学界尚未解决的难题。所以恶性肿瘤的诊断对当事人来说不亚于晴天霹雳,为严重的应激事件,会引发患者各种心理和躯体问题;恶性肿瘤的治疗也会给患者带来轻重不同的痛苦和功能障碍,影响患者的生活质量。所以,护理人员要全面仔细地观察患者在各个阶段的病情变化,在诊断初期,仔细揣摩患者有无恐惧、否认、愤怒、抑郁的心理变化,并为患者提供心理调适的办法;在手术治疗期,要为患者解释手术前后的心理疑虑,并仔细观察手术切口是否感染,对术后因功能障碍或治疗无望而出现悲观失望、情绪低落的患者做好心理护理,帮助他们树立战胜病魔和伤残的信心。对放疗、化疗患者要注意患者的毒副反应,并在饮食方面,给予高蛋白、高热量的食物;在康复期,多了解癌症患者的心理困扰并积极应对,帮助他们摒弃消极心理。总之,护理人员要全面观察病情,全程为患者提供肿瘤病理知识和情感支持,最大限度地降低患者的痛苦。

5.积极预防并发症

恶性肿瘤,不论是疾病本身还是疾病的手术治疗、放疗和化疗,都会导致患者机体免疫力低下,易发生各种感染和心、肝、肾、肺等重要器官的衰竭,出现感染、出血、血栓形成、穿孔和梗阻等并发症。护理人员要严格按照要求进行无菌操作,并保持环境的整洁,有效杜绝感染的易患因素,积极预防口腔、皮肤、呼吸道、泌尿道、手术切口等感染,一旦发生这些情况,要及时采取有效护理治疗应对措施。

(二)肿瘤患者护理的伦理规范

1.重视语言沟通的技巧,予以患者精神激励

由于肿瘤对人体危害极大,患者长期受疾病的折磨,心理比较脆弱,而语言是沟通的直接有效方式,恰到好处的语言能给予患者情感支持和鼓励。护士要与肿瘤患者进行正确的语言沟通,多讲一些患者喜欢听的、有利于患者病情恢复的语言。比如,肯定患者身体状况和精神状态,多鼓励和安慰患者;多介绍一些先进的医学技术和医学发展信息,给予患者一些切合实际的指导;也可以介绍一些抗癌明星治疗效果好的例子,发挥榜样的作用,激励患者不放弃生命的希望,激发患者战胜病魔的信心。

2.减轻患者疼痛,提高患者生存质量

对于许多肿瘤患者来说,死亡并不可怕,可怕的是无法忍受的疼痛的折磨。因此护理人员应高度重视肿瘤患者的疼痛问题,解除或减轻疼痛已成为护理工作的首要任务。除了依靠药物减轻患者的疼痛外,护士可以通过聊天,回忆患者以前在家庭和事

业上的成绩等方法来转移患者的注意力,也可以通过放一些轻柔的音乐、按摩等来缓解躯体的疼痛。此外,要多鼓励患者参加一些娱乐活动,如看电视、看杂志、听音乐、跳交谊舞等,以减轻疼痛和消除紧张情绪,提高患者的生存质量。对于恶性肿瘤晚期的患者应及早用药物来控制疼痛,不必过多考虑各种止痛药物的禁忌。

3. 做好基础护理,积极预防并发症

高质量的基础护理可以提高患者的舒适度,能够及时全面观察患者病情变化,有效预防肿瘤的各种并发症。护理人员要努力做好肿瘤患者的各项生活护理,及时收集患者病情的变化信息,严格执行无菌技术操作原则。给患者安排高营养且易消化的食物,避免粗糙、干硬、辛辣食物,同时,要加强病房监管力度,保持室内光线柔和,周围环境安静,避免患者因周围环境刺激而产生焦虑心理,加重疼痛。对病房空气、物品严格消毒,为患者创造良好的治疗环境,有效预防各种并发症的发生。

4. 加强心理护理,给予心理支持

大多数患者被确诊为恶性肿瘤后,或多或少都会有心理问题,而不良的心理反应又会导致病情恶化,疗效不佳。身心的交互影响就成为一种恶性循环。阻止这种恶性循环的有效方法就是解决患者的心理问题。一方面,护士要承认肿瘤的严重危害性;另一方面,要给患者树立肿瘤能够康复的信心。有关资料证明,具有下列心理行为特点的肿瘤患者,平均生存期明显延长:①始终持有治愈或康复的希望和信心;②能及时表达和发泄生活事件所造成的负性情绪;③能经常组织或积极参与有意义和有快乐感的活动;④社会支持来源广泛,与周围保持密切的关系。因此,及时有效的心理护理,可以使患者得到巨大的心理支持,减轻躯体上的痛苦,提高生存质量。

5. 尊重患者权利,注意适当保密

当恶性肿瘤的诊断准确无误下达时,医护人员和家属就面临着是否告诉及如何告诉患者的困扰。病情告知不只是简单地告诉或不告诉的问题,而是涉及伦理原则和工作方式方法的问题,如果方式不当,会引起患者的严重应激反应而承受不了。从医学伦理学的观点来看,知道疾病的真相和对治疗方案进行选择是患者及其家属应有的权利,医护人员必须尊重患者的这一项权利。世界卫生组织也主张在恰当的时间给肿瘤患者提供病情的诊断和治疗的真实信息。在我国临床实践中,有关肿瘤患者的告知问题一直沿用的是以家庭为中心的决策制定机制。护理人员要根据患者的实际情况来决定病情的告知,对于有较高文化修养、疾病认识清楚、心理素质较好的患者在取得家属同意后方可如实告知,并准确提供有关疾病的治疗信息,协助患者自主选择治疗方案,这样有利于患者及时进入角色,配合各种治疗,同时对治疗的各种副作用有心理准备,并能积极预防并发症,争取最佳的治疗效果。而对于那些恐惧心理严重、对疾病认识不清、心理素质较差的患者,家属为了保护患者而要求保密的,医护人员不得向患者或其他人士泄露病情,避免增加患者的心理负担,造成不良后果。因此,医护人员应尊重患者及家属对疾病告知的意愿,任何决定都是为了力求得到比较满意的治疗效果。

6. 协助患者自主地选择治疗方案

由于经济状况、文化修养、思维习惯、疾病程度、家庭情况等原因,面对肿瘤时不同的人会做出不同的选择。有的选择中医治疗,有的选择手术治疗或放疗、化疗,还有的患者选择放弃治疗。在患者完全知情的情况下,让患者自主地选择治疗方案,既是尊重患者的权利,又是最大限度地满足了患者的需要。医护人员应充分了解患者的身体

笔记栏

和心理特点,为患者提供准确的信息,使患者的选择最大限度地符合其自身的利益,最终做出对患者最佳的决定。

思考题

一、选择题

1.门诊护理的特点是(　　)

  A.组织管理任务重　　　　B.服务的针对性强

  C.服务协作性强　　　　　D.预防交叉感染难度大

  E.护患矛盾多

2.普通手术护理的特点是(　　)

  A.严谨性　　　　　　　　B.合作性

  C.政策性　　　　　　　　D.科学性

  E.人道性

3.精神科护理的伦理规范包括(　　)

  A.恪守慎独,保守秘密

  B.尊重人格,理解病人

  C.举止端庄,正确对待异性病人

  D.正直无私的道德境界

  E.保证安全,工作严谨

4.传染病护理人员最主要的是具有(　　)精神

  A.进取精神　　　　　　　B.科学精神

  C.负责精神　　　　　　　D.献身精神

5.老年患者的护理伦理规范包括(　　)

  A.尊重老人,维护权益　　B.理解老人,热心帮助

  C.工作耐心,观察仔细　　D.做好沟通,积极护理

  E.做好基础护理,积极预防并发症

6.被称为"世界超级瘟疫"的是(　　)

  A.艾滋病　　　　　　　　B.肿瘤

  C.肺结核　　　　　　　　D.精神病

  E.乙肝

二、简答题

1.急诊与门诊相比较,护理工作有哪些不同的特点?

2.普通手术进行中的护理伦理要求有哪些?

3.为什么说整形外科手术病人的心理护理任务又重又难?

4.为什么临床的传染科护士要遵守"预防为主,对全社会负责"的伦理要求?

5.为什么精神科护士要恪守慎独?

6.母、婴护理的伦理规范包括哪些内容?

7.肿瘤患者护理伦理规范的要求有哪些?

三、问题分析与能力提升

病人王先生,28岁。曾因为精神分裂症住院治疗,出院后不久,病人因服大量的安眠药一天一夜未醒而被父母送到急诊室。在护理该病人时你认为应注意哪些护理道德?

笔记栏

拓展阅读

凡大医治病,必当安神定志,无欲无求,先发大慈恻隐之心,誓愿普救含灵之苦。若有疾厄来求救者,不得问其贵贱贫富,长幼妍媸,怨亲善友,华夷愚智,普同一等,皆如至亲之想。

——孙思邈《大医精诚》

把精神错乱的人作为一个人来尊重是我们最高的道德责任和医疗义务。

——《夏威夷宣言》

内外科病人的病史是用笔墨写的,而精神病人的病史是用血泪写的。

——粟宗华

吉尼斯世界纪录大全记录了接受手术889次的世界纪录。纪录创造者是美国南达科他州电气技师詹逊。30多年前,他开始患皮肤癌,并相继扩展到骨骼和内脏。他也因此一次一次地接受手术,脸部、颈部、手臂、背部、脑部和胆囊都留下了手术刀的痕迹。他是世界有名的明尼苏达州梅奥(Mayo)诊所的长期患者,医生准备在他去世后研究他的遗体,但这一想法迄今未实现,因为他还活着,还在继续创造世界纪录。

热爱生活、眷恋生命、积极的心理状态可使人战胜癌症,这就是"心理"疗法。30多年来,詹逊坦然面对疾病,从不让死亡的阴影笼罩自己,这种积极的心理状态显然是他战胜癌症的一个因素。

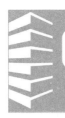

第五章
公共卫生与康复护理伦理

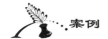

◆ 掌握 突发公共卫生事件应急护理的特点;社区保健护理的伦理规范。
◆ 熟悉 突发公共卫生事件的含义;健康教育护理的伦理规范。
◆ 了解 家庭病床护理的伦理规范;突发公共卫生事件应急护理的伦理规范。

案例

案例一:1988 年 1 月 19 日,上海市突然发生不明原因的发热、呕吐、厌食、乏力和黄疸等症状的病例,数日内成倍增长,截止到当年的 3 月 18 日,共发生 29 230 例。

案例二:2002 年 9 月 14 日,汤山镇几百名群众因为食物中毒被送进医院,中毒者都吃了一家名为"和盛豆业连锁店"的餐饮店的早点。此案共有 395 人中毒,42 人死亡。

第一节 突发公共卫生事件应急护理伦理

近几年来,公共卫生突发事件时有发生,对人们的身体健康造成严重危害,同时严重影响着社会治安。如非典型肺炎、甲型 H_1N_1 流感、人感染高致病性禽流感等都属于突发公共卫生事件。为了保障人们的身体健康与生命安全,维持正常的社会秩序,我国于 2003 年 5 月 9 日颁布的《突发公共卫生事件应急条例》把有效预防、控制和消除突发公共卫生事件危害的处理工作全面纳入法制化轨道。

一、突发公共卫生事件及护理人员的责任

(一)突发公共卫生事件的含义

突发公共卫生事件是指突然发生,可造成或者可能造成严重损害社会公众健康的重大传染病疫情、群体性不明原因的疾病、重大食物中毒和职业中毒,以及其他严重影响公众健康的事件。在处理突发公共卫生事件中,工作的重点是受害人员的医疗救护、现场控制等一系列措施。按照完善的程序规范、迅速、有效地处理公共卫生突发事件,最大限度地减少危害、消除影响,对于保护社会公众健康和安全起着重要的作用。

突发公共卫生事件以事件的成因和性质可以分为以下几类。

(1)重大传染病疫情　如上海的甲肝流行。

(2)群体性不明原因疾病　如传染性非典型肺炎发生之初。

(3)重大食物中毒和职业中毒　如汤山镇的投毒、白沟的苯中毒。

(4)新发传染性疾病　如甲型流感。

(5)群体性预防接种反应和群体性药物反应　如安徽泗县疫苗接种事件、奥美定事件。

(6)重大环境污染事故,核事故和放射事故,生物、化学、核辐射恐怖事件。

(7)自然灾害导致的人员伤亡和疾病流行。

(8)其他影响公众健康的事件。

(二)突发公共卫生事件中护理人员应具备的能力

突发公共卫生事件影响面广,波及的范围大,牵涉的人群多,造成的危险性大;发生急骤,具备突击性和随机性,协作统筹性强,承担的任务重。这就要求护理人员具备应急处理能力、沟通组织协调能力、职业防护能力、心理护理技能等能力。

二、突发公共卫生卫生事件应急护理的伦理规范

1. 恪守职责,发扬人道主义精神,敬业奉献,勇于献身

在突发公共卫生事件发生时,即使在自己的安全受到威胁,个人身体遭受磨难的情况下,护士也不能忘记自己肩负的神圣使命,救死扶伤,以病员和广大群众的安危为重要责任。只要有伤情、疫情出现,就必须将生死置之度外,奋不顾身地紧急救护。在任何情况下,都不能退缩,要勇于承担风险,肩负责任,富有自我牺牲的献身精神。

2. 树立崇高的责任感和科学态度

处理公共卫生突发事件是一项复杂的社会工程,需要各个部门的相互支持、相互协调和共同处理。各级护士要有高度的责任心和科学的态度,在救治的整个过程中,最大可能将病人发生的情况在最初阶段予以处理和科学预测,不能有丝毫松懈。应对突发公共卫生事件要充分发挥科学技术的作用,加强对疾病检测、防治、疫苗和病原体的研究,以科学的态度对待疫情、确定病源和采取有效的预防措施。护士要对广大群众进行疾病防治的科学知识的宣传,使广大群众能够以科学的态度对待疾病,提高自我保护的能力。

3. 贯彻法制原则

在处理突发公共卫生事件中,要有法制意识,严格执行国务院《突发公共卫生事

件应急条例》的有关规定。

第二节　预防接种和健康教育护理伦理

预防接种是提高儿童免疫力、抵抗疾病的有力措施。健康教育是有计划、有组织、有系统和有评价的进行健康知识的宣传和教育活动。在预防接种和健康教育中,护士必须要遵守相应的伦理规范。

一、预防接种及其护理伦理

(一)预防接种的概念和特点

预防接种是预防传染病的直接有效的方法,是用人工的方法将生物制剂接种到人体,使人体产生对抗细菌或病毒的抵抗力,从而达到预防某种传染病的目的。计划免疫是指按年龄有计划地进行各种预防接种工作,儿童计划免疫也是保护儿童健康,增强儿童抵抗力的一项重要措施。

预防接种具有以下特点。

1. 主动性

预防接种要求医护人员为了群众的健康,要主动送医上门。护士要善于宣传,及时说明预防接种的意义以及接种后可能出现的情况,争取群众的合作。面对群众不理解、不配合的时候,护士要心胸开阔,气量要大,能受委屈。

2. 全民性

预防接种是以全体人群为服务对象,包括病人、残疾人、健康人。

3. 自觉性

预防接种的许多工作要靠护士自己去把握,如何能在无人监督的情况下,坚持较高的职业道德标准,面对千差万别的服务对象做到一视同仁,在紧张烦琐的工作中保持冷静和耐心,这些都有赖于自觉的道德选择、高尚的道德情操和很强的道德实践能力。

4. 迟缓性

预防接种属于防患于未然的工作,其效果常常是以隐晦、缓慢的形式表现出来,不易被人们认识,人们不易看到预防接种中医务人员的成绩。

(二)预防接种护理的伦理规范

1. 满腔热忱,极端负责

预防保健道德的核心是实行社会主义的人道主义,对全社会人群的身心健康负责。正确的预防接种是根治传染病的重要措施之一。护士必须要有较强的道德责任感,在接种工作中做到不漏不错,同时做好预防接种的普及宣传工作。

2. 尊重科学,实事求是

做预防接种工作的护士必须要有实事求是的作风。一方面,要根据人口谱、疾病谱以及历年的预防接种经验,主动配合卫生医生精细地制订和推行预防接种工作。另一方面,要根据传染病学特点正确地确定接种对象,认真检查接种对象的身体,严格掌握各种禁忌证,并对接种反应要能够正确地对待和迅速处理。

3.团结一致、通力合作

预防接种工作需要医务人员、有关的社保人员等各方面的参与,积极配合,团结协作,才能取得良好的效果。预防接种工作的护士应一切从大局出发,具有任劳任怨、不图名利、兢兢业业、献身事业的高尚品质,不仅要对社会负责,也要对接种对象的个人负责。

二、健康教育及其护理伦理

(一)健康教育的概念和特点

健康教育是指有目的、有计划、有组织地向人群传播卫生保健知识和技术,帮助个人和群体改变卫生观念,自愿采纳有利于保健的活动,以增强自我保健能力和提高人们的健康水平的教育活动。其目的是为了教育人们树立健康意识,养成良好的健康行为和生活方式,保护和促进个人和群体健康。健康教育的特点主要有以下几个方面。①护理健康教育是社区护理中最基本、最重要的组成部分之一。②护理健康教育不仅仅是一种宣传手段,而且也是一种护理和治疗手段。③护理健康教育是护理和教育的有机结合。

(二)健康教育伦理规范

①坚持人人健康、人人参与的原则,自觉履行健康责任。②坚持科学的态度,完善知识结构,开展健康指导。③坚持以人为本的理念,尊重服务对象,树立服务思想。④坚持以基层和农村为重点,服务基层,服务农村。

总之,健康教育是护理工作的一个重要组成部分,应该纳入护理管理体系,与护理工作融为一体进行有效的管理。护士应该及时了解病人的心理、生理状况,选择适当的健康教育时间,选择适合病人的健康教育内容,因材施教采用适合病人的健康教育方法,使每一个公民都能自觉地养成有利于健康的行为,从而达到最佳健康状态。

第三节　社区保健和家庭病床护理伦理

社区护理是一种新的护理服务,它是在护理学和公共卫生学的综合理论指导下形成的,用以促进和维护人群健康。它的主要职责是把人群作为一个整体,使用健康促进、健康维护、健康教育、管理协调和连续性照顾等手段,直接对社区内个体、家庭和群体进行护理,使全民达到健康。随着老龄人口的增多、慢性病成为人类疾病谱的首位以及妇女、儿童的特殊健康需求的增加,越来越多的护士作为社区保健的主要力量,使护理工作延伸到社区和家庭保健的范围。

一、社区保健及其护理伦理规范

(一)社区保健的概念和特点

社区保健是为了预防疾病,恢复、维护和增进健康,或最大限度地减少疾病和伤残

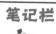

人群健康影响而在社区实施的综合卫生保健服务。

社区保健是一项综合性的卫生保健,集卫生、预防、医疗及康复于一体,以需求为导向,以社区为基础,以居民为对象,以家庭为单位,以妇女、儿童、老人、残疾人为重点,开展预防、保健、医疗、康复、健康教育、计划生育技术指导"六位一体"的基本卫生服务。

社区保健具备以下几个特点。

1.群众性

社区保健是维护居民健康的第一道防线,它是以居民群众为服务对象,居民充分参与、支持与合作,因而具有广泛的群众性。

2.预防性

社区保健通过开展健康教育、预防接种、计划免疫、妇幼保健、爱国卫生和环境改善等工作,提高群众的健康意识,贯彻预防为主的方针,改变居民的不良生活习惯,降低发病率,增强社区群体的健康水平。

3.全程性

人由出生到死亡的全过程都需要保健护理,社区保健服务可以对社区居民提供终身保健服务。

4.经济性

门诊病人和住院的慢性病患者可以在社区得到医治和护理,可以有效地实现病人的合理分流转诊,可以为病人节约大量的医疗费用,而且就医方便、经济。

(二)社区保健的内容

第一,持久、深入地开展爱国卫生运动,改善城乡卫生条件。

第二,搞好传染病的计划免疫工作,落实防治措施,开展疾病监测,控制、消灭影响居民健康的传染病的蔓延,降低发病率。

第三,开展妇幼保健工作,做好妊娠期、围生期保健,普及新法接生,定期普查和治疗妇女和婴幼儿疾病,降低婴幼儿和孕、产妇死亡率。

第四,加强对环境、劳动、食品、学校、放射等卫生的检测管理,清除环境、生物、遗传、精神心理、生活方式和行为等因素对人体健康的不良影响,促进居民的身心健康。

第五,加强健康教育工作和家庭健康管理,普及家庭保健、自我保健以及疾病防治的科普知识和方法。

第六,搞好常见病、创伤的医疗和基本药物的供应。

(三)社区保健护理的伦理规范

社区护理伦理规范是指护士在社区护理活动中,正确地处理个人与他人、个人与社会之间利益关系的护理道德活动、关系与意识的总和。社区护士在社区卫生服务中应遵循以下护理伦理规范。

1.文明礼貌,一视同仁

在社区开展的各项保健工作,要面对不同文化、道德水平以及对保健工作的认识差异很大的居民,从事此项工作的护士要尊重服务对象的人格,不论服务对象的举止、态度怎样,都要做到一视同仁,文明礼貌,积极主动地服务。

2.任劳任怨,赤诚奉献

社区保健的工作效果没有临床医疗那样能在短期内就能明显地表现出来,它以预防工作为主,要得到肯定的道德评价需要较长的时间。因此,社区保健工作的护士要脚踏实地、默默无闻、不求名利、任劳任怨地工作,甘作无名英雄,赤诚奉献,保证社区居民的身心健康。

3. 服务社会,勤学苦练

社区保健护士面对的有健康人、病人,而且社区人群的健康需求各异,病人的病情病种不同,护士必须掌握全科性的保健知识,才能为社区居民提供全方位、多层次的优质健康服务。护士要能胜任社区保健工作,就必须要勤学苦练,掌握过硬的本领。

4. 恪守规章,强调慎独

社区护理的每项工作都有着严格、具体的操作规范。社区保健护士在各项具体的操作中,要严格遵守各项规章制度和操作规程,细心谨慎地开展工作,杜绝事故发生。社区护理工作的管理层次少,监督作用薄弱,许多工作要靠个人把握。因此,社区护士要有较高的职业道德标准,坚持高尚的道德追求,在工作中要一丝不苟、做到慎独;对待服务对象要一视同仁;在紧张的工作中保持耐心冷静。社区护士在履行自己的职业义务时还要有职业防护的意识和能力,采取适当的措施,减少职业伤害,以严谨的态度爱护自己的健康。

二、家庭病床护理伦理

(一)家庭病床的定义和家庭病床护理的特点

家庭病床是以家庭作为护理场所,医疗单位为适宜在家庭环境下进行医疗或康复的病人,就地建立的病床,其把医生、护士、患者、家庭联系在一起,融合预防、保健、医疗、康复四位一体。家庭病床主要收治的对象:到医院就诊困难的老弱病残患者;经医院治疗后病情稳定仍需要继续治疗、康复的患者;需要住院治疗,因各种原因不能住院又符合家庭病床收治的病人;其他适合在家庭治疗的病人等。家庭病床以家庭为护理单位,让患者在自己熟悉的环境中接受治疗和护理,有利于促进疾病的康复,同时可以减轻患者家庭的经济负担。

家庭病床的护理特点有以下几点。

1. 护理内容全面

家庭病床护理的护理内容与医院病床护理相比,护理内容更加丰富,任务更加繁重。护理除了做好必要的辅助治疗以外,还要深入了解病人,与病人及家属谈心,做好心理防护;协助病人改善家庭环境,合理安排病人的生活;向病人家属做护理示教,宣传卫生预防保健知识,提高家庭保健和自我护理的能力,促进病人康复。

2. 护患关系密切

建立家庭病床,医护人员上门服务,体现了医护人员全心全意为病人服务的优良作风,为形成良好的护患关系奠定了基础。家庭病床以家庭作为治疗护理的场所,使病人和家属对医护人员倍感亲切,有利于发扬医护人员的主动性。因此,护患关系较为融洽密切,利于病人的康复。

3. 护士素质要求高

家庭病床护理对象的年龄、文化程度、病情、道德水平差异较大,对护理工作的认识不一致,因而在护理工作中出现态度生硬冷淡、缺乏礼貌和不认真配合的情况,这就

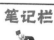

要求家庭护理人员要具备高尚的品德。

4. 有利于开展心理护理

在家庭病床的护理工作中,医护人员与病人接触的机会多,易于发现病人存在的心理问题。病人的心理需要也容易向医护人员诉说,提供了做好心理护理的条件。医护人员可以根据病人的心理需要,有的放矢地对病人和病人家属进行心理护理和心理教育,使病人克服影响治疗康复的心理障碍,建立战胜疾病的信心。同时,让病人感受到家庭治疗环境的舒适和亲情的温暖,以最佳的心理状态接受治疗和护理,促进康复。

(二)家庭病床护理的伦理规范

1. 要尊重病人的人格,平等待人,热心服务

护士要尊重病人的人格和享受医疗保健的权利,对于任何病人都要一视同仁,热情周到地服务,不因病人的职业、社会地位、经济水平、风俗习惯、居住条件、民族、信仰、文化程度的差异给予不同的服务。

2. 勤奋学习,精益求精

家庭病床的护理内容广泛,要求护理人员不仅仅具有必需的专业知识,还应该具备多学科的知识,如心理学、社会学、预防医学等。护理人员应本着为了患者利益的目标,刻苦学习,不断提高自己的业务水平。

3. 不辞辛苦,定时服务

家庭病床的病人居住分散、远近不一、管理不便,护理人员在上门服务时必须遵守诺言,风雨无阻,按时定点,严格要求自己,决不能以天气、交通、私事等理由延误治疗和护理。

4. 团结协作,目标一致

家庭病床的病人病种复杂,常常会有多种疾病集一身的情况,而且病情多变。护理人员除了要加强与病人及其家属的密切协作,还需要与相关医务人员密切合作,协调共事,形成目标一致、规范有序的医疗护理秩序。同时对于无人在家守护的病人或者有特殊困难的家庭,护理人员应建立起护患信息沟通网络,及时传递信息,协调关系,以便及时地提供医护服务,促进病人康复。

5. 忠于职守,自律慎独

家庭病床的护理方式独特,护理人员有很多的机会需要单独处理问题。在家庭病床护理中,自律慎独是一项重要的行为准则。护理人员应加强自身道德修养,忠于职守、遵守纪律、秉公办事、自我约束,不以职谋私,自觉遵守各项规章制度和操作规程,努力做到慎独,为病人提供优质服务。

第四节　自我护理和康复护理伦理

一、自我护理伦理

自我护理是护理学的新理论,除了适用于伤残外,还包括恢复健康的普通病人和维持健康、提高生命质量的健康人。自我护理无论在医院、社区、家庭病床都是护理工

笔记栏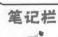

作必不可少的组成部分,它体现了护理学的新发展,也是护理道德深化与完善的重要内容。

(一)自我护理的概念和特点

自我护理又称自理或者自顾,最早是由美国人奥瑞姆提出的。奥瑞姆认为护理的目的就是为了帮助病人进行自我护理,从而促进疾病的痊愈,增进健康或者安然逝去。正常成年人能主动护理自己,婴幼儿、老年人、病人和残疾人需要得到补偿护理。自我护理的提出与实践,使护士不仅要在人们患病时帮助其减轻病痛、恢复健康,还要在人们没有疾病时帮助其增强体质、预防疾病;不仅要为病人补偿自理能力的缺陷,还要为提高其自理能力做出贡献。

自我护理具有以下特点。

1.教育性

自我护理的核心是要把自我护理的知识和技术传授给病人或者健康人,使病人通过自我护理逐步地恢复自主生活,适应社会活动的角色;使健康人能够应付不利于机体的内外环境变化,来维持和增进自己的健康活动。护士要认真、耐心和反复地宣传自我护理的意义,指导自我护理的要领,通过示教、验证,使人们能够理解、接受并掌握。

2.主体性

自我护理是人们在护士的指导帮助下的主体性活动,因此离不开自我护理对象的密切配合,护士只有充分调动他们的主观能动性,使病人从护理接受者转变为自我护理者,才能达到主动自我护理的目的。

3.渐进性

自我护理是一个循序渐进的过程,要求护士的护理教育和辅导要讲究科学与实效。护士要有科学的态度,坚持由浅入深、由简入繁的原则,因人而异,逐步让人们学会自我护理,帮助病人实现由代替护理到自我护理的转化。

4.协作性

自我护理工作绝不是护士一个人能单独完成的,它需要与其他科护士合作,还需要取得医生、营养师、防疫人员、地段卫生人员以及服务对象所在单位的支持与协作。

(二)自我护理的伦理规范

1.认真细致,高度负责

护士要以高度负责的态度做好病人的自我护理,认真履行职责,要将自我护理的操作方法通过不断示教、反复检查验证,想方设法地教会服务对象;要善于抓住良好的时机;要谨防差错、事故的发生。

2.一视同仁,耐心指导

自我护理工作中的护士要尊重服务对象的人格和价值,要一视同仁,充分调动服务对象的主动精神,使之接受护理指导,积极参与,密切与护士的合作关系,转变为自我护理。

3.因人而异,切合实际

护士在自我护理的诊断、协议、执行等方面,要做到因人而异,区别对待。护士要认真细致地收集服务对象的各种资料,全面掌握服务对象的生理、心理和社会情况,做出正确的估计和综合分析,使护理计划切合服务对象的实际,以便取得自我护理的满意效果。

4.密切协作,提高质量

自我护理是一个复杂的社会工程,护士必须要争取多方面的支持、帮助和参与,主动与他人协作共事,才能做好他人的自我护理工作,并且不断提高自我护理的质量。

二、康复护理伦理

(一)康复护理伦理的概念和特点

康复护理是在总的康复医疗计划下,为了达到全面康复的目的,通过护士与康复医生以及有关的专业人员相互协作,对残疾者、老年病、慢性病且伴有功能障碍者进行适合康复医学要求的专门护理和各种专门的功能锻炼,预防残疾的发生、发展及继发性残疾,减轻残疾的影响,以达到最大限度的康复并且促使其重返社会。

在康复护理工作中,护士要在评价伤残者和疾病者实际需求的基础上,制订康复护理计划,为使病人或伤残者达到最佳的躯体和精神上的健康,提供直接的护理服务,保证康复医疗计划的顺利完成。包括通过护理,预防继发伤残和并发症的发生,保证其环境安全和舒适;在密切医患之间和护患之间关系上起到桥梁的作用;参与伤残者和病人恢复日常生活能力和职业能力的训练;对伤残者和病人的情况变化、个人需求和对治疗的反应等进行观察,准确及时做出记录和报告;制订出院后的康复护理计划,必要时提供出院后的继续护理服务;对护理目标执行情况做出全面的评价。

康复护理具备以下特点。

1.协调性

当代的康复医学要求全面康复,包含有医疗康复、教育康复、职业康复和社会康复,需要全社会的协同努力,要与医生、工程技术人员、特种教育工作者、社会工作者、服务对象家属以及各级领导等共同协调,才能使康复工作更有成效。

2.连续性

伤残者的康复除了住院治疗外,出院后还需要继续康复治疗,包括门诊治疗、社区治疗、家庭病床治疗或者家庭康复指导等,因此,伤残者的康复是一个慢性的、长期的工程。随着护理工作的社会变化,康复护理已经成为一个连续的纵向服务过程,护士要积极投入整个服务系统,最大限度地促进伤残者的康复。

3.整体性

当代护理已经从功能型护理向整体身心护理转变,伤残者除了生理结构或功能上不同程度的丧失,还存在着轻重不等的心理障碍。护士要配合心理医生制订心理康复计划,然后运用各种心理技术与方法开展心理治疗,使伤残者的心理状态得到改善,以减轻或者消除症状,使之适应社会生活,提高生命质量。

(二)康复护理的伦理规范

1.同情病人,尊重病人

护士要充分理解、同情伤残病人,尊重他们的人格和权力,要以文明的语言、诚挚的态度对待他们,尽量满足其生活和心理需求,精心护理,增强他们生活的信心和勇气,使之尽快达到最大限度的康复。

2. 热心负责,态度认真

康复病人因为性别、年龄、职业、心理状态、性格以及病种的不同,康复护理工作也就必须因人而异。伤残病人大多数不能自理,有的甚至对于日常生活中的一些小事也感到困难。因此,护士要关心体贴病人,热情帮助他们解决实际问题。

3. 谨慎周密,业务求精

康复病人由于住院时间长,显效缓慢,因此比一般的病人护理难度大、业务面广,护士要耐心尽责地对待康复对象,不可怕脏怕累、敷衍塞责、粗心大意。为了更好地服务,护士必须在业务上努力进取,加强康复医学知识的学习,熟练地掌握康复护理技术,了解康复病人的特点和护理规律,不断总结经验,更好地为康复护理工作服务。

 思考题

一、选择题

1. 中华人民共和国《突发公共卫生事件应急条例》公布实施的时间是(　　)

　　A. 2003 年 5 月 9 日　　　　　　B. 2002 年 5 月 9 日

　　C. 2002 年 9 月 5 日　　　　　　D. 2003 年 9 月 5 日

2. 突发公共卫生事件应急工作应当遵循的方针是(　　)

　　A. 统一领导,分级负责　　　　　B. 预防为主,常备不懈

　　C. 反应及时,措施果断　　　　　D. 依靠科学,加强合作

3. 负责设立全国突发事件应急指挥部的机构是(　　)

　　A. 国务院有关部门　　　　　　　B. 国务院

　　C. 军队有关部门　　　　　　　　D. 国务院卫生行政部门

4. 康复护理的目的是指(　　)

　　A. 减轻痛苦,促进健康

　　B. 使患者尽量减少继发性的功能障碍

　　C. 提高生存质量

　　D. 重返家庭,回归社会

5. 预防接种服务对象是(　　)

　　A. 全体儿童　　　　　　　　　　B. 全体病人

　　C. 全体人群　　　　　　　　　　D. 全体残疾人

6. 社区卫生护理的目的是满足患者及民众的(　　)

　　A. 医疗需求　　　　　　　　　　B. 高级卫生服务需求

　　C. 基本卫生服务需求　　　　　　D. 健康保健的各种需求

7. 自我护理的过程一般应当是(　　)

　　A. 渐进的　　　　　　　　　　　B. 直线式的

　　C. 不连续的　　　　　　　　　　D. 非自发性的

二、简答题

1. 简述突发公共卫生事件应急护理的伦理规范。

2. 简述预防接种的特点。

3. 简述社区保健的内容。

4. 简述康复护理的伦理规范。

三、问题分析与能力提升

2004年4月30日,在安徽省某市,由于被喂食几乎完全没有营养的劣质奶粉,13名婴儿夭折,近200名婴儿患上严重营养不良症。在随后的全国大检查中,各地陆续发现不合格奶粉伤害儿童事件。一场几乎蔓延全国的劣质奶粉事件让中国的食品安全问题再次凸现。2004年5月,中国消费者协会通过网站向全国消费者公布了2004年的"十大维权热点难点"。其中,医疗事故问题、药品问题、食品问题分列第二名、第三名、第四名。

思考:你是如何看待这些事件的? 该如何加强健康相关产品的法律管理?

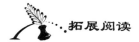 **拓展阅读**

道也者不可须臾离也,可离非道也。是故君子戒慎乎其所不睹,恐慎乎其所不闻。莫见乎隐,莫显乎微,故君子慎其独也。

——《礼记·中庸》

保护健康,就是保持一切价值的源泉即劳动能力本身。

——马克思

第六章
现代生殖技术应用中的伦理问题

学习目标

◆ 掌握　现代生殖技术的含义及应用中的伦理原则。

◆ 熟悉　生殖限制技术应用及现代生殖技术应用中的伦理问题。

◆ 了解　生殖限制技术的伦理价值及人工授精的含义与分类。

案例

　　一位脸色苍白的年轻女子来到某法院信访接待室,愤怒地向法官诉述了她和儿子的不幸遭遇。原来,她结婚数年一直未孕,经检查,不育的根源在丈夫身上。后来,他们夫妇听说某医院可以通过人工授精技术受孕。出于求子心切,夫妇俩商量后,瞒着家人,由丈夫联系该医院实施人工授精手术,最后终于如愿以偿。10个月后,一个足月的男婴出生了,全家人都沉浸在幸福之中。可天有不测风云,当婴儿的伯伯发现孩子的脸蛋不像弟弟时,起了疑心,怀疑孩子非亲生,于是逼问弟弟,憨厚的弟弟将实情全盘托出。这位思想封建的兄长脸色顿变,认为堂堂的人家岂能容忍这个血统不纯的小崽子! 于是,"野种"的叫声四起。最令人不解的是,那位曾荣幸地当上"爸爸"的丈夫,居然也莫名其妙地对妻子大喊大叫,仿佛他根本不知道这孩子是怎么来的。妻子忍不住顶了几句,于是她和孩子一起被赶出了家门。

　　随着社会的进步和发展,人们的人口观、生育观都发生了根本性的改变,为了使人口的增长同经济和社会发展计划相适应,我国实行了计划生育政策。计划生育是我国的一项基本国策,也是一项关系到家庭幸福、国家富强的伟大事业。要实行计划生育,必须实行优生优育,控制人口数量和提高人口质量,要达到这一目标最有效的措施就是实施生殖限制技术与现代生殖技术。虽然现代生殖技术和生殖限制技术使得人类能够有意识地控制自身生产,并为之提供更多先进、有效的途径和手段。但是这些技术也相应地带来很多的伦理问题。因此,正确认识生殖限制技术与现代生殖技术运用的社会伦理价值,明确相应的护理伦理规范,对于指导护士的工作有着非常重要的意义。

第一节　生殖限制技术

生殖限制技术是用科学的方法控制生育,以便有计划地生育子女,促进人口与生产资料和物质资料相适应;它是控制人口数量和提高人口素质的一种优良方法,是落实计划生育政策的有效手段;同时还能起到保护妇女的生育健康,增进其家庭幸福的作用。因此,明确并掌握生殖限制技术护理伦理,对于护理人员做好这一项工作有重要意义。

一、生殖限制技术及其价值

(一)生殖限制技术的概念

生殖限制技术即对人的生育权利的限制,包括对正常人生育权利的限制和异常特定人的生育权利的限制,是用生物的、医学的、社会的和法律的手段,通过避免或终止妊娠等方法,干预人类生殖的过程。它包括避孕、堕胎和绝育三个方面。

(二)生殖限制技术的社会价值

1. 符合控制人口数量的要求

随着世界人口数量的猛增,由此引发的一系列社会问题接踵而来,比如生态环境的恶化、自然资源的破坏、耕地面积的减少、粮食供应相对紧张、住房紧张、交通拥挤、教育经费短缺、医疗保健经费不断增长等。控制人口数量已成为世界各国关注的重大问题之一。在我国,这些问题尤为突出,因此,控制人口数量,努力实现人口与经济社会、资源环境的协调发展,是符合国家利益、民族利益和公众利益的。

2. 符合控制人口质量的要求

"生一个,活一个,壮一个"已成为全社会和每个家庭,父母双亲的共同愿望。人口质量影响着国民素质和社会生产力水平的提高,由于我国人口多、素质低、体质差、社会负担重,我国的国民经济与发达国家形成了很大的差距,面对我国的人口问题以及由此产生的诸多社会问题,实施生殖限制技术是促进我国经济发展、提高综合国力的有效手段。

3. 有利于人的全面发展

医学的发展已证明,青年人生理上的成熟一般在23~25岁。如果过早结婚而且不限制生育,由于其生理发育不成熟,不仅影响生育者本人的身体发育和健康,同时也会影响下一代的成长。而且早婚、早育不利于青年人利用智力最佳时期去发展自己的聪明和才智,不利于人的全面发展。

二、生殖限制技术应用中的伦理问题

生殖限制技术服务的形式主要有避孕技术的指导、实施人工流产术和绝育术三个方面。

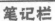

（一）避孕及其伦理问题

避孕就是用科学的原理和人工的方法破坏受孕条件、阻止妊娠的节制生育措施。临床上常见的避孕方法有三类，一类是器械避孕，又称物理避孕，它是用避孕环、避孕套等工具进行避孕；另一类是药物避孕，又称化学避孕，它是利用各种化学物质制作的口服药、药膜、药膏等达到避孕效果；除此之外，人们还可以通过避开排卵期性交或中断式性交等自然避孕来达到目的。

尽管避孕在今天已为越来越多的人所接受，成为不少国家控制人口过度增长的有效手段。但是，在很长一段时间内，避孕得不到社会的承认。持传统观念者认为，避孕是不道德的，这种用科学技术知识控制和改变人类生育过程的做法是危险的、错误的，它扰乱了事物的自然秩序，干预了生命的自然过程。而随着观念的变革和对生命认识的进化，全社会已经接受了避孕术，大家认为避孕是促进人们生活安康的有效方式。特别是在人口众多、经济不发达的国家，只有用避孕的方法控制人口的宏观增长，才能切实提高人民的生活水平。这不仅符合我国人民的利益，也符合世界人民的利益。但医护人员在避孕技术的指导和操作过程时，应遵循以下几个道德问题。第一，必须尊重病人，遵循知情同意的原则。第二，一切从有利于病人的健康利益出发，选择最佳的避孕方式。由于每一项技术都有其优点、缺点、适应证和禁忌证，所以医护人员必须本着最有利于病人的目的出发，选择最安全、有效的避孕方式。第三，树立强烈的责任感，不断地改进和探索新的避孕方法，使得避孕技术朝更安全、有效的方向发展。第四，是对避孕效果进行切实有效的随访监测。

（二）堕胎及其伦理问题

堕胎包括人工流产和引产两个方面。人工流产是指利用医疗手段在母体内终止妊娠的一种生育控制措施，它指妊娠12周以内，用人工方法使妊娠中断的手术。引产根据时期不同又分为中期妊娠引产和晚期妊娠引产。中期妊娠引产是指用于妊娠13~14周使妊娠中断的方法，妊娠28周以后，孕妇因患某些疾病或由于胎儿的原因，需用人工的方法引起子宫收缩而结束妊娠者，称为晚期妊娠引产。

实施人工流产和引产的主要原因有：第一，救治母亲生命，自有人工流产以来，这在伦理学上很少存在争论而被人们所接受；第二，避免异常婴儿或严重缺陷的婴儿出生，提高人口质量；第三，出自个人动机的生育控制或为社会计划生育、人口控制的需要；第四，其他如妊娠是乱伦、强奸的结果，未婚先孕等。

从计划生育的角度来看，人工流产、引产是一种有效的避孕失败后的补救措施，是用来终止妊娠行之有效的办法，已使用很长时间，但其伦理问题的争论一直存在，争论的焦点是胎儿生命的道德权利问题。长期以来，占主导地位的传统伦理观认为生命是神圣的，在任何情况下，保存和延续生命是道德的，相反扼杀生命是不道德的。胎儿自从受精卵期开始就有了生命的内在价值，应该享有人的生存权利。因此，如果为了母亲身体健康而施行人工流产尚可接受，但若为了控制人口的增长则不能接受。

马克思主义关于人的本质的理论认为，人是生物属性和社会属性的统一体，即在社会中扮演角色，具有自我意识的社会个体。只有生物学意义，而没有社会学意义的生命是不完整的。胎儿不论发育到何种程度，在其没有离开母体以前，都只是具有生物属性，不具有人类的社会属性，它的生命价值是不完整的。因此，从优生和计划生育的目的考虑,人工流产和引产是道德的;从保护母亲的健康和治疗疾病而"引产救母"来考虑也是道德的。

虽然人工流产、引产的道德是合理的,但并不意味着就能滥用。只有在以下情况下才能实施:一是为了母亲的身心健康;二是妊娠可能或肯定是一个严重的缺陷胎儿;三是未婚先孕及其他社会原因;四是夫妇无养育能力,或由于家庭原因不宜生育;五是控制人口增长或计划外妊娠,需要终止妊娠。

(三)绝育及其伦理问题

绝育是用人工的方法消除育龄女性或男性的生育能力,达到永久性不孕的目的。根据对象不同,可分为男性绝育和女性绝育,其最终目的主要是阻断精子与卵子的结合,避免妊娠,控制生育。

绝育使得夫妻永久性不能再生育,使维系婚姻的纽带断开,这从旧的伦理观来看是不道德的,是不可取的。但从绝育的目的来看,首先,绝育可以达到治疗疾病的目的。对于那些如果继续妊娠会给胎儿或母体带来致命性危险的疾病,通过绝育可以保证母体平安。其次,绝育可以提高人口质量,达到优生目的。对于那些患有严重遗传性疾病的夫妇,绝育可以制止他们的不良遗传基因传给下一代,改善人类基因库的质量,造福于社会。第三,绝育还可以控制人口数量,达到避孕目的。对于那些由于个人或社会原因而不想生小孩的夫妻,绝育可以满足他们的愿望,同时,绝育也符合我国计划生育的国策。因此,绝育无论对于个人,还是对社会都是合理的、道德的。为了控制人口的激增,我国鼓励已有孩子的夫妇绝育,是有利于国家,有利于个人,有利于子孙后代的。

三、生殖限制技术护理伦理规范

(一)宣传要实事求是

生殖限制技术服务的对象一般是健康人,他们不如临床患者和医护人员那样的配合,加之传统观念的束缚,他们无论是来医院检查或者是接受手术,都存在着各种各样的思想顾虑,恐惧、担心,甚至有抵触情绪。这就要求医护人员首先要尊重病人,理解病人,帮助病人消除思想顾虑,仔细耐心听取他们的想法,然后有针对性地进行宣传教育,做好思想工作。对那些害怕手术的,护士一定要理解他们的心声,解释这一技术服务的安全性、可靠性,使他们相信科学;而对于那些有抵触情绪的,要向他们解释宣传生殖限制技术服务目的性、重要性,帮助他们澄清模糊认识,使得他们主动配合。此外,医务人员在进行生殖限制技术服务的宣传指导过程中,一定要实事求是,告知他们生殖限制技术的适应证与禁忌证,利与弊,手术过程中的风险性,以及将来可能面临的一系列道德、法律和其他问题,使之做好心理准备,而不可一味地鼓励对象实施这种技术,隐瞒生殖限制技术的缺陷性,这样是不道德的,也是不符合我国医务人员职责规范的。

(二)钻研技术,保证安全

生殖限制技术服务手术,虽然对医务工作者而言属于"小手术",但它给手术者本人带来的生理心理负担不亚于任何一个"大手术"。所以医务人员必须以极端负责的态度,严谨的工作作风,坚持"质量第一"的原则,确保手术安全,保证手术者的身心健康。这就要求护理人员必须做到：术前,认真做好各项准备工作,严格掌握手术适应证和禁忌证;术中认真配合医生,严格遵守操作规程,正确执行医嘱,及时、准确、清晰地做好手术记录,尽量减少术后并发症的发生,保证手术顺利完成;术后认真评估患者的身心需要,精心护理,促进其伤口早日愈合;并且进行有针对性的安慰和鼓励,消除患者的恐惧、焦虑等心理问题,最终使得患者身心健康。为此,医护人员要刻苦钻研专业技术,对避孕、堕胎、绝育的技术,药物和器械进行深入研究,使生殖限制技术服务手术不断向更安全、可靠、无痛、无副作用的方向发展。

(三)尊重人格,保守秘密

坚持保密原则,尊重患者人格,这在生殖限制技术服务手术中是极其重要的一个道德原则,对医务人员来说也是最基本的道德要求。医护人员在人工流产、引产手术中,特别是为未婚先孕的女子进行手术时,一定要一视同仁,维护他们的尊严,保护其隐私,保守其秘密,体现人道主义精神,而不能嘲笑、鄙视、刁难甚至用粗鲁的手术方式对他们进行惩罚。此外,医务人员更不可利用工作之便,采取任何轻浮放荡的行为。

(四)执行政策,遵纪守法

医护人员必须认真执行生殖限制技术服务各项政策法规,不得对不符合国家政策规定的夫妻或者个人实施生殖限制技术服务手术,严格掌握适应证和禁忌证,以严肃认真的科学态度和高度的责任感做好各项手术。同时,要遵纪守法,不得参与非法的人工流产和引产,不得私自实施堕胎,更不能参与非法的取环、开假证明等违法乱纪的活动,也不可从中索取私利。

第二节 现代生殖技术护理伦理

现代生殖技术又称人工辅助生殖技术,是与自然生殖相对应的概念,它是用现代医学科学技术代替人类自然生殖过程的某一步骤或全部步骤,按照人的意图,在人工操纵下的一种生殖方法。它打破了由性交、卵子受精、受精卵植入子宫、胚胎发育、分娩等步骤组成的人类自然生殖过程,而以人工授精代替性交;以体外受精代替性交和体内受精;以低等生物的无性生殖方式(克隆)代替高等动物的有性生殖,完全以人工的方式产生新一代的个体。

一、现代生殖技术及其伦理价值

(一)人工授精

1. 人工授精概述

人工授精是指采用人工方法,把精子注入生殖能力正常妇女的子宫颈管内达到受孕生育目的的医学方法。它主要是用来解决男性不育问题,后来又扩展到优生学的问题。人工授精按精子的来源不同,分为两大类,一类是使用自己丈夫的精子进行授精,称同源人工授精(也称夫精人工授精);另一类是使用捐赠者的精液进行人工授精,称为异源人工授精(也称供精人工授精)。

人工授精方法获得成功妊娠,至今已有 200 多年历史了,1790 年,英国医师约翰·

亨特为一位尿道下裂患者的妻子成功进行人工授精,并生下了自己的孩子,成为世界上最早的人工授精者。1890 年,美国人杜莱姆首次将人工授精用于临床,到目前为止,全世界通过人工授精出生的婴儿已达百万以上。我国的生殖技术研究与应用起步较晚,1982 年原湖南医学院首次将人工授精技术应用于临床并获得成功。1986 年,我国在青岛医学院建成第一座人类精子库,不到 1 年就为数百名妇女做了人工授精。1989 年,中国香港一名婚后 10 年未孕的妇女被试用冷藏胚胎人工受孕术,于 1990 年 5 月产下一对婴儿。

2. 人工授精的适应人群

同源人工授精适用人群:①精子状况不良者;②阴道颈部异常者;③输卵管异常,如一侧输卵管封闭者;④子宫位置异常:子宫后倾后屈,或过分的前屈偏位的异常者;⑤丈夫和妻子都有足够的生育能力,但双方因生理、心理障碍无法进行成功的性交,或不能在阴道内射精者;⑥丈夫由于精子缺损导致生育能力下降;⑦男性患有轻、中度少精、弱精子症。

异源人工授精适用人群:①无精子症、无精液症、射精障碍者;②男方或家族有不宜生育的严重遗传性疾病但又想当父亲者;③因血型不合出现的习惯性流产或不孕者;④因外伤或其他原因不能排精者。

3. 人工授精的伦理价值

首先,人工授精解决了男性不育困难。随着社会的发展,环境恶化不断加剧,不但威胁到人类生存的自然环境,更严重的影响人类的生殖能力,环境污染造成男性不育已受到世界卫生组织的关注。美国一位化学教授曾预言"40 年后,美国将有一半的男性丧失生育能力。"人工授精为那些无自然受孕能力,却又期盼生育的夫妇带来了福音,少精者可用同源授精方式,缺精者可用异源授精方式。

其次,人工授精杜绝或减少了生育有遗传病孩子的危险。现代医学已经证明,如果夫妇都是隐性遗传病同一致病基因的携带者(杂合子),他们生育的孩子发生遗传病(纯合子)的概率为 1/4,如果丈夫是某种显性遗传病的病人,那么他们生出患儿的概率则为 1/2。而用授精 AID 技术,可获得健康、理想的后代。所以,人工授精可以提高人类个体的遗传素质,防止有明显遗传劣质素质的孩子出生,特别是通过有意识选择优秀人类个体的精子,限制素质不高的个体精子使用,使遗传素质大为提高。

最后,人工授精为男性绝育者提供了生殖保险。我国的计划生育政策使得一大部分夫妻实施了绝育手术,使得他们永久不可再生育,而现代冷冻技术可将男子精子安全地保存在冷冻库里经久不变,可以随时取用,随时进行人工授精。这样一来,一旦夫妻双方的独生子女有了不幸,便可取用冷冻的精子再生一个"自己的"孩子,这在推行男性绝育措施中,可以免除男性的后顾之忧,使计划生育政策有了科学的保证。

4. 选择供精者的伦理原则

一般来说,作为异源人工授精的精子供体,必须具备以下条件。

(1)身体健康,无遗传性疾病及遗传性家族史 这是最基本的也是最重要的要求,否则人工授精将会完全失去意义。因此,在志愿者进行捐精之前,首先要为志愿者进行染色体和家谱调查;其次应对其进行全面体检,保证健康;同时,在整个操作过程中应遵循捐精者知情同意的原则,只有这样,才能保证精子的数量和质量。我国规定,一份精子可以用于 5 例成功的受孕,而且这 5 名妇女要分布在不同的地区,这比国外的80万人口范围内一份精子可以用于25例妊娠相比,要严格谨慎得多。

(2)尽量满足血亲相配 在选择供精者时,尽量选择与受者丈夫体型外貌特征相似的,同时肤色、发色、眼睛的颜色也最好一致,这样会给受者以心理安慰,同时还可避免日后出现一些不必要的麻烦,促进家庭的和睦。因此,应考虑血亲相配问题。

(二)体外受精

1. 体外受精概述

体外受精,是指将受精过程放在体外进行,其原理就是用人工方法使卵子与精子在体外(试管或其他容器中)结合,形成受精卵、胚胎后,再植入子宫发育的技术。它与自然生殖的最大区别就是受精部位不在输卵管而在试管,故又称"试管婴儿法"。因此,通过体外受精诞生的婴儿通称"试管婴儿"。1978年7月25日,世界上第一个试管婴儿路易斯·布朗在英国诞生。现在已有许多国家实施这一技术,我国体外受精的技术虽然起步较晚,但已达世界先进水平。1988年3月10日,我国首例试管婴儿在原北京医科大学第二医院诞生;同年6月7日,我国第一例供胚移植试管婴儿在原湖南医科大学第二附属医院诞生,1989年我国首例试管内受精的胚胎移植三胞胎婴儿在北京降生。至今,我国的试管婴儿技术已跻身国际先进行列。体外受精主要用于解决妇女因输卵管异常所引起的不育,此外通过使用胚胎还可以解决男子不育及妇女无卵或排卵功能障碍问题,体外受精与代理母亲结合又可解决妇女子宫有病或不愿妊娠而又想要子女的问题。

2. 体外受精的伦理价值

首先,体外受精解决了女性不育的难题。体外受精把授精的过程转移到体外的试管中进行,切断了授精与输卵管的必然联系,彻底摆脱了输卵管对授精的控制,使得生育无望的不育症妇女有了生育孩子的可能;另外,如果妻子子宫已切除,可将体外受精胚胎植入愿为代劳的"代理母亲"子宫孕育,从而解决女性不育的难题,实行体外受精是道德的,是符合伦理的。

其次,体外受精为男性少精症病人带来希望。对于我们社会中存在的大量男性精子缺乏(少精子症)者而言,他们由于精子或精液含量少,很难自然受精,然而采取体外受精的办法,只需5千至1万个精子,这样就可以使自己的精子与妻子的卵子结合成孕,解决他们的生育问题。因此,体外受精为男性少精病人带来了福音。

第三,体外受精为患有遗传病的妇女带来健康的后代。如果说人工授精技术使丈夫患有遗传病的家庭得到健康的后代有了希望,那么体外受精让患有严重的遗传病的妻子也可以获得健康的血缘后代。利用体外受精可以将丈夫的精子与供卵者的卵子在试管里结合,再植入妻子的子宫受孕,最终获得健康的后代。

(三)克隆

1. 克隆的概念

克隆又称无性生殖,是运用现代医学技术,不通过两性结合,而进行高等动物(包括人)生殖的技术。严格意义上的无性生殖技术,又称成体细胞克隆技术,是将单一供者的体细胞移植到多个去核的卵子中去,从而培养出有相同遗传特性的后代的生殖方式。克隆具有两大特征:①克隆与被克隆两代间遗传物质完全相同,即具有相同的基因型;②可产生大量相同基因型的个体,即产生细胞群或个体群。

2. 克隆技术的发展

1938 年,德国胚胎学家汉斯·斯皮曼博士首先提出了克隆技术的设想,他建议用成熟的细胞核植入卵子的办法进行哺乳动物克隆,1952 年,运用他的构想成功克隆出世界上第一只青蛙。1996 年,英国科学家伊恩·维力穆特博士用成年羊体细胞克隆出一只成活绵羊,首个用成年哺乳动物体细胞克隆出的个体——克隆羊"多利"诞生了,它的诞生被誉为 20 世纪最重大的也是最有争论的科技突破之一,它突破了以往只能用胚胎细胞进行克隆动物的技术难关,首次实现了用体细胞进行哺乳动物克隆的目标,达到了更高意义上的动物复制。1999 年 7 月,日本科学家克隆出多头牛,并将其肉类推向市场出售,2000 年,美国科学家用无性繁殖技术成功克隆出一只猴子"泰特拉",这意味着克隆人本身没有技术障碍。但是,克隆技术是否应继续研究,是否可以克隆人,却引来了一系列的伦理问题。因此,第 59 届联合国大会通过了《联合国关于人的克隆宣言》,要求各国考虑禁止任何形式的克隆人,我国也明确表示"坚决反对克隆人",国家卫生和计划生育委员会也表明"医务人员不得实施生殖性克隆"。

3. 克隆技术的应用前景

克隆技术的应用:可以培育优良畜种和生产实验动物;生产转基因动物;生产人胚胎干细胞用于细胞和组织代替疗法;复制濒危的动物物种,保存和传播动物物种资源。

二、现代生殖技术应用中的伦理问题

现代生殖技术的应用迅速发展,和其他科学技术一样具有两面性,既为广大不育症夫妇带来了希望,为优生学研究提供了技术,为计划生育的实施增加了保险,同时也可因为不正当的滥用给家庭乃至整个社会带来复杂的伦理道德问题,引起人们的伦理争论。

(一)人工授精引发的伦理问题

人工授精虽然为那些无自然授精能力或少精男性带来了福音,解决了生育困难,满足了他们的生子愿望,增进了夫妻和家庭之间的幸福;同时人工授精也为计划生育工作提供了保障,为优生学奠定了基础,但反对者认为人工授精会引发以下问题。

(1)婚姻关系破裂 人工授精将"性"和生育完全分离,干预了人类的自然生殖过程,使得千百年来的传统思维被打破,夫妻之间的婚姻生活失去原本的意义,最终导致婚姻破裂。

(2)夫妻关系失和 对于异源人工授精,这在夫妻双方之间添加了毫无关系的第三者(供精者),使得妻子的卵子和第三者的精子结合,引发了与"通奸"这一道德行为的无异。

(3)亲子关系破裂 人工授精使得父母与亲子之间的关系淡化,特别是异源人工授精,孩子与抚养自己的社会学父亲没有任何血缘关系,而与供精者存在血缘关系,这必然导致亲子关系的破裂,传统的婚姻家庭受到严重的冲击。

(4)传统家庭模式的解体 在形式上,出现了新的家庭——只有父亲(或母亲)和儿女组成的单亲家庭,同时由于借腹生子甚至第四者的遗传物质进入家庭,又出现了无血亲家庭;在功能上,生儿育女、传宗接代这一最稳定的原始生育家庭功能将部分由社会取代;在关系上,以前的家庭按血缘关系可以理清,而人工授精的孩子可以同时有

笔记栏

"生物学父亲"和"社会学父亲",至于体外受精则更加复杂,由于体外受精的卵源和精源都可能是异源,加上代理母亲的介入,其中最复杂的关系将是孩子的供卵者、代孕者、领养者三位母亲和供精者、领养者两位父亲,无法确定谁在道德和法律上对孩子有权利和义务。

(5)血缘婚配危险　我国在实施现代生殖技术过程中遵循互盲原则,这就使得异源受精所生的子女根本不知道自己的生物学父亲是谁,甚至不知道自己是通过人工授精所生。虽然现在我国捐献精子的志愿者还人数不多,但若干年后,会不会出现同父异母的孩子相恋,甚至父女相恋、结婚的现象。但必须指出,为了降低此类现象发生的概率,我国卫生部 2001 年 2 月发布的《人类辅助生殖技术管理办法》,用法律的形式规范了人类生殖技术的应用管理,并明确规定供精者只能在一个人类精子库供精,一个供精者的精液最多只能提供 5 名妇女受孕,以保证现代生殖技术健康发展,防止血亲通婚的危险。

(6)精子库的功过问题　人类精子库的建立,使得人类进化大大地向前迈进了一步,他解决了人类的不孕问题,也为降低人口数量、提高人口质量做出了巨大的贡献,促进了医学科学技术的发展,但是随着精子库的不断建立和发展,相应的伦理问题也随之出现,比如精子的商品化问题:如果商品化,那价格又应该如何确定? 既然是商品,那就会出现"假冒伪劣"精子;同样,那我们人体的其他器官是否也可以买卖出售等问题。为了防止以上现象的发生,从真正意义上体现精子库的优点,我国卫生部于2001 年 2 月颁布的《人类精子库管理办法》,用法律的形式对精子库采取限制措施:限制同一供精者供精的次数;控制同一份精液的使用次数;不断更换供精者;在不同地区分散转换供精者的冻精等,以保证现代生殖技术在临床上的应用向健康的轨道发展;禁止以任何形式买卖配子、合子、胚胎等。

(二)体外受精引发的伦理问题

体外受精主要解决了女性的不育问题,同时对于人类开展胚胎学和遗传工程学的研究有重要的意义。对于体外受精技术本身是应当肯定的,它标志着人类对自身认识的进步,但在体外受精技术应用的过程当中,却引发了一系列尖锐的社会伦理问题。

首先,谁是体外受精所产子女的父母问题。传统的生殖过程所产生的子女只有一对父母,而对于体外受精由于精子、卵子的来源和妊娠场所的不同,所生的孩子最多可能会有 5 个父母,即提供精子和卵子的"生物学父母亲",抚养孩子的"社会学父母亲",以及提供子宫妊娠的"代孕母亲"。在这些所谓的父母亲中间,分不清哪个父母对孩子具有道德和法律的权利和义务,这使得血缘和亲情之间产生矛盾。但从世界各国的立法来看,大多数认为抚养孩子的社会学父母具有法律和道德的权力,因为只有社会学父母才是真正的夫妻关系,能使孩子和正常婚后生子享受相同的权力和待遇,能给孩子提供良好的生活成长环境;而具有血缘关系的生物学父母,他们仅仅为孩子提供了精子、卵子,互相可能不认识,也没有实质的婚姻关系。

其次,代孕母亲的问题。代孕母亲是指代人妊娠的妇女,即"借腹怀胎"。代孕母亲分为两大类,一是利用自己的卵子进行人工授精后妊娠,分娩后将孩子交给委托人抚养;另一类是将他人的受精卵植入自己的子宫进行妊娠,分娩后交给委托人抚养。代理母亲的出现使得那些因各种原因失去子宫或子宫发育异常的病人可得到自己的孩子,但代孕母亲引发的伦理问题远比单纯的人工授精或体外授精要复杂和激烈得多。支持者认为,代孕母亲为那些不能生育又想要孩子的夫妇提供了帮助,这是一种高尚的行为,也是助人为乐的行为,值得赞赏;而反对者认为代孕母亲将自己的子宫进行出租,以此来盈利和换取货币,将人看作生育的机器,这是对妇女的不尊重,是一种不道德的行为,特别是有的妇女有生育的能力却租用代孕母亲,这种行为更是可耻的,应受到法律的制裁。同时,作为代孕母亲,会不会因为不是自己的亲生孩子而在妊娠期不注意自己的行为举止,给胎儿带来不好的影响;或者对自己所孕孩子产生感情分娩后不愿放弃孩子的抚养;或者出现母亲为女儿代孕,妹妹替姐姐代孕,代孕母亲身份混乱导致出生后的孩子人伦关系混乱等问题。所以,我国严格禁止代孕母亲。

第三,胚胎问题。胚胎到底是不是人? 如果是,那么将体外受精中多余的胚胎毁坏或者丢弃是否构成杀人? 是否可以对胚胎进行商业性获取? 在法律上应该禁止胚胎研究还是支持?

第四,体外受精同样会带来血亲通婚的危险。供精人工授精技术的开展解决了很多夫妇的生育问题,但受精者后代之间是否存在"血亲通婚"的潜在危险,成为人们极为担心的问题。因此,卫生部制定了相关法律法规,从精子库到实施机构建立了一套严谨可靠的保障体系,确保同一供精者的冷冻精液最多只能使 5 名妇女受孕。同时,尽可能地将同一名供精者的精液,给来自不同地区的受者使用,力求能从地区上减少这一潜在危险发生的可能性。

(三)克隆人引发的伦理问题

克隆技术的兴起与运用,特别是克隆羊"多利"的诞生,使人类的克隆(无性生殖)从神话变成了现实。它打破了精卵结合的生育方式,把生命过程的随机事件变成了一个人工过程,从而引发了激烈的伦理冲突。

1. 违背人道主义原则

克隆技术很有可能导致大量的流产与残障儿童产生。虽然说克隆技术已取得很大的成功,但真正要"克隆人",根据目前医学掌握的知识,风险会很大。克隆羊"多利"的培育成功,是建立在一千多次失败后的基础上的,而克隆人胚胎培育成功率可能会更低,而且克隆动物大多短命,进行克隆人实验,其寿命可能更短。同时,克隆人的生命质量也无保障。在"操纵"胞核、胚胎的过程中,造成克隆人先天性生理缺陷和遗传缺陷,生下患有残疾的婴儿概率很大。如果人们在赋予"克隆人"生命时,又使它们承担种种危及生命的风险,那就是对人生存权的侵害,是违背人道主义原则的。

2. 改变传统的婚姻家庭体系

如果人类利用克隆技术进行生育,那么人类长久以来通过产生爱情、结婚以及夫妻之间性生活繁衍后代的模式将被打破,子女与父母之间的血缘骨肉之情被打破,夫妻之间维系爱情的纽带被切断,孩子不再是夫妻爱情的结晶,亲子关系淡化,传统的婚姻家庭破裂,最终导致人与人之间感情淡化。

3. 造成家庭人伦关系混乱

人类克隆技术将冲击传统的人伦关系,造成家庭不稳定,正常生活秩序被破坏。传统上,每个人都有自己的亲生父母,而克隆人是对单个人的复制,它与传统父母的精子和卵子结合产生的后代不同,克隆人是用成年人的体细胞培育出来的,与生殖细胞无关,这样导致家庭关系混乱,例如本人与克隆出来的人是什么关系? 母女? 父子? 兄弟? 姐妹? 还有克隆出来的人又与代孕者的关系如何确定呢? 推而广之,其人伦关系就更为荒唐。人类将失去确定亲子关系的标准,家庭人伦关系将变得模糊、混乱乃至颠倒,人类现有代际关系的道德规范和法律规范将失去效力。

4.导致基因库的单一性,丧失了生物的多样性,不利于人类的发展

生物体为了进步不断地发展,而克隆技术只是原地踏步,并没有凸显对人类发展有利的一面。如果某种生物保留着持续性的单一基因,不难想象会走向绝种的危险。

5.复制特殊人物

支持克隆技术者建议使用该技术复制出某些杰出人物、天才,这样可以使得他们永远造福于人类,促进人类的快速进步发展。但是如果这一愿望实现,那是否也可以复制出一些反社会分子,或者一些智力低下的人们作为奴隶,或者犯罪团伙头子,甚至一批批带有暴力基因的暴徒,假如真的这样,克隆会成为恐怖主义分子犯罪的工具。

三、现代生殖技术的伦理原则及护士的伦理责任

为了避免现代生殖技术的应用过程中给个人、家庭、社会带来诸多的伦理道德问题,并且能够安全、有效、合理地实施现代生殖技术,保障个人、家庭以及后代的健康和利益,维护社会公益,必须遵循以下原则。

(一)知情同意原则

无论采取哪一种现代生殖技术,医护人员都必须首先让实施对象签署知情同意书。告知并解释说明此项技术的目的性、重要性、操作的具体过程、成功的可能性和存在的风险性以及接受随访的必要性等事宜;同时,有义务告知供者对其进行健康检查的重要性和必要性,并获取知情同意书。

(二)人本原则

人本原则即"以人为本"的原则,首先是有利于供受者的原则。对于现代生殖技术供受者,必须保证他们的隐私权、知情权,必须将技术实施给他们带来的伤害降至最低。其次是保护后代的原则,要禁止实施近亲精卵结合,生殖性克隆、单身和同性恋生育等可能给后代造成心理和生理伤害的技术,同时,供者对出生的后代既没有任何权利,也不承担任何义务。遵照我国抚养-教育的原则,受方夫妇作为孩子的父母,承担相应的权利和义务(伦理、道德、法律)。同样,通过现代生殖技术出生的孩子,享有同正常出生的孩子同样的权利和义务,包括后代的继承权、受教育权、赡养父母的义务、父母离异时对孩子监护权的裁定等。

(三)互盲和保密原则

为保护受者、供者以及后代的利益,在实施技术的整个过程中,要求所有参与者必须遵守互盲原则,即受者与供者互盲;实施人员与供者互盲;供者与所生孩子互盲;同时,医疗机构和医护人员也必须对供者及受者夫妇的个人信息保密,绝不可将其姓名、事情经过等公布于社会或透漏与个人。医务人员有义务告知供者不可查询受者及所生孩子的所有信息,并签署知情同意书。

(四)维护社会公益原则

要求医护人员在开展人工生殖技术时,必须严格遵守国家人口和计划生育的法律法规,坚持为计划生育和优生工作服务,这是实施现代生殖技术的宗旨。对于那些期

望通过现代生殖技术生多胎者,或以"取男弃女"为目的,或者自己有生育的能力而又不愿生育租用代孕母亲的,医护人员应严格拒绝其要求。医务人员不得对不符合国家人口和计划生育法规和条例规定的夫妇和单身妇女实施现代生殖技术,不得实施非医学需要的性别选择,不得实施生殖性克隆技术,更不允许进行各种违反伦理、道德原则的配子和胚胎的实验研究工作。

(五)严防商品化原则

医疗机构和医务人员对要求实施现代生殖技术的夫妇,要严格掌握适应证,不能因经济利益驱动而滥用现代生殖技术。供精、供卵、供胚胎应以捐赠助人为目的,禁止买卖。作为补偿,可以给予捐赠者必要的误工、交通和医疗补助。实施现代生殖技术后剩余的胚胎,应由胚胎所有者决定如何处理,但禁止买卖。

(六)伦理监督的原则

为了确保以上原则的实施,实施现代生殖技术的机构必须建立生殖医学伦理委员会,并接受其指导和监督。委员会委员应包括心理学、伦理学、社会学、法学、生殖医学、护理学等各个方面专家。生殖医学伦理委员会应根据上述原则对现代生殖技术的全过程和有关研究进行监督,开展生殖医学伦理宣传教育,并对实施过程中遇到的伦理问题进行审查、咨询、论证和建议。

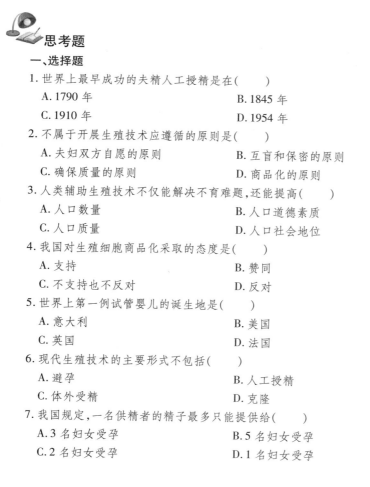

思考题

一、选择题

1. 世界上最早成功的夫精人工授精是在( )
   A. 1790 年　　　　　　　　　　B. 1845 年
   C. 1910 年　　　　　　　　　　D. 1954 年

2. 不属于开展生殖技术应遵循的原则是( )
   A. 夫妇双方自愿的原则　　　　B. 互盲和保密的原则
   C. 确保质量的原则　　　　　　D. 商品化的原则

3. 人类辅助生殖技术不仅能解决不育难题,还能提高( )
   A. 人口数量　　　　　　　　　B. 人口道德素质
   C. 人口质量　　　　　　　　　D. 人口社会地位

4. 我国对生殖细胞商品化采取的态度是( )
   A. 支持　　　　　　　　　　　B. 赞同
   C. 不支持也不反对　　　　　　D. 反对

5. 世界上第一例试管婴儿的诞生地是( )
   A. 意大利　　　　　　　　　　B. 美国
   C. 英国　　　　　　　　　　　D. 法国

6. 现代生殖技术的主要形式不包括( )
   A. 避孕　　　　　　　　　　　B. 人工授精
   C. 体外受精　　　　　　　　　D. 克隆

7. 我国规定,一名供精者的精子最多只能提供给( )
   A. 3 名妇女受孕　　　　　　　B. 5 名妇女受孕
   C. 2 名妇女受孕　　　　　　　D. 1 名妇女受孕

8.王某,女性,31岁,结婚3年未孕,检查发现女方正常,丈夫为无精子症,附睾睾丸穿刺未见精子,医护人员应建议(   )

A.同源人工授精   B.试管婴儿

C.异源人工授精   D.卵胞浆内单精子显微注射

二、简答题

1.生殖限制技术的主要形式中存在哪些伦理问题?生殖限制技术有何社会价值?医护人员应遵循哪些伦理规范?

2.现代生殖技术都存在哪些伦理冲突?

3.医护人员在实施现代生殖技术时应遵循哪些伦理原则?

三、问题分析与能力提升

美国已经有好几个商业精子库,可以向愿做母亲的人提供浏览精子目录的机会。有一个精子库有自己的网站,可提供供精者的详细资料,包括健康史、外貌和兴趣。另一个精子库还包括供精者的照片(经本人同意)和在线的人物简介。加州的一个网站还具备计算机检索功能,允许购买者指定供精者的特点,计算机可以根据购买者的要求从数据库中检索出合乎特定规格的供精者。有的精子库还允许供精者在保持匿名化的同时,显示自己性格方面的某些方面,供未来的接受者或用他的精子授精而出生的孩子阅读。供精者甚至要求表示他们愿意或将来和他们的生物学孩子见面,如果孩子有此请求的话。冷冻的精子可以邮寄,但必须由医生和患者共同订货,医生和患者还必须签一项同意书。你认为上述材料与现代生殖技术的伦理原则是否发生矛盾?理由是什么?作为护士,你认为精子库应该提供这些资料吗?这样做会带来哪些利益和伦理问题呢?

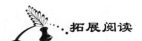

拓展阅读

护士的工作对象不是冷冰冰的石块、木头和纸片,而是有热血和生命的人类。护理工作是精细艺术之最精细者,其中一个原因就是护士必须有一颗同情的心和一双勤劳的手。

——南丁格尔

世界上最使人惊奇和敬畏的两样东西,就是头上的星空和心中的道德律。

——康德

第七章
器官移植与人体实验的伦理问题

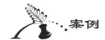学习目标

◆ 掌握　器官移植、人体实验的含义；器官移植的伦理原则；人体实验的伦理原则。
◆ 熟悉　器官移植的伦理问题；人体实验的伦理问题。
◆ 了解　国内外器官移植的发展；国内外人体实验的历史发展。

案例

　　2012 年 11 月 9 日，就读于韶关学院医学院的女大学生吴某回家探望父母，却在当天晚上惨遭车祸，被医院诊断为"急性开放性特重型颅脑损伤"，实施了开颅手术。经过几天的抢救治疗，脑损伤一直没有好转，需要靠呼吸机和药物维持生命。11 月 19 日，吴某出现两次心搏停止，经抢救恢复生命迹象。11 月 20 日，医院初步诊断吴某为脑死亡。其父母尊重女儿生前想要捐献器官的心愿，于 20 日下午 5 时，含泪在捐赠书上签了字。

第一节　器官移植

　　器官移植被誉为 20 世纪医学领域最伟大的成就之一，是当今世界医学科技高度发展的重要标志。随着生物科学技术的进步及器官移植技术的不断发展，大量在过去无法治愈的患者重新获得了生命和健康。这种高新技术在越来越多地为社会公众和患者认可的同时，也带来了一些新的伦理道德问题，甚至是伦理道德难题。

一、器官移植的发展概述

（一）器官移植的含义

器官移植是通过手术把器官植入同一个体或同种另一个体的相同部位或不同部位，以取代接受者身上已经损伤的、病态的或衰竭的相应器官，从而达到某种医疗目的的医学技术手段。

器官移植手术主要是用于目前现有的非移植手术很难治愈或不能很好地控制病情。

（二）器官移植的分类

器官移植可分为生物器官移植和人工器官移植。生物器官移植根据器官移植供者和受者的关系可分为自体移植、同质移植、同种异体移植、异种个体移植；根据器官移植部位的不同可分为原位移植和异位移植；根据移植供体的不同又可分为尸体供体、活体供体、胎儿供体、动物供体等。

（三）器官移植的发展

人类器官移植作为现代科学最伟大的进步之一，始于 20 世纪初，成熟于 20 世纪 80 年代，现在已经在全球广泛应用。

从名医扁鹊给患者换心的传说，到 18 世纪初，人类开始器官移植实验的零星记录，经历了漫长的发展过程。1840 年前后，爱尔兰内科医师比格从羚羊眼球上取下角膜移植到人的眼球上，是最先取得成功的异体组织移植技术。1905 年，美籍法国外科医师阿历克西斯·卡雷尔把一只小狗的心脏移植到大狗颈部的血管上，并首次在器官移植中缝合血管成功。1954 年，美国波士顿医生默里成功地完成世界上第一例同卵双胞胎之间的肾移植手术。1967 年，南非的巴纳德医师首次成功地完成了人类异体心脏移植手术。20 世纪 70 年代，环孢素在临床上的应用，使同种器官移植取得了划时代的进步，在全球范围内有了突飞猛进的发展。2008 年，一支由多国科技人员组成的医疗团队进行了全球首例整体人造器官移植并取得了成功。2010 年，俄罗斯批准了全球首例商业性的异体器官移植，用猪的胰腺细胞取代人体受损的胰岛产生胰岛素的细胞。

器官移植手术的开展，取得了丰硕的成果和巨大的进展。我国器官移植手术已有 30 年的历史，虽起步较晚但发展较快，截至 2008 年，全国累计完成肾移植 86 800 例、肝移植 14 643 例、心脏移植 717 例、肺移植 165 例、小肠移植 17 例、胰肾联合移植 209 例。有些技术如胚胎、甲状旁腺、肾上腺、胰腺等器官的移植，在全世界已处于领先的地位。

二、器官移植的伦理问题

器官移植在为人类提供新的生命希望的同时，也面临着较复杂的伦理问题，如何更好地将这项技术应用于临床实践，需要器官移植理论地引导，可以说器官移植理论是器官移植技术与社会文化、医学理论观念交叉的产物。

关于器官移植的态度，医学界一直有所争议，从一个人身上取下可以成活的器官移植给另一个人,这样做到底是否合乎伦理。

持肯定意见的人认为,器官移植符合"总体性原则"。从道德上讲一个人捐献自己的器官,尽管失去某一器官,但他是一个更完美的人,这种为他人、为整个人类的奉献精神,是值得赞扬的行为。

持反对意见的人认为,不应进行器官移植的原因有:第一,受传统伦理道德的影响,不愿意将自己的器官贡献给他人,甚至也不愿意给自己的子女或父母,在我国由于长期受封建伦理道德观念束缚,人们不仅仅反对尸体解剖,更反对在活人身上摘取器官给他人移植;第二,出于价值观的考虑,器官移植属于高新技术,需要消耗大量卫生资源,不如用在大多数人的预防保健上。另外,器官移植的风险很大,以健康人器官的缺损来挽救一个生死未卜的生命,到底值不值得的问题等。

在器官移植中,人头移植的伦理道德问题是最为复杂的。1962 年,苏联首次在世界上进行了狗的全头移植。2 年后,美国科学家又将一只小狗的头移植到了猴子身上。随着生物医学技术的发展,人头移植成功也将不会遥远。人头移植无疑是治病救人的较好的办法,但同时也将器官移植的伦理问题推向高峰。用人头移植技术可以将2 个人合成 1 个人,我们要思考的问题是这个人到底是谁,他应该回谁的家呢?

器官移植伦理争论,是随着器官移植技术的不断发展而不断出现的。总体上看这些伦理争论主要表现在:器官供体来源、受体选择标准、医务人员在器官移植中的地位和作用等方面。

三、器官移植伦理原则

(一)尸体器官采集伦理

尸体器官的采集有两种类型,即自愿捐献和推定同意。

1. 自愿捐献

自愿捐献是世界各国都希望的最理想的人体器官收集方式。它是通过自愿和知情同意来获取器官,是目前器官移植的主要来源,也是伦理争议最小的一种获取器官的途径。其合理性就在于它强调了鼓励资源利用和充分知情前提下的利他目的,在整个社会和全人类倡导了一种互助和奉献精神。自愿捐献在一些国家得到认可,但通过自愿捐献的方式获得的器官比较有限,远远满足不了器官移植的需要。

2. 推定同意

指由政府授权给医生,允许医生在尸体上收集医疗所需要的器官。推定同意有以下 3 种形式。

(1)国家给医生授权 即由国家法规给医生以全权,可以摘取尸体上有用的组织和器官,不必考虑死者家属的意愿。目前,奥地利、丹麦、波兰、瑞士和法国等国家采用国家授权形式的推定同意。

(2)法律推定同意 即在死者或家属不反对的情况下,采集其器官。这种推定同意原则,在欧洲的芬兰、意大利、挪威、西班牙和瑞典等国家实行。

(3)单独执行供者或亲属意愿 如果供者生前曾表示过捐献意愿或其亲人同意捐献,即表明另一方的推定同意,就可以进行摘取,不必再进行商议。目前在我国主要采取这种形式。

(二)活体器官采集伦理

人体中的部分器官在摘除后不至于危及人的生命,这部分器官从医学角度来讲可作为活体摘除。活体器官移植多见于肾、皮肤、血液、骨髓等器官。活体器官采集的条件必须是多个的(至少是2个)或者是再生的,否则就等于用一个人的生命来换取另一个人的生命,伦理道德不允许,法律也不允许。

活体器官采集的伦理问题:从生理上讲,供体要承受大手术的痛苦及风险;从技术上讲,稍有意外就会发生危险或导致死亡;从心理上讲,无论供者自愿奉献,还是迫于种种压力,都会使供者产生紧张不安。新闻媒体经常报道一些儿子为母亲捐献,父亲为孩子捐献等感人事件,这些事件在使人感动的同时,也使那些因为种种原因不愿为亲人捐献的人们产生心理压力。

对于活体器官采集,世界各国大致遵循以下伦理原则:①捐献者必须是具有完全民事行为能力的人;②捐献者应在无任何外界压力的环境下,明确地表示愿意捐献自己的特定器官;在器官被摘除前,捐献者有权随时撤回其意愿,且无须说明理由;③捐献者应被告知器官摘除可能带来的后果和危险;④应对捐献者进行全面体格检查,并能预料其捐献器官后健康有保障;⑤所捐献器官应移植在指定的受体身上。

为加强活体器官移植管理,确保活体器官捐献人和接受人的生命安全,我国卫生部于2009年制定了《关于规范活体器官移植的若干规定》,规定捐献人体器官的公民应当年满18周岁且具有完全民事行为能力,活体器官捐献人与接受人仅限于以下关系:①配偶,仅限于结婚3年以上或者婚后已育有子女的;②直系血亲或者三代以内旁系血亲;③因帮扶等形成亲情关系,仅限于养父母和养子女之间的关系、继父母与继子女之间的关系。

(三)器官分配伦理

目前,器官移植供体器官存在明显不足,医务人员面临着器官分配的伦理道德难题,有限的供体器官如何分配,谁能优先得到器官,由谁做出裁决等问题都受到社会的广泛关注,目前医学伦理界认为应从以下标准来考虑。

1.医学标准

医学标准是指由医务人员根据医学科学发展和自身医疗技术水平能否达到的医学判断标准。这包括:①患者的器官是否已经衰竭,除器官移植外有没有其他办法解决;②医务人员及医疗单位的整体技术水平,是否已达到能进行器官移植的技术水平;③当面对数位患者患有同样的疾病需要同样的器官移植时,应该从配型、余年寿命、生命质量等医学标准来评价和决定。但在医疗活动中并非医学的标准就能判断,还需要参考其他标准。

2.社会标准

社会标准是指一个人面临器官移植时所需要考虑的一些问题,而这些问题对器官移植成功与否、医院经济运行状况等都很重要,因此需要认真对待。

(1)年龄　如果在老年人与青年人中间相比,一般来说应当是青壮年患者优先。

(2)家庭角色　一个2岁孩子的母亲和一个未婚青年谁更优先? 从家庭角色上看,孩子的母亲要首先考虑,因为她要承担养育未成年人的重担。

(3)社会价值　这是指通过衡量一个人对社会贡献大小或可能性来判断的,但是判断一个人的社会价值并不是十分容易的事,有时候甚至发生主观片面现象,这和患者的平等医疗护理权有一定冲突,应慎重执行。

(4)费用问题　器官移植费用较高,包括术后的排异反应费用,都需要考虑到个人的经济支付能力,否则可能会出现前功尽弃的局面。即使有同等支付能力的患者,还要参考其他条件综合考虑判断。如果处理不好就会出现有钱的富人买健康,没钱的穷人坐以待毙,这又不符合医德。

(四)器官移植的伦理原则

为加强活体器官移植管理,根据《人体器官移植条例》及《关于规范活体器官移植的若干规定》,确保活体器官捐献人和接受人的生命安全。在进行器官移植手术时,从伦理学的角度,应坚持以下原则。

1. 自主原则

器官移植的自主原则既包括器官捐献的自愿,也包括器官接受的自主,同时还包括受、供双方的知情同意原则。要使患者在器官移植之前了解器官来源,知晓可供选择的医疗方案的利弊和风险,并在对信息全面了解后做出最终的决定,这是器官移植中最重要的一项原则。

2. 尊重生命原则

在器官移植手术中,医务工作者不仅仅要尊重受体的生命,考虑受体术后的生存时限及生活质量;同时,还必须要尊重供体勇于奉献的高尚道德,充分考虑供体生命和术后的生活质量。尊重生命原则,重在强调生命的质量和生命价值的统一。这一原则的具体要求就是需要严格掌握选择供体、受体和器官移植手术适应证的标准,不做弊大于利的手术。

3. 非商业化原则

非商业化原则,就是严格禁止人体器官交易,反对器官采集商业化,这一原则是针对目前国内器官移植存在的买卖化倾向日益严重、器官交易日益凸显的问题而提出的。

4. 设置医学伦理委员会

医学伦理委员会应该由医学专业技术人员、医学伦理学专业人员和其他如法学专家、律师、医学心理学家、医学社会学家、受试者和普通市民代表等组成,是器官移植实施或实验的重要决策机构。一项手术只有经过2/3以上委员同意,医学伦理委员会方可出具同意摘取人体器官的书面意见。

(五)对医护人员的伦理要求

①态度端正,不存私利,不使患者生命遭受到危险或负担高额费用。②捐献者应无任何压力,明确利弊和出于利他的动机。③对活体捐赠者应按照医学标准证明其身体器官都是健康的,器官可供移植。④坚持亲属的知情同意原则。⑤告知接受器官移植者手术的风险,但为了保护接受器官移植者的利益,应尽最大努力争取手术成功。⑥对器官分配应坚持公平、公正,使捐赠的器官起到最佳的作用。⑦不得参加有商业行为的器官移植活动。

第二节 人体试验

人体试验是医学发展的前提和基础,是维护人类利益和医学发展的重要创造性工作。在提倡"以人为本"的今天,正确的依据伦理原则实施护理科研是一个值得受到关注的问题。

一、人体试验的历史发展

人体试验是以人体作为受试对象,通过人为的试验手段,有控制、有目的地对人体进行研究和考察的医学行为活动过程。试验的对象不仅限于患者,也包括健康的受试者。任何一种新药物的生产到应用,任何一项新的医疗技术的创新和应用,无论经过多少次的动物实验,都必须要经过人体的试验来证明其有效性和可行性。只有那些通过人体试验证明,确实对人体有益无害或者利大于弊时,这种研究成果才能用于人体。人体试验不仅能扩展人类对自身结构、功能的认识,并可望提供预防和早期诊断的新手段以及减轻痛苦、消除病痛和恢复健康的新疗法。同时,它也是指导医学基础理论应用于预防、诊治疾病的不可或缺的主要环节。

根据具体的实施过程,人体试验可分为四种类型。①天然试验是不受研究者控制、在天然条件下进行的人体试验。如由地震、水灾、核泄漏、瘟疫、战争等事件对人体造成的影响和伤害,而自然演化进行的试验研究。它既不受试验者的控制也不是出自受试者的意愿,所以此类试验的目的没有道德责任。②自愿试验是指受试者在一定的健康、经济目的或社会需求的支配下,自愿参与某些医疗、护理或药物疗效、新技术应用的临床试验。此类试验有益于人类医学领域的不断发展,一般是道德允许的,但试验者应承担对被试者的道德责任。③强迫试验是在一定的暴力或政治压力下,违背受试者意愿或未经受试者同意而进行的人体试验。此类试验无论结果如何,在道德和法律上都应受到谴责和制裁。④自体试验指的是研究人员担心试验对他人不利,或为了获取第一手试验资料,在自己身体上进行的试验。自体试验获得的信息准确、可靠,但其有一定的危险性,是试验者献身科研精神的充分体现。

人体试验是医学的起点和发展手段,从动物试验到临床应用的必经之路,可以说,没有人体试验,就不会有医学科学的发展和进步。护理人员会根据其在临床所在科室及职务的不同,在人体试验中需要从事很多种工作,其主要职责包括制订护理照护计划,执行或协助临床试验疗程,清楚治疗和给药的方法,监测药物对患者的作用、不良反应及毒性等,在所有的这些工作中,都需要有护理科研伦理的规范指导。

二、人体试验的伦理问题

人体试验的对象是"人",这决定了人体试验不仅是研究与被研究的关系,还存在着人类特有的伦理关系。随着科学技术的进步和试验医学的产生,人们对人体试验方法及过程控制的能力增强,人们的态度已经从最初的全盘否定转变到越来越多的支持。但是由于人体试验是一项技术性和实践性都很强的活动,并且带有一定的风险性,试验中仍然存在着各种固有矛盾。

1. 科学价值与受试者利益的矛盾

通过人体试验,人类逐渐攻克了一个个医学难题,获得了有效的预防和疾病治疗,它已经成为生物医学研究中不可缺少的组成部分。人体试验从增进人类健康新的药物和技术手段上来看,既有利于科学的利益,也有利于受试者的利益。然而在具体试验过程中,人体试验可能带来巨大的科学价值,同时人体试验本身可能会给受试者带来生理上或心理上的伤害,因此研究者一定要处理好两者之间的关系。

2. 主动与被动的矛盾

在人体试验中,研究者和受试者的地位是不同的。研究者处于主动地位,设计试验的目的、步骤和方法;受试者处于被动地位,只能从研究者那里了解试验的有关信息。因此,研究者应充分尊重受试者的权利与人格,提供给受试者足够的信息,要告知受试者试验中可能出现的意外风险和伤害,并采取及时的补救措施。

3. 自愿与无奈的矛盾

在人体试验的历史上,曾发生过无数次强迫或欺骗接受人体试验的惨剧,给人们的内心蒙上阴影。目前,世界学者公认,违背受试者的意愿,实行强迫性或欺骗性的试验是不人道的。但是,即使是自愿参加人体试验,也同样存在着不同程度的"无奈"。受试者自愿参加人体试验有着各种各样的目的,有的是为了促进医学科学发展、解决社会问题,有的是出于经济需要或是为了治疗疾病的目的,出于无奈不得不参加。

4. 公正与偏私的矛盾

医学研究中的公正,是指任何人、群体或阶层在参与研究时,都不得承受超过其所应承受的公平的负担。医学研究中不少研究者具有医护人员和研究者的双重身份,使研究者在研究中不知不觉地对受试者进行诱导,或施加不正当的影响。因此一个合格的科研工作者应处理好公正与偏私的矛盾,应将受试者的健康利益放在第一位。

5. 继续试验与终止试验的矛盾

在人体试验中,一旦发现受试者受到损害或正面临危险,无论其自身是否已意识或感受到,试验都应立即终止。另外,虽然受试者自愿参加人体试验并签订了知情同意书,但其有权在任何时候终止试验,而不管此试验是否存在危险。因此,把受试者的利益置于首位,是解决试验继续进行还是终止这一矛盾的正确道德决策。

三、人体试验的伦理原则

人体试验作为现代医学研究的一种重要方法,对促进人类健康的贡献有目共睹,符合人类自身发展的需要。但同时由于人体试验中也存在着诸多伦理矛盾,必须确立伦理规范加以引导。1946年人们首次制定了人体试验的基本准则——《纽伦堡法典》;1964年世界医学协会联合大会颁布了《赫尔辛基宣言》,具体规定了人体试验的道德原则和限制条件;2002年,国际医学科学组织委员会出台了关于涉及人类受试者生物医学研究的国际伦理准则,提出了21项准则;我国卫生部2007年颁布实施了《涉及人的生物医学研究伦理审查办法(试行)》。在人体试验中,除应遵循上述国际、国内的法律规范及伦理审查原则之外,还应遵循如下几个具体原则。

(一)医学目的原则

人体试验必须出于医学目的,为了人们的身心健康,为了改善人与自然的和谐共处关系,从而更好地促进医学科学发展。任何背离这一原则,或以医学为名,实则为人或集团私利的人体试验,都是不道德的行为。历史上,在第二次世界大战期间,德国纳粹分子和日本法西斯分子,对战俘和平民做了大量的惨绝人寰的人体试验,遭到了全世界强烈的法律制裁和道德谴责。现阶段,部分研究人员把人体试验当作实现个人目的的手段,忽视了医学的目的,往往忽视受试者的利益、健康和自由意愿,都是不道德的。

(二)知情同意原则

《纽伦堡法典》明确规定,受试者的自愿同意绝对必要,不受任何势力的干涉、欺骗和其他形式的压制或强迫。《赫尔辛基宣言》强调,有关于人的任何研究中,每个未来受试者都必须被告知。我国职业医师法第二十六第二款规定,医师进行试验性临床医疗,应当经医院批准并征得患者本人或其家属同意。

因此,研究者必须按照上述原则进行,这一方面遵守了国际通用法规和我国法律,另一方面也保护了受试者的健康利益,尊重了人的基本尊严和权益。人体试验应该在受试者知情同意、自觉自愿和没有任何外在压力的情况下进行。

(三)维护受试者利益原则

人体试验不能只顾及研究者的利益,必须以维护受害者的利益为前提。《赫尔辛基宣言》强调,医务人员在医学研究中的责任就是保护人体对象的生命、健康、隐私和尊严,试验的危险性不能超过带来的利益。因此,人体试验必须要经过动物试验,成功之后方可进行人体试验;在人体试验过程中,要有充分的安全措施,尽量在有经验的研究人员的指导下进行,避免造成受试者机体伤害或不可逆转的破坏;在试验之前科学地评估,应特别重视直接影响受试者的风险和利益;避免受试者在精神上可能受到的刺激和伤害,一旦出现对受试者不利的影响时,应积极挽救或立即终止试验。

(四)科学性原则

科学性原则,是要求人体试验的设计、过程、评价必须符合普遍认可的科学原理,始终有周密的设计和计划。

人体试验必须在符合医学目的的条件下,得到受试者的同意后方可进行,因此,在试验之前必须要有周密的设计和计划,考虑到各种不利的后果,并制订相应的对策。为保证人体试验的科学性,应坚持以下几点。①人体试验必须有周密的设计。试验人员在设计之前应在查阅大量文献的基础上,按照随机、对照、重复和均衡的原则,来设计试验程序。②人体试验必须有严格的监督审批程序。通过伦理审查委员会,加强科研风险控制与受试者权益保障。③人体试验必须以动物试验为前提。动物试验是人体试验前的一个重要环节,只有经过动物试验,获得真实准确的数据,对某种治疗方法、药物的毒害机制有了充分的了解之后,才可以进入人体试验阶段。④人体试验结束后必须做出实事求是的总结报告。人体试验就是为探求真理,因此,试验数据务必准确无误,绝对不可以为谋一己私利,主观臆断、篡改数据、虚构实验过程。⑤必须设立实验对照组。对照实验是为了科学了解试验效果,是消除偏见、正确判断试验结果客观效应的需求。在进行对照实验时,为保证对照组和实验组的齐同性和可比性,需要随机化分组,运用"盲法"并正确使用安慰剂,从而保证试验结果的科学性。

(五)保密原则

在人体试验研究中,受试者享有隐私权及匿名权。试验者对受试者提供的有关自身生理、心理、行为等资料,尤其涉及个人隐私的部分,应予以保密,不能任意宣扬。这样,受试者才有安全感,试验者才能获得受试者的信任,也才能获得受试者更好的配合。同时,对研究成果要做到严格保密,对试验所得资料应严加保管,这样,科研成果才能受到知识产权的保护。

(六)损伤赔偿原则

人体试验的风险性和效果具有不确定性,可能会给受试者带来身体的损伤或心理的伤害,导致受试者遭受到不应有的痛苦,为此给受试者以合理补偿是符合道德的。这种赔偿体现了医学人道主义精神和对受试者的尊严与权利的重视,但可预见的且受试者知情同意的不良反应不在赔偿之列。

思考题

一、选择题

1.在护理科研中首先考虑的是(　　　)

  A.试验执行者的利益 　　　　　　B.科学的利益

  C.社会的利益 　　　　　　　　　D.受试者的健康和利益

2.我国对生殖细胞商品化采取的态度是(　　　)

  A.支持 　　　　　　　　　　　　B.赞同

  C.不支持也不反对 　　　　　　　D.反对

3.在护理科研中,从伦理上应优先考虑的是(　　　)

  A.科学和社会利益 　　　　　　　B.是否符合医学目的

  C.是否做到知情同意 　　　　　　D.受试者的健康和利益

二、简答题

1.解释器官移植和人体试验的概念。

2.简述器官移植的伦理原则。

3.简述人体实验的伦理原则。

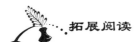

爱永远随之有一种使所受者享有幸福的欲望。

——休谟

爱主要是给予而不是接受……不是为了接受而给予。

——弗洛姆

一切技术,一切规划以及一切实践和抉择,都以某种善为目标。

——亚里士多德

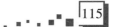

第八章

临终及死亡护理伦理

🎋 学习目标

◆ 掌握　临终关怀及安乐死的含义;临终护理的伦理规范;脑死亡标准的伦理意义;安乐死的伦理原则。

◆ 熟悉　死亡标准的演变;安乐死的伦理争辩。

◆ 了解　安乐死的历史发展;死亡教育及其伦理意义。

 案例

　　2003年11月30日,在阿姆斯特丹,对于托莱尔来说这是一个平常而又特殊的日子,因为她的母亲选择今天与所有亲朋好友告别。托莱尔的母亲今年71岁,是一个开明的退休女教师,几年前得了不治之症,就在几个月前她要求医生给她实施安乐死,以减轻她的痛苦,并且已经获得了两位主治医生的同意。开始,托莱尔也不同意母亲的这个决定,但看着母亲忍受地狱般的折磨,最终经过和家人的商议后,支持了母亲的决定。上午十点,托莱尔和家人、朋友等待牧师走进家门,祷告后,两名医生也随之而来,母亲的房间里布满了鲜花,母亲微笑着看着每一个人。开始后,关上灯,点燃蜡烛,放着母亲生前喜欢的音乐,医生为母亲注射了致命的药物,大家开始轻轻地抽泣,一会儿,老太太走了,但她是含笑走的……这是荷兰合法实施安乐死的第一人。

　　请问:您是如何看待安乐死的?

　　生是人生之开始,死是人生之终结。生老病死是人类发展的客观规律,作为一名医务人员,不仅要探索生命本质的奥秘,减少疾病的发生发展,延长人类的寿命,而且有必要研究死亡这一人生旅途的最后归宿问题。当今社会,医学和伦理学要求我们积极开展死亡教育,引导大众正确地认识死亡,对待死亡,宣传新的死亡标准,进行临终关怀和尸体料理,并将这些问题作为医学工作者的重点问题,同时将安乐死这一伦理学问题继续进行深入探讨。同出生一样,广大医务工作者更应该尊重临终病人的尊严

和权利,对其实施精心的照护和人道主义关怀,做好临终护理和尸体料理等工作,帮助临终病人平静地、安详地走完人生的最后旅途,同时对临终病人的家属给予安慰,使其早日从失去亲属的痛苦中解脱。

第一节　临终护理伦理

一、临终患者的心理特点和需求

临终护理针对特殊的服务群体,有着特殊的服务内容,在迈向死亡的过程中,临终病人的心理经历着特殊的变化发展过程,护士只有掌握临终病人的心理变化特点和行为要求,才能提高临终护理质量,圆满地完成这一特殊服务。

临终是指人临近死亡的最后阶段,是指现代医学不能彻底医治的疾病,经过一段时间的维持性治疗,病情仍继续恶化,救治已无任何意义,我们将医生认为是无效治疗时开始到病人临床死亡的这段时间称为临终。此时,病人的主要器官功能逐渐衰竭直至消亡。

不同国家的学者对临终期限有不同的规定,如美国把救治无望,估计只能存活6个月以内的病人确认为临终病人;在日本把预计只能存活2～6个月的病人称为临终病人;而在我国把估计仅能活2～3个月的病人称为临终病人。

(一)临终病人的心理变化

临终病人由于躯体受疾病的折磨,其心理及行为方式可出现对立的两个方面,主要表现为对生的渴求与留恋和对死亡的恐惧与抗拒。美国医学博士、著名精神病学家伊丽莎白·库布勒·罗斯,在其《论死亡与临近死亡》一书中,将病人从开始获知病情到临终死亡时期的心理反应分为如下五期。

1. 否认期

当病人在没有思想准备的情况下,得知已患疾病的严重性,即将面临死亡,病人此时的心理反应表现为"不可能,一定是搞错了",极力否认现状,拒绝接受这一事实,更愿意相信是医生的诊断错误。他们会怀着希望与期待到其他医院继续检查,期望产生不同的结果。这种反应是一种心理防卫机制,可以减少不良信息对病人的刺激。

2. 愤怒期

病人已得知病情及预后不佳,否认只能是"自欺欺人",无法再继续下去,他会慨叹命运的不公,表现出愤怒的情绪,"这不公平,为什么是我? 我没做过对不起别人的事情,老天怎么这么对我!"愤恨、痛苦而又无助的复杂情绪会纠结在一起,使病人失去理智,情绪失控,怨天尤人,脾气暴躁,迁怒于自己的亲人和医务人员,发泄自己内心的愤怒及对医疗单位、医护人员的不满,以弥补内心的失衡状态。有的病人甚至拒绝治疗。

3. 协议期

病人愤怒的心理随着时间的迁延逐渐消失,趋于平静状态,知道自己最终还需面临死亡,接受了临终的事实。有的甚至祈求神灵改变自己的命运,绝大多数病人更期待医务人员能妙手回春,期待医学科学奇迹的产生,使其疾病发生转折,或者延长自己的寿命。这一时期病人会努力配合治疗,态度和善,对自己曾经的言行会产生内疚悔恨,对病情好转抱有很大希望。

4.忧郁期

当病情继续恶化,身体状况每况愈下,病人意识到治疗无望,一切都阻止不了死亡的来临,便会陷入消沉、忧郁、伤感、沮丧、悲观的情绪之中,绝望地等待着死亡的临近。病人此时变得更加沉默寡言,情绪更为低落、压抑,甚至用哭泣来发泄。表现出强烈失落感的同时,病人因深感生命短暂,死神即将降临,必须与亲友告别,更期待喜爱的人陪伴。

5.接受期

这是临终的最后一个阶段。罗斯博士指出:"接受不应被理解为一个幸福的阶段,它几乎是没有感情的,仿佛痛苦已经过去,挣扎已经结束,正如一个病人所形容的那样,到了出征前的最后休息阶段。"经过一切的努力之后,病人变得平静,已经能够正视死亡的现实,接受死亡的最终到来。病人表现出安详、少言,更愿意独处;部分病人要求出院,更希望在家里等待生命的结束。

临终病人心理变化的五个阶段不是一成不变的固定模式,每个病人因个体差异不同,可能会出现次序和程度上的差异。不是每个人都会经历这五个阶段,也不是每个病人都是按照这一次序发展的,有可能几个阶段的心理特点交叉重叠出现,也可能有的人并未经历过其中的某一个或几个阶段等。总之,临终病人的心理变化十分复杂,需要护理人员细致入微地观察。

(二)临终病人的护理要求

就临终病人的心理行为特点,护理人员在护理实践中应该遵循护理伦理学道德规范,给予患者帮助与支持,正确应对病人不同阶段的心理变化。

1.否认期

①语言交流:护理人员应态度真诚,既不要欺骗病人,也不要拆穿病人的心理防卫,坦诚地回答病人的病情。在语言沟通中,切实注意自己的表达方式,可主动表示愿意和病人探讨死亡,渗透死亡教育的理念,循循善诱,让病人逐渐接受现实,正确面对死亡。②非语言交流:经常陪伴于病人身边,注意非语言交流方式的使用,比如鼓励的眼神。此期还应注意护士同其他医务人员言行的一致性,以免造成病人误会及对医护人员的不信任。

2.愤怒期

病人会无端对亲友及医务人员发泄不满,甚至训斥护士,拒绝治疗,我们应将其视为一种病人正常的发泄途径,一种有益于病人健康的行为方式,允许他们发怒、抱怨,以理解、同情、宽容的态度对待病人。

3.协议期

处于这一时期的病人对治疗抱有期望,态度友善,期望通过医护人员的努力帮助自己。护士在这一期应该加强护理,尽量满足病人的要求,通过自己的努力减轻病人痛苦,控制症状,防止病情继续发展恶化。

4.忧郁期

护理人员应该经常陪伴病人,鼓励其说出内心的感受,允许其通过哭泣来宣泄内心的不良情绪,尽量让家属陪伴左右,用积极乐观的态度影响病人。在这一时期尤其要注意观察病人悲观等不良心理反应,以免自杀等意外状况的发生。

5.接受期

尊重病人,给予病人安静的医疗环境,满足病人独处的需求,继续保持对病人的关心照护,此期更应加强病人的生活护理,使病人感受到人间的温暖,让病人安详,有尊严地离去。

当然,每个临终病人的社会文化背景、世界观、价值观的不同,造成了临终病人的心理反应存在很大差异。护士要提供高质量的护理服务,就必须掌握不同临终病人的心理变化。

(三)临终病人的需求

1943 年,马斯洛在《人类激励理论》论文中提出需求层次理论,亦称"基本需求层次理论",该理论将需求分为五种,像阶梯一样从低到高,按层次逐级递升。

1.生理的需求

生理需求是人们最原始、最基本的需要,临终病人的生理需求表现得更为迫切。①疼痛的控制需求:临终病人最主要的症状表现为疼痛,不仅影响了病人的情绪、饮食、活动、休息,更造成病人对疾病的恢复丧失信心。护士的任务之一就是减轻病人的疼痛,提供病人所需的支持与帮助,对症处理,控制疼痛,必要时使用哌替啶等强效镇痛剂。②生活护理需求:由于病情的原因,病人部分丧失或完全丧失了自理能力,容易形成自我形象紊乱,更加影响病人的情绪。因此,护士应为病人提供良好的生活护理,增加病人的舒适感。③环境的需求:临终病人需要的病室环境应该是安全、安静、整洁、舒适,色调相对温暖。

2.安全的需求

护士要时刻注意病人的人身安全,尤其是昏迷病人或危重病人,应该防止跌伤、撞伤及坠床的危险,可适当采用保护具。特别要注意由于内心绝望造成的自杀倾向。护士在工作中要注意与病人的交流,及时疏导病人的不良情绪。

3.情感和归属的需求

临终病人身心均经受病痛的折磨,情感变得更为脆弱,更需要关怀和慰藉,希望亲朋好友前来探视、陪伴自己,也希望得到医护人员的关爱和同情,减少孤独寂寞的情绪。

4.尊重的需求

临终病人更需要得到医务人员的人格尊重,维护其自身权力。尊重和保留病人的习惯和生活方式,保护病人隐私,尊重病人的知情权,尊重病人对治疗方案的选择权,尊重病人放弃治疗的权利等。

5.自我实现的需求

很多担负着重要工作、责任心强烈的临终病人,仍然希望在生命的最后阶段发挥自己的余热,为祖国、为人民、为社会奉献到最后一分钟。中国人民解放军第四军医大学陈绍洋教授就是最好的榜样,2012 年 4 月因患肝癌晚期,实施肝移植手术;2013 年 1 月肿瘤转移,实施股骨头置换手术。多年来,陈绍洋同志牢记宗旨,始终把人民群众利益放在第一位,倾心为患者服务。虽然身患绝症,依然信念不变,斗志不改,每天坚持工作 10 余小时,参与救治病人,整理临床经验,指导学生科研,用自己的医学实践和献身精神,履行着一心向党、行医为民的崇高使命,诠释了人民军医心系群众、践行宗旨的火热情怀。他用他有限的生命歌唱出最高的自我价值,值得所有医务工作者尊敬与学习。

二、临终关怀及其伦理意义

(一)临终关怀的概念、发展及特点

1.临终关怀的概念

临终关怀是一种"特殊服务",在中国台湾、中国香港地区将其称为"宁养服务"或"善终服务",是有组织地向临终病人及其家属提供的一种包括医疗、护理、心理、社会等各方面的全面照护。其目的一方面使临终病人的生命得到尊重,病痛得到有效缓解,生命质量得以提高,能够无痛苦、安详、有尊严地走完人生的最后旅程;另一方面,也使临终病人的家属身心健康得到维护,尽快从失去亲人的阴霾中走出。

2.临床关怀的历史发展

临终关怀可以追溯到中世纪欧洲的修道院,最初是教会为患病濒死的朝圣者修建的庇护所,使其得到最后的安宁。现代的临终关怀始创于 20 世纪 60 年代,创始人是英国的桑德斯博士。1967 年桑德斯博士在伦敦东南的希登汉创建了"圣克里斯托弗临终关怀医院",被誉为"点燃了世界临终关怀运动的灯塔"。随后美国、法国、日本、加拿大、阿根廷、德国等 60 多个国家相继成立了临终关怀的医疗机构。

在我国,1988 年天津医学院在美籍华人黄天中博士的资助下创办了中国第一所临终关怀研究中心,同年在上海诞生了中国第一家临终关怀医院——南汇护理院。自此以后,全国各地纷纷开办了临终关怀医院或临终关怀病房,有的医疗单位在原有的医疗活动中渗入临终关怀的有关内容。目前我国成立的临终关怀医院和病房已达数百家。1991 年 3 月全国成功举办首届临终关怀研究会,1993 年成立了"中国心理卫生协会临终关怀专业委员会",1996 年正式创办《临终关怀》杂志。此后北京、南京、西安等地相继开展了临终关怀服务,临终关怀的理论研究也不断深入。临终关怀在我国尽管起步较晚,但在政府、社会、群众的大力支持下,得到了较快发展。

3.临终关怀的特点

(1)收治对象的特殊性 相比较临床医疗护理,它收治的主要对象是濒死的临终病人。

(2)工作方法的特殊性 将以治疗疾病为主转化为关怀照护为主,对临终病人而言,治疗已无任何价值,生命即将结束。所以应该以姑息治疗为主,缓解痛苦,控制症状,对病人实施全面的身心照护。

(3)工作目标的特殊性 以延长病人生存时间转变为提高生命质量。临终关怀以提高生命质量为宗旨,维护病人的尊严和价值,尊重病人的权利和义务,让病人在最后的阶段享受人生的关怀,感受人性的伟大,安详舒适地度过最后的阶段。

(4)工作内容的特殊性 不仅包括对病人的照护,而且涉及对病人家属给予慰藉、关怀和帮助。

(二)临终关怀的伦理意义

临终关怀事业体现了护理伦理的真谛,始终贯穿着人道主义精神,最终提高病人

的生命质量,尊重生命的神圣,体现生命的价值,维护生命的尊严,其伦理学意义体现在以下几方面。

1. 有利于体现医学人道主义

医务人员针对临终病人这一"特殊的患者群体",使病人得到了多方面的照护,不仅减轻了肉体上的痛苦,在精神上更得到了慰藉。使病人的临终生活在得到社会尊重、医护照护、亲情关怀的情况下更有意义、更有价值,让病人安详、舒适地离开。同时,临终关怀还包含着对病人家属的慰藉、关怀和帮助,其体现的人道主义精神更广泛、更完善,给医学人道主义也注入了新的内容。

2. 是生命论统一的体现

生老病死是人类发展的客观规律,不因任何人的意志而改变。当人的生命处于临终状态时仍能够得到应有的照护,这就维护了生命的神圣性。一个人的临终生活是在安详、舒适、无痛苦的状态下度过的,其生命质量便得到了提高;临终病人获得了临终关怀,得到了医护人员的尊重,有尊严地离开人世,其生命价值也得以体现。因此,临终关怀体现了生命神圣,质量和价值的统一。我们虽然不能增加生命的长度,但是我们可以增加生命的宽度。

3. 体现了社会文明的进步,提高了社会道德风尚

社会上越来越多的个人群体正响应临终关怀对弱势群体的关爱照护,积极参与其中,奉献爱心,让更多的临终患者享受到临终关怀。

4. 有利于护理人员道德水平的提高

临终关怀的特点决定了除了具备专业的知识和技能外,要做好这项工作需要护理工作者更多的同情心、耐心、爱心。尊重病人的人格权利与生命价值,同时不忘对病人家属的同情和关怀。在较高道德水平的要求下,必然会促成医务人员高尚道德素质的养成,最后辐射影响整个医疗卫生行业的道德水平。

三、临终护理的伦理规范

临终护理是临终关怀的组成部分,临终护理并非是一种治愈疗法,而是一种专注于在患者将要逝世前的这段时间内,减轻其疾病的症状、延缓疾病发展的护理工作,是社会的需求和人类文明发展的标志。对于临终病人,护理的重点是症状的控制、心理的支持、家属的安慰,从而改善其临终生活质量,使其能够安详辞世。它是护理工作的一项特殊服务,因此,临终护理有其特殊的伦理规范。

(一)耐心做好心理护理

临终阶段是人的一生的特殊阶段,因为即将面临死亡,因此病人的心理变化极其复杂,他们大多数表现出烦躁易怒、忧郁悲观,甚至绝望厌世。对于病人可能出现的情绪变化和不理智行为,护理人员应给予充分的理解,要有仁慈心、同情心,以亲切的态度、和蔼的语言和友善的行为对待他们。用宽容大度的胸怀理解病人,认为这是他们发泄的正常途径。谦让容忍,不与病人斤斤计较,尽力做好护理服务,满足其合理要求,使病人始终都获得精神上的安抚,在生命最后阶段能得到温暖优质的护理服务,在平和的心态下逝去。同时,临终病人对死亡都存在着恐惧心理,要求护士积极主动地与病人接触,鼓励其表露内心的真实情感,在交谈中渗透死亡教育,帮助病人理智地认识死亡,勇敢地面对死亡,减轻内心的恐惧。

(二)减轻患者疼痛

临终病人特别是晚期癌症病人,大都备受疼痛的煎熬和折磨。对此,护士在临终护理过程中,要坚持以姑息治疗为主,控制症状,减轻病人的痛苦。此时病人已不存在康复的可能性,应以提高生命质量为主,适当使用止痛剂,尽最大力量去帮助病人解除躯体上的痛苦,提高其临终生活的品质。

(三)同情关心患者家属

病人处于临终状态,其家属同样会受到身心的双重损害,精神痛苦压抑,情绪沮丧抑郁,甚至面对即将失去亲人的悲伤会出现情绪失控,做出不理智的行为。对此,护士要能够设身处地地理解家属,给予关爱照护,用积极乐观的心态引导他们重新振作精神,早日摆脱不良心理困扰,更好地面对生活,陪病人走完最后的生命旅程。

第二节 死亡教育

泰戈尔在诗中写道"生如夏花之绚烂,死如秋叶之静美。"死亡对任何人来说都是不可避免的最终结局,生命旅程的终点站。当今社会我们既要注重"优生",也要注重"优死",死亡质量是衡量生命质量的重要指标之一。医务人员要注重提高生命质量,就必须关注最新的死亡标准,如何才能正确确诊死亡,怎样开展死亡教育,这样才能达到医学和伦理学发展的要求。

一、死亡标准的演变及其伦理意义

(一)死亡的概念

死亡,是指生命消失,对象一般是有生命的事物。死亡作为疾病的一种转归,也是生命的必然规律,是机体生命活动和新陈代谢的终止,死亡的实质是人的自我意识的消失。

死亡不是一蹴而就发生的,它是一个逐渐进展的过程,医学上把它分为以下三个时期。

1.濒死期

濒死期又称临终状态或"濒死挣扎期",是死亡的最初阶段。此时脑干以上的神经中枢功能丧失或受到深度抑制,机体各系统的功能发生了严重障碍,导致病人的意识、心跳、呼吸、血压和代谢方面出现紊乱。心跳减弱,呼吸微弱,意识模糊,此期生命处于可逆状态,如能得到及时有效的抢救,即可复苏,否则将进入临床死亡期。现代医学抢救与维持生命技术的发展,可以延长濒死病人的生命,甚至使之"起死回生"。认定病人处于临终状态只是一种判断,这种判断是人们根据头脑中已有的医学科学知识对病人的病情做出的某种假设和推测,因此可能出现失误。如果医生经验不足,或医学水平较低,尚不足以对病人的生命状态进行准确的判断,这都会导致判断出现错误,失误将会产生。

2. 临床死亡期

临床死亡期又称个体死亡或躯体死亡期,是濒死进一步发展的阶段,中枢神经系统的抑制范围进一步扩大,延髓处于极度抑制和功能丧失的状态。此时,病人的心跳、呼吸完全停止,出现瞳孔散大,各种反射消失,组织细胞仍有微弱而短暂的代谢活动。此期重要器官的代谢尚未停止,因此,对临床上触电、溺水等致死病人,及时采取有效措施,仍有复苏的可能。

3. 生物学死亡期

生物学死亡期是死亡过程的最后阶段,又称全脑死亡、细胞死亡。中枢神经系统及机体各器官的代谢活动随之相继停止,出现不可逆的变化。机体细胞和组织最终死亡,生命现象彻底消失。继而出现早期的尸冷、尸斑、尸僵和晚期的尸体腐败。

(二)死亡标准的演变

1. 心肺死亡标准

传统的死亡标准把心肺功能作为生命最本质的特征,过去人们习惯把呼吸、心脏功能的永久性停止作为判断死亡的标准,认为心肺功能的丧失,心跳、呼吸的停止就意味着死亡。随着医学科学技术的飞速发展,新的仪器、药物、生命支持技术的开展应用,使得那些已心跳、呼吸停止的,看似"已经死亡的人",只要其大脑功能保持着完整性,一切的生命活动均有恢复的可能。

20世纪50年代以来,人体脏器移植术广泛开展,人类历史上第一例心脏移植手术的成功,打破了原来心死等于人死的传统死亡观念。病人自发呼吸停止后,仍能依靠人工呼吸等措施在一定时间内维持全身的血液循环和各器官的功能活动,这就颠覆了原有的呼吸停止就等于死亡的传统观念。许多临床抢救病例说明,有效应用心脑肺复苏术后,有些呼吸、心跳停止的病人,尤其是经创伤意外(触电、溺水、车祸等)所致的心脏骤停,经积极抢救后,不仅可以复苏,甚至是可以痊愈的。现代人工低温技术的应用,将人的体温降到 $5\sim6$ ℃时,心跳、呼吸即完全停止,但这并不意味着人的死亡。若干小时后,经过复温,人的一切生命活力都可以完全恢复。另外,脑部大面积或全部受损伤的病人,在医疗技术的帮助下,如使用人工呼吸机、心脏起搏器以及足够的静脉营养,仍能维持正常心跳、呼吸,维持很长一段时间的植物状态生命。一旦撤去人工呼吸机或起搏器,停止静脉营养供给,这种生命便会立即结束。以上情况表明,心肺功能的停止并不等于生命的终止,可见原有的心肺死亡标准确实存在局限性,不够科学合理,有碍医学学科的进一步发展。于是,传统的死亡标准在人们心中发生了动摇,就迫切需要提出更加科学更为合理的死亡标准。

但是死亡标准的确定不仅取决于科学的认识,还取决于社会的需要。原有的心肺死亡标准存在的弊端:①对于需要器官移植的患者来说,心肺死亡标准往往延长确诊死亡的时间,延误了摘取死者的新鲜器官,从而影响器官移植的成功率;②心肺死亡标准之下的植物状态生命,会带来一系列的经济和道德问题,动摇人们对心肺死亡标准的信念;且植物状态生命造成了生命分离现象,即生物学生命存活和社会学生命死亡的事实。而人的本质属性是社会性,在"生物人"和"社会人"死亡分离的情形下,大多数学者认为"社会人"死亡更符合科学的死亡标准。这些现象催生了脑死亡概念的出现,促使传统的心肺死亡标准过渡到脑死亡标准。

2.脑死亡标准

所谓脑死亡,即全脑死亡,是指某种病理原因引起的脑组织缺血缺氧坏死,致使脑组织功能和呼吸中枢功能达到不可逆转的消失阶段,包括大脑、中脑、小脑、脑干的不可逆死亡。不可逆的脑死亡是生命活动结束的标志。

1968年美国哈佛大学在世界第22次医学会上发表报告,对死亡的定义和标准提出了新的概念——脑死亡标准,即哈佛标准。哈佛标准的四条具体诊断标准如下:①对外界刺激和内部需要无感受性和反应性;②无自主的肌肉运动和自主呼吸;③无反射(主要是诱导反射);④脑电波平直。以上四条标准持续24 h反复测试结果无变化,且排除体温低于32.2 ℃及使用中枢神经系统抑制剂的病例,即可做出脑死亡的诊断。

相比较传统的心肺死亡标准,第一,脑死亡标准不仅能指导医护人员正确实施复苏术,还可以准确判断死亡时间,减少法律纠纷,有利于器官移植的顺利开展;第二,认为相对"生物人"而言,人更应该属于"社会人",减少了植物状态生命所带来的一系列经济和道德问题。

(三)确立脑死亡标准的伦理意义

脑死亡标准取代传统的死亡标准,产生了重要的伦理学意义。

1.有利于尊重生命,科学地确定死亡

传统的心跳、呼吸停止的死亡标准,经过临床实例证明并不是判断死亡的可靠标准,如某些创伤意外(溺水、触电)等的患者,经过有效抢救,即可"死而复生";某些服用了中枢神经系统抑制剂的患者,或处于低温状态下的患者,处于"假死"状态,也不能判定其死亡。而脑死亡是不可逆的,它最终必将导致呼吸和心跳停止,整个生命系统不可逆的停止,这有助于我们准确的判断死亡状态,维护人类生命的神圣与尊严。

2.有利于优化配置有限的卫生资源

这些脑功能不可逆丧失的患者,依靠生命支持技术维持特殊的生存状态,即使心跳、呼吸依然存在,仍然是无意识的植物状态生命,这只能称为"生物人",并非具有实际意义的"社会人"。这种生命是无价值的,在社会卫生资源有限的情况下,为了维持这种无价值的植物状态生命,实质上是对卫生资源的浪费。对家属及社会来说,这种状态是无意义的延长,只会造成精神及经济上更大的压力。脑死亡标准的确定,将有助于卫生资源的合理配置,在资源有限的情况下,将受益更多的人。

3.有利于器官移植的顺利开展

器官移植是医学科学进步的重要标志,可以挽救某些器官衰竭者的生命,实现器官的"再生"与"新生",延续它的存在意义,体现它更大的价值。脑组织对缺血缺氧最为敏感。当缺氧还未引起其他组织器官损伤时,脑组织便出现死亡。所以,依照脑死亡标准对供体做出死亡诊断,就能及时有效地摘除有用器官或组织,供器官移植者使用,提高器官移植的成功率。

二、死亡教育及其伦理意义

(一)死亡教育的概念及其伦理意义

1.死亡教育的概念

死亡教育是指通过客观地分析死亡现象,将关于濒死与死亡及其生活的相关知识传递给人们,使人们科学、客观、理性地认识死亡,树立起正确的生死价值观,深入思考死亡的道德价值及伦理意义。

美国的生命教育起初是以死亡教育的形式出现的,美国的死亡教育名为谈死,实则通过死亡教育让人们树立正确的生死观念,以正确的态度保持生命、追求生命的价值和意义,其实质是让人们接受死亡教育的同时,更加珍惜生命。

大力开展死亡教育,可以增强人们的死亡意识,树立科学的死亡观、价值观,坦然面对死亡,寻求最佳的临终模式,维护人的尊严。

2. 死亡教育的伦理意义

目前,许多国家非常重视死亡教育。很多西方发达国家已经把死亡教育深入到从小学到大学教育的每一个阶段。它的伦理意义主要体现在以下几方面。

(1)有利于科学死亡观的确立 死亡教育使人们透过生命现象认识到生命的本质,把树立正确的死亡观作为教育的首要位置,教育人们认识到生命的短暂性,不可逆性。死亡的客观存在性,告诫人们善待生命,珍爱生命,在有限的生命中体现出生命的质量和价值,为他人和社会做出积极贡献。虽然死亡不可避免,但是我们要通过死亡教育告诉人们,当死亡降临之时,做好心理准备,抛弃恐惧,泰然处之,正视死亡,接受死亡,平静、安详地离开这个世界。

(2)有利于缓解人们对死亡的恐惧 研究表明临终患者大多存在对即将面临死亡的恐惧和焦虑,加之一些根深蒂固的封建迷信,更让人们加深了对死亡的畏惧心理。死亡教育能使人们了解人体生物性死亡的真正原因、条件及其发生、转归的过程,科学地认识死亡,破除错误的宗教神学和唯心主义观念,减轻死亡前的心理煎熬和痛苦,消除对死亡的恐惧心理。

(3)有利于促进医学科学的发展 当代医学的发展与尸体解剖、器官移植、基因工程等密切相关。尸体解剖和检验能使人们科学地认识人体构造和疾病产生及死亡的原因,在医学教育教学及法律纠纷、案件侦破等方面起着举足轻重的作用;患者捐献遗体组织和器官,可缓解器官移植手术中器官的供应不足。然而我国传统观念束缚着人们的思想,妨碍了尸体解剖的正常进行,阻碍着遗体和器官的捐献,势必造成医学学科的发展受阻。死亡教育有利于人们破除这些陈腐观念,更新观念,支持尸体解剖,自愿捐献遗体,真正体现了人生的价值,造福他人和社会。

(4)有利于殡葬陋习的破除 死亡教育的实施使人们认识到死亡无法避免,应该在亲人尤其是老人活着的时候,关心爱护老人,尽忠尽孝,安度晚年,而不提倡老人死后摆排场、讲阔气的豪华殡葬仪式;同时支持鼓励遗体捐献,破除封建观念,在生命结束之后仍然能发挥自己生命最后的价值。爱因斯坦曾说过:"一个人的价值不在于他得到了多少,而在于他奉献了多少。"

(二)死亡教育的伦理规范

随着社会及医学科学的进步,护理工作日益社会化,护士担负着对人民群众进行死亡教育的义务。

首先,护士面对临终患者,应给予正确的死亡心理和观念的辅导,减轻患者对死亡的恐惧,正视死亡,接受死亡。其次,护士面对临终患者家属,要鼓励其说出内心感受,减轻悲痛的程度,使其接受亲属死亡的现实。最后,护士进行自我死亡教育,在教育他人的同时,护士也要教育自己树立正确的死亡观,超越恐惧心理。

第三节　安乐死

一、安乐死的历史发展

纵观历史,安乐死并不是新问题,其理论和实践都有很长的历史。自古以来就有加速死亡的措施,如游牧部落在迁徙时常常把病人、老人留下来让其自生自灭,减少部落的负担,保证部落始终处于强盛状态;古希腊的斯巴达人为了保持健康与活力,处死生来就存在病态的婴儿;古罗马允许病人及残疾人"自由辞世"。

随着生产力的提高,人类社会的进步,尤其是宗教的产生,对人类思想文化产生了巨大的冲击,认为人的生命是天神赐予的,死亡也应由天神决定,只有君主有权主宰臣民的生死,自杀及安乐死被认为是篡夺了造物主主宰生死的权利。

16 世纪后人本主义的兴起,从天赋人权的基本思想出发,并不提倡安乐死。但是也有学者从社会的效益和理性的思考出发,提出安乐死的主张。如 17 世纪法国著名的哲学家弗兰西斯·培根在《新大西洋》一书中,主张实行自愿的安乐死,提出了"无痛苦致死术"。哲学家休谟和康德也都支持安乐死。17 世纪开始,人们一般把安乐死指向医生采取措施让病人死亡,甚至加速病人死亡,但总的来说,关于安乐死的讨论,相对沉寂了一段时间。

19 世纪开始,安乐死作为一种减轻死者痛苦、减轻患者不幸的特殊医护措施在临床实践中开始应用。

进入 20 世纪 30 年代,欧美各国都积极提倡安乐死,主张安乐死的人还发起和组织运动,谋求得到法律的认可。1935 年,英国率先成立了"自愿安乐死协会",并于1936 年向议会提出了关于安乐死的法案。1937 年,瑞典做出了可以帮助自愿安乐死的法律规定。1938 年,美国成立了"无痛苦致死学会"。1944 年,澳大利亚和南非也成立了类似的组织。这一时期赞同安乐死的人越来越多,甚至发展成为一种特殊的人权运动——安乐死运动。第二次世界大战期间,安乐死被再次提出,并大肆宣传和广泛推行于纳粹德国。希特勒于 1938 年拟定了所谓的强迫"安乐死"纲领,使 20 多万人死于纳粹帝国的"安乐死中心",其中大多是犹太人,这实际上是借安乐死之名行种族灭绝之实。由于安乐死运动被纳粹德国所利用,变成了残杀人类的工具,杀害了数百万无辜者,从而使安乐死声名狼藉,此后几十年里安乐死的讨论几乎销声匿迹。

20 世纪 60 年代后,安乐死的讨论被重新提出,安乐死立法运动重新兴起。1962年,日本名古屋高级法院通过判例形式列举了合法"安乐死"的六大要件。1967 年,美国建立了安乐死教育基金会。1969 年,英国国会对自愿安乐死的法案进行辩论。1973 年,荷兰成立自愿安乐死团体。1976 年,丹麦、瑞典、瑞士、比利时、意大利、法国、德国等国家也成立了类似组织。1976 年,日本举行了第一届自愿安乐死国际会议,在其宣言中强调指出,应当尊重人"生的意义"和"庄严的死"。同年,美国加利福尼亚州颁布了人类历史上第一个有关安乐死的法案——《自然死亡法》,该法案明确规定:当有两名以上的医生证明病人已处于不可逆转的临终状态时,根据病人的愿望而终止维持生命的措施是合法的。

提到安乐死,我们不得不关注荷兰。荷兰是世界上主动安乐死得到社会承认的唯一一个国家,其皇家医学会也是世界上唯一支持主动安乐死的医学会。1987年,荷兰就安乐死问题通过了有严格限制的法律条文,允许医生为患绝症的患者实施安乐死,条件是必须由病人本人提出这一要求。1993年3月,荷兰议会正式通过了一项关于针对没有治愈希望的病人有权要求结束自己生命的法案,成为世界上第一个通过安乐死立法的国家。2001年3月,荷兰议会通过了"安乐死法案",成为世界上第一个使安乐死完全合法化的国家。据统计,荷兰全国每年用无痛苦致死结束生命的病人已达5 000人。

安乐死概念是20世纪中期传入我国的,由于安乐死的问题比较复杂,涉及道德、伦理、法律、医学等诸多方面,中国至今尚未为之立法。我国受"听天由命""身体发肤,受之父母,不敢毁伤,孝之始也"这些传统文化的影响,是不允许安乐死的。但是由于国际上的影响和社会观念的不断进步,安乐死也逐渐渗透入我国的文化领域。中国首例安乐死事件就引起了广泛关注和讨论。1988年,我国在上海举行了首次"安乐死学术讨论会",探讨了安乐死在我国实行的可能性和可行性,会议虽然取得了积极有益的成果,但直至现在安乐死立法问题仍然是我国各界争论的热门话题。

二、安乐死的概念与分类

(一)安乐死的概念

安乐死一词源于希腊文,有"好的死亡"或"无痛苦的死亡"的含意,是一种给予患有不治之症的人以无痛苦、有尊严的提前结束生命的方式。安乐死有两层含义:一是无痛苦的死亡,安然地去世;二是无痛致死术,即为结束不治之症病人的痛苦而采取的措施。

安乐死一般用于在个别患者出现了无法医治的病症,因病情到了晚期,濒临死亡,对病人造成了极大的负担,不愿再受病痛折磨而采取的了结生命的措施,由病人或家属提出,经过一定的法律、道德及科学程序,由医务人员用药物或其他方式进行。这是一种提前结束病人生命的临终处置方式。

(二)安乐死的类型

根据实施中的控制方式不同,安乐死可分为主动(积极)安乐死和被动(消极)安乐死。主动(积极)安乐死是指符合安乐死条件的病人,由医生主动为病人结束生命;被动(消极)安乐死是指对符合安乐死条件的病人,按病人意愿,停止治疗和抢救措施,使其自然死亡,即不以人工医疗措施干预的方法来人为延长病人痛苦的生命的死亡过程。

三、安乐死的伦理问题

安乐死是一种"人为"的死亡方式,是医务人员或消极或积极地加速,而非延缓病人的死亡,以减轻患者痛苦,实现社会利益最大化的方式。因此,是否应该帮助患者实施安乐死,安乐死该不该被合法化仍然是各国讨论的热门话题。

1.赞成安乐死的观点

(1)安乐死符合人权需求 每个人既有追求生的权利,也有在身患绝症,备受折

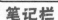

磨时选择死亡方式的权利。反映了人类追求无痛苦的、有尊严死亡的愿望,是人类社会文明发展的进步。

(2)体现了医学人道主义　救死扶伤是医务人员的职责,减轻痛苦同样是医护人员的职责。面对已无治疗希望的患者,无效的治疗只会徒增患者的痛苦,使其继续饱受痛苦的折磨。医务工作者更应该本着人道主义原则,帮助病人结束痛苦,安然离去。

(3)安乐死符合生命质量论和生命价值论　安乐死的对象是濒临死亡的患者,死亡已无法避免,继续维持治疗只是延长痛苦,其生命质量和价值已然失去。实施安乐死可解除其身心的痛苦,让患者的生存质量提高。

(4)安乐死可以避免卫生资源浪费　安乐死可以减轻病人家属及社会的精神和经济负担,而且可节约卫生资源,有利于将有限的卫生资源合理分配,充分发挥资源的有效配置,救治更多病人。

2.反对安乐死的观点

(1)违背了生命神圣权　人的生命具有至高无上的道德价值,医护人员应将救死扶伤、延长人的寿命作为自己的职责,只能延长生命,不能人为地加速生命的结束,而且安乐死在未被立法之前实施,容易被他人为某种不正当目的和企图所利用,成为变相杀人的工具。

(2)阻碍了医学的发展　"不治之症"只是相对而言的,我们的科学家及医学工作者正不懈努力攻克医学面临的种种难题,如果实施安乐死,在一定程度上将导致医务人员放弃探索根治"不治之症"的责任,使病人错过转危为安的机会,将妨碍医学科研的发展。

(3)安乐死可能带来许多消极的社会后果　第一,如果承认安乐死的合法性,面对社会的老龄化问题,越来越多的老人将会生活在安乐死的不安中,面对患有不治之症的患者,也会是个沉重的打击。虽然每个人都知道死亡无法避免,但同时又希望自己可以活的更久。第二,安乐死可能导致滥杀无辜的严重后果,也会成为很多不孝的晚辈逃避赡养责任的庇护,一些医务人员也可能通过安乐死掩盖自己的医疗差错。第三,还容易出现"多米诺效应",即如果允许在某种情况下结束人的生命,那么,你可能为在其他情况下乃至于所有情况下结束人的生命打开了大门。

四、安乐死的伦理原则

安乐死的实施必须遵循下列伦理原则。

1.客观性

客观性即接受安乐死的患者必须是当前医学界公认已患绝症且濒临死亡的病人,病人正处于痛苦不堪、难以忍受的情况下。

2.自主性

自主性即病人有自主权,可自主选择实施安乐死,当家属有不同意见时,首先考虑病人的意见。

3.目的性

实施安乐死的目的必须是出于对病人死亡权利的尊重,出于医护人员的人道主义精神,同情患者的目的。

4.专业化原则

安乐死必须由熟知相关法律法规的资深医学专家,经过法学家、伦理学家、社会学家组成的审批委员会审批后由专职的安乐师来依法实施。

5.法制化原则

安乐死的申请、受理、审批和执行必须接受法律的全程监控。

第四节　尸体料理伦理规范

尸体料理是对患者临终护理的最后一个步骤,是整体护理的具体体现。做好病人死亡后的躯体料理工作,不仅是对病人生前护理的延伸,体现了对生命的尊重、人格的尊重,而且也是对死者家属的最好安慰,体现了护士高尚的职业道德和人道主义精神。

一、尸体料理及其伦理意义

(一)尸体料理的概念

尸体料理是护士在病人死亡后对死者尸体所进行的一项护理工作,它是临终关怀的重要内容之一。其目的是保持尸体清洁无异味,表情安详,肢体舒展,易于辨认等,也可达到安慰家属、减轻悲痛的目的。

(二)尸体料理的伦理意义

1.对死者人生的尊重

尸体料理是一个人一生中接受的最后一项护理服务。一个人死后,其生物学特征已经消失,但其社会学特性犹在。每个人都希望自己在别人的眼里始终可以维持一个美好的形象,即使是在死亡之后。所以,护士对尸体的料理可以让死者有尊严地离去,保持原有的仪容仪表,安详坦然地离开人世。

2.对死者家属的安慰和对社会的尊重

对死者尸体的料理,既可以安慰其亲朋好友,也可减轻他们因为失去亲人的悲痛。死者虽已失去了生命,但其社会价值永远存在。对其晚辈而言,死者依然是其可亲可敬的长辈;对同事而言,死者的过去或许是他们学习的榜样;那些曾经为社会的进步发展付出艰辛努力,做出重大贡献的人,更不会因为与世长辞而磨灭他们曾经的功勋,历史永远记得他们,人们永远记得他们,他们的精神将永存,并被发扬光大。

总之,人是生物人,更是社会人。尸体料理的生物学意义虽小,但其社会意义十分深远。虽然人的心跳、呼吸停止了,大脑功能丧失了,生物学意义上的人已经死去,但其社会学属性不会随之很快失去。护士绝不可因病人的离世而对其尸体的料理采取轻视、松懈的态度。

二、尸体料理伦理规范

1.严肃认真,尊重死者

病人死亡后,护士应始终保持对死者的尊重态度,表情严肃,认真妥善地料理好尸体,严格按尸体料理程序一丝不苟地进行操作,护士不能认为尸体已无知觉而随意摆弄,轻率暴露;更不能在死者旁边谈笑风生,嬉笑打闹。在尸体料理时,动作轻柔,操作敏捷,保持尸体的完整性。

2. 细致考虑,妥善负责

在尸体料理中,护士要担负对他人、社会的道德责任。为了避免死亡对其他患者造成的惊扰及心理上的不良刺激,护士在病人临终时,在条件允许的情况下,应将病人转移至抢救室或单人病房,以便进行临终前必要处理以及死亡后的尸体料理;若床位紧张,亦应设置屏风遮挡视线。如遇有传染病人死亡,其尸体料理必须严格按照消毒隔离常规进行,病室及死者用物应给予彻底的终末消毒,以防传染病的播散,维护他人健康安全。

3. 遗嘱遗物,妥善处置

护理人员应具有法制观念,并抱着对死者及其家属负责的态度,妥善处理遗嘱和遗物。病人在死亡时医务人员必然在场,如果死者家属在场,应将其遗物及时转交给家属;如果家属不在,应由两名护士共同清点、记录,并交有关人员代为保管,同时,及时通知家属前来认领,护士绝不可草率行事,对死者遗嘱、遗物不管不问,随意处理;更不能将死者贵重物品占为己有。遗嘱具有法律意义,如临终患者有遗嘱需要交代,而家属不在场时,应有两名以上见证人在场,共同聆听遗嘱内容,护理人员应如实记录遗嘱内容和患者当时的精神状况等,并当场签全名。如遗嘱涉及护理人员本人时,护理人员则应婉拒并回避作为见证人在场。护士担当见证人时,一定要谨慎行事,遗嘱应及时转告给死者家属,不可随意泄露或者谈论遗嘱内容。

4. 态度诚恳,安慰家属

死亡对患者来说是痛苦的,对家属来说更是带来无尽的伤感,亲人的死亡无疑对家属是个沉重的打击。对于死者的家属,护士要给予更多的理解与同情,态度诚恳,细心安慰,耐心劝解,帮助其从极度的悲哀中尽快解脱出来。同时,劝其节哀,勇敢坚强地面对亲人的逝去,安排好以后的家庭生活及工作。

5. 支持捐献,责无旁贷

一些具有奉献精神的患者及家属,提出捐献遗体、器官、组织的愿望,甚至留下相关遗嘱时,医务人员要以热情的态度给予支持,尊重患者决定,敬佩患者的行为,并积极提供有关指导,帮助办理有关手续,使其愿望尽早实现。

思考题

一、选择题

1. 关于临终关怀,说法正确的是(　　)
   A. 治疗和护理并重　　　　　　B. 重治疗,轻护理
   C. 重护理,轻治疗　　　　　　D. 重病人,轻家属
   E. 重家属,轻病人

2. 临终关怀的工作目标是(　　)
   A. 积极抢救治疗,减轻患者症状
   B. 尽全力延长病人生命
   C. 满足病人所有要求
   D. 了解和理解病人家属心理需要并予以心理支持

E.提高病人的生命质量,维护病人的生命尊严和价值

3.我国第一家临终关怀医院创建的时间和地点分别是( )

    A.1994年上海   B.1988年上海

    C.1988年天津   D.2000年浙江

    E.1988年北京

4.关于临终病人不愿意相信自己患病,这个属于临终患者心理过程的( )

    A.否认期   B.妥协期

    C.愤怒期   D.抑郁期

    E.绝望期

5.现代脑死亡标准不包括( )

    A.可逆的深度昏迷   B.自主的肌肉运动和自主呼吸消失

    C.呼吸、心跳停止   D.诱导反射消失

    E.脑电波消失

6.我国器官移植始于( )

    A.20世纪80年代   B.20世纪70年代

    C.20世纪60年代   D.20世纪50年代

    E.20世纪40年代

7.脑死亡标准的伦理意义不包括( )

    A.有利于科学地判定人的死亡   B.有利于尊重生命

    C.有利于合理使用卫生资源,减轻家属的负担

    D.有利于器官移植的开展   E.有利于减轻病人的痛苦

8.世界上第一个承认安乐死合法化的国家是( )

    A.中国   B.美国

    C.日本   D.荷兰

    E.瑞典

9.患者死亡后,护理人员应对死者尸体进行料理,下列关于尸体料理的描述不正确的是( )

    A.保持尸体五官安详、肢体舒展   B.是临终关怀结束以后的内容

    C.体现了对死者的尊重   D.给予家属心灵的安慰

    E.体现了护理人员的人道主义精神和崇高的职业道德

10.在临终患者死亡前后,下列护士行为不符合伦理规范的是( )

    A.妥善料理尸体

    B.患者临终前尽量将其移至单人病室,以更好地做好临终关怀及尸体料理,同时避免对其他患者的不良刺激

    C.如临终患者有遗嘱需要交代,而家属不在场时,应有3名以上见证人在场,共同聆听遗嘱内容,如实记录遗嘱内容和患者当时的精神状况等,并当场签全名

    D.护理人员通过认真、细致的尸体料理可以使家属精神得到慰藉

    E.死者的遗物应清点并及时转交家属

二、简答题

1.简述临终关怀的伦理意义。

2.临终病人护理的道德要求有哪些?

3.论安乐死的伦理学争论和你的看法。

三、问题分析与能力提升

1.病人张某,男,76岁。因慢性支气管炎合并肺气肿、肺心病,并导致肺功能衰竭,值班医生马上实施气管切开,并使用呼吸器。经过一段时间的治疗与护理,病情得到缓解。随后医务人员曾几

次试图撤掉呼吸器,但因病人呼吸短促,并对呼吸器产生强烈的依赖心理,均未成功。3周后,病人虽经护士的精心护理,但病情却不见好转,面对日复一日的动脉穿刺、静脉营养等带来的痛苦,病人对护士讲:"把这些东西撤掉吧,我不想活了!"而家属却恳求医务人员坚持实施抢救措施。

讨论:作为一名医务人员,我们应怎么做呢?

2. 1986年6月23日,一位老年病人住进某市人民医院。经医院检查,确认病人已处于肝硬化晚期,伴有肝性脑病、肝功能失代偿。虽经多方抢救,病情仍不能控制。4天后,病人病情恶化危急。次日,病人的小儿子、小女儿看到病人痛苦难忍,提出能否采取措施,尽快结束病人的痛苦。医务人员对病人家属的这一要求开始不同意,但在病人子女的再三要求下,两名医务人员分两次给病人注射了100 mL复方氯丙嗪。事前在处方上写明了家属要求"安乐死",并由其小儿子签了名,之后病人死亡。而后当地公安局以"故意杀人罪"逮捕了两名当事人和死者的小儿子、小女儿,后因案情特殊曾一度改为取保候审。

讨论:涉事医务人员为什么被逮捕?

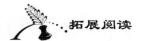

拓展阅读

世界是一条充满苦恼的大道,而我们是来去匆匆的旅人,死亡是世上每个人的归宿。

——乔叟

生和死是无法挽回的,唯有享受其间的一段时光。死亡的黑暗背景衬托出生命的光彩。

——桑塔亚那

活在活着的人的心里,就是没有死去。

——坎贝尔

人不应当害怕死亡,他所应害怕的是未曾真正地生活。

——奥里利厄斯

无论是朋友或是生人遭到了危险,我们都要大胆地承担下来,尽力帮助人家,根本不考虑自己要付出多大的代价。

——马克·吐温

只要还有能力帮助别人,就没有权利袖手旁观。

——罗曼·罗兰

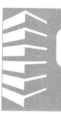

第九章
护理管理与护理科研伦理

学习目标

◆掌握 护理管理的含义;护理科研伦理规范。
◆熟悉 医院经济管理的伦理规范;护理人员管理的伦理规范。
◆了解 护理管理的特点及作用;护理科研的特点及伦理意义。

案例

　　某医院儿科收治了一名高热患儿,医生初诊为"发热待查,不排除脑炎。"急诊值班的杨护士凭着多年的临床经验,对患儿进行了仔细的病情观察,发现患儿的精神越来越差,末梢循环也不好,并伴有谵语,但颈项部不强直。于是,杨护士又详细询问家长,怀疑是中毒性菌痢。经肛门指诊粪便化验,证实为菌痢,杨护士将这一情况及时报告给值班医生。经医护密切配合抢救,患儿得救。

第一节　护理管理伦理

　　护理管理是提高护理管理人员的道德素质,提高护理工作效率和效果的重要环节,是现代医院管理的重要组成部分之一。护理科研是解决护理问题、发展护理科学的重要手段和途径。优质的护理管理和健康发展的护理科研需要有护理伦理道德的制约。研究护理管理和护理科研伦理对于护理人员做好护理管理和科研工作有着非常重要和深远的意义。

一、护理伦理与护理管理概论

(一)管理伦理思想的形成

管理伦理思想从人类的管理活动产生之始就已萌芽,但全社会广泛关注管理与伦理之间的关系,并将管理道德问题放在"管理伦理"的名称下加以专门研究,却是最近几十年的事。管理伦理是指在管理活动中形成的各种伦理关系及协调各种伦理关系的伦理道德规范和原则的总和。从20世纪70年代的美国到80年代的欧洲,管理伦理逐渐成为人们争相议论的热门话题,并迅速发展成为一门学科。有学者指出,管理伦理学是继泰罗的科学管理和梅约的行为科学之后的第三个里程碑。

从19世纪南丁格尔创立真正意义上的护理学科以来,护理管理模式经历了由经验管理向科学管理的转变,至此,管理伦理思想同样适用于护理管理过程。

(二)护理管理的含义及其特点

1. 护理管理的含义

护理管理是为了提高人们的健康水平,系统地利用护士的潜在能力和有关的其他人员或环境、设备以及社会活动的过程。护理管理分为组织管理和技术管理两个方面,其中以技术管理为重点。

2. 护理管理的特点

(1)实践性 护理管理属于医院管理的子系统,同时其本身又是一个系统。护理管理是运用系统的工作思想和分析方法指导护理工作,解决和处理实践问题的活动过程。护理管理非常重视人的因素和团队作用,注重与人的交流和沟通,并在实践中广泛、及时、准确地收集、贮存、传递、反馈、分析和使用护理管理信息,护理管理也常常用科学的方法预测未来,并对意外事件进行前瞻性控制,以创造性地开展工作。

(2)广泛性 护理管理涉及的内容广、范围大、学科多,是一项复杂的系统工程。它包括人员管理、组织管理、质量管理、门诊管理、病房管理、物资管理、经济管理、科研管理、业务技术管理和信息管理等诸多方面。护理管理的广泛性特点要求护理管理人员不仅要协调好医院内部各部门之间的关系,还要协调好医院与社会各方面的关系。

(3)可比性 在护理管理中,质量目标管理的地位十分突出。它首先要制定护理质量标准,然后按照这个标准进行工作,最后评价工作是否合乎标准。患者自入院至出院每个护理环节都离不开质量的标准要求,如护理技术操作的质量标准、危重患者的护理质量标准、病房管理的护理质量标准等。因此,护理管理的目标是有客观标准的,是可定性、定量检验的,是具有客观可比性的。

(4)系统性 护理管理不仅把全院的护理人员、设备、技术和信息等当作一个大系统来对待,进行优化组合,充分体现出系统功能大于各部分功能之和的优越性;护理管理还要求把护士和患者的心理状态和心理活动规律当成一个系统看待,从系统论的角度处理好护患关系、护士与其他工作人员的关系,调动各方面积极性,充分发挥护士的主观能动性,使之在管理系统的运行中处于最佳状态。

(5)理论性 护理管理是一定理论指导的组织活动。护士长、护理部主任作为医院护理管理人员,必须掌握护理学、管理学、医学等相关理论知识。同时,还要学习人文学科等知识,并经常了解国内外医护管理发展的动态,将现代管理科学中计划、组织、协调、控制、指挥、决策等职能恰当地运用到护理管理工作中,以提高工作效率。

(6)专业性 护理是诊断和处理人类对现存的或潜在的健康问题反应的一门学科,它有自身的理论体系和技术规范。护理工作具有较强的专业技术性、专业服务性、专业科学性。护理管理要结合护理专业自身特点,围绕护理的服务性宗旨,强化护理服务措施,保证护理目标的实现。护理管理工作要适应护理专业要求,促成护士具备专业服务要求的素质,如职业态度、敬业思想、工作作风、言行举止、仪态仪表、心理状态等方面,这些都是护理管理的重要目标。

(三)护理管理的伦理内涵及伦理属性

1. 护理管理伦理的内涵

护理管理伦理是各级护理管理者在实施医院护理管理过程中必须遵循的人与人之间、个人与医院之间及医院与社会之间的关系和行为的总和,是在履行医院护理管理职能中表现的道德意识、道德关系及道德活动等现象的综合反映。护理管理伦理作为一种职业道德,是社会道德的一个重要组成部分,与社会道德的基本精神是相一致的。它以更加具体、更适合于医院护理管理活动的特殊道德形式来表现社会道德的基本思想,同时又丰富和深化了社会道德的思想内容。可见,护理管理伦理不仅是指护理管理者应具有的道德品质、道德修养,在护理管理过程中必须遵循的各种价值观、行为规范、行为选择能力、道德评价能力、道德调节能力与道德激励能力等;而且还包含护理管理的道德素质以及护理管理过程中人与人之间的道德关系。

2. 护理管理的伦理属性

管理学与伦理学之所以能够结合,关键在于管理活动本身具有伦理性质。一方面管理作为一种社会活动,就需要考察它给人带来了何种价值和如何体现人的价值,以及是否体现人的价值追求,二者是管理得以存在的价值依据。另一方面,管理作为一种对社会资源的有效配置方式,表面上看来是一种纯粹的经济活动,其实它有着明显的伦理性质,如管理活动中所体现的人与人的关系,事实上就是如何对待人的问题,如何对待人本质上就是一个伦理问题而不只是一个经济问题。再如管理活动中的契约关系,任何一种契约关系都内在地包含着某种道德原则,如守信原则、责任原则、公正原则等,这些道德原则是人们在长期的管理实践中形成并确立起来的,标志着人们对人与人之间关系及交往活动的自觉遵守,是人们的自由意志的体现。因此,管理学与伦理学的结合,是管理活动本身的内在要求。

同样,在以护理人员为主要对象、以病人为中心的现代护理管理中同样蕴含着显著的伦理属性。一方面在病人与护理人员的管理过程中有效地将护理人力资源进行整合,提高管理效益,实现护理管理的目的,推动护理管理组织的持续发展。另一方面,护理管理的伦理属性具有积极的人本价值,能够促进护理管理活动中护理人员与护理管理者的发展和完善。

二、护理管理中的伦理价值与护理管理伦理的基本原则

(一)护理管理中的伦理价值

护理管理过程中的伦理价值主要体现在以下几个方面。

1.护理人员的自我管理价值

护理人员的自我管理价值即护理人员自我行为的规范和限制。这种自我的内在管理是出自护理人员的内心道德信念和道德情感,在深度和范围上具有规章制度所不可比拟的优势,其作用面也更为广泛。护理人员通过自我管理,协调个人与同事、个人与组织、个人与社会间的利益关系,并最终达到统一,为护理制度管理打下坚实的伦理基础。

2.伦理的认识与评价价值

(1)认识价值 伦理的认识价值是指通过伦理意识与伦理判断能够确定护理管理伦理价值目标与护理管理体系,预测护理管理的前景与未来状态。此外,还能提高护理管理者的管理水平,使护理管理者充分认识到自身管理实践知识与临床业务知识的重要性。

(2)评价价值 伦理认识同时具有评价价值。护理管理者根据伦理认识,树立现代伦理规范标准和护理管理伦理目标,进而在护理管理行为中分辨善与恶、好与坏,伦理评价将作为一种深层次的精神动力而不断推动护理管理学科的发展。

3.伦理的教育价值

伦理的教育价值是指伦理能通过评价、命令等方式,借助于榜样示范、舆论监督、制度制约等形式,感化、教育和培养护理人员的道德观念、品质和行为。护理管理者通过接受伦理教育,吸收伦理规范与原则,形成自己的护理管理的道德认识、道德情感和道德意志,确立独特的道德信念、道德行为、道德习惯并提高自身的道德素质。

4.伦理的调节价值

伦理的调节价值就是指伦理具有把组织聚合、凝结为一个整体,增强组织的向心力、凝聚力,也就是发挥伦理的整合作用。伦理对于护理管理的调节价值主要表现在规范护理管理行为和调整护理管理活动上。其调节作用要通过伦理规范与伦理原则来加以间接调控,对护理管理行为加以规范,以确保护理管理的良好秩序。由伦理自发形成的道德心理情感可能通过护理人员之间的感染和传递,在潜移默化中建立起互相帮助、和谐友好、团结平等的人际关系。而共同的价值观念与伦理规范,使得护理群体的思想情感和行为相互一致,形成强大的向心力,各种护理管理活动及护理人员社会职能的发挥成为一个有机体,从而获得整体的管理效能,提高护理经济效益与社会效益。

5.伦理对护理管理的激励价值

伦理对护理管理的激励作用主要表现:它升华了护理管理者与被管理者之间的人际关系;同时,又提升了护理管理活动及其结果的价值。伦理能够赋予护理管理活动及其结果以特定的道德内涵,从而增大或加强管理活动及其结果的实际价值。另外统一而高尚的护理伦理精神会激发护理人员的社会责任感、团结协作精神、积极创新的工作热情,从而赋予护理管理更多的伦理内涵。

(二)护理管理伦理的基本原则

护理管理伦理的基本原则,是护理管理者对护理管理实践中各种道德关系的根本概括,是护理管理者观察和处理各类利益关系所遵循的价值取向和根本行为准则,是在护理管理过程中指导、调节和评价护理管理者行为的基本道德标准。概括地讲,护理管理者要充分认识护理管理伦理在发展医院护理事业中的作用和地位,要坚持医院发展的方向不能变,正确处理护理管理中的各类群体关系;最大限度地利用和开发资源,创设护患需要的精神、物质条件,以取得理想的效益与效率;用创造性的管理成果满足人民日益增长的医疗卫生需求;并以为社会、为人民提供优质医护服务为最高价值取向。护理管理伦理的具体原则表现在以下几方面。

1. 为人民服务

从狭义来讲就是要求护理管理者从自身服务的对象出发,把管理客体作为服务对象来为他们服务。作为护理管理伦理原则之一的管理服务原则,就是把为管理对象服务和为社会公众服务二者的有机统一。这个原则是护理管理伦理的核心,反映着护理管理的本质特征。而在不同的国家,不同的历史时期,所确定的道德原则不同。我国是社会主义国家,护理管理道德最基本的原则是公共服务和公共利益,即为人民服务。

2. 以人为本

以人为本是区别于以制度、以物为本或以管理者的意志为本而言,是指护理管理者在管理实践的过程中,维护人的尊严与权利,重视人的价值,以做好人的工作、调动人的积极性为根本,即以"人"作为医院管理的根本,并通过加强人的伦理管理来促进和保证护理工作和医院管理的发展。以人为本原则,是社会主义伦理道德在现代护理管理领域中的职业化和具体化,是调整护理管理过程中各种人际道德关系的基本尺度。把以人为本概括为护理管理伦理的原则,是社会民主、文明和进步的客观要求,也是护理管理职业活动的内在需求。

3. 工作质量与效益统一

护理工作质量最终必须通过护理服务效果来体现,含有经济效益和社会效益的成分。护理经济效益成分是指以较少的劳动耗费,提供较多的符合社会需要的保健服务。护理社会效益成分是指通过护理工作在保护社会劳动力、提高人民健康水平方面所做的贡献。

护理工作质量与效益统一的原则,就是要在护理管理中避免管理者片面抓经济效益或医护服务质量,而不考虑护理成本的过大支出,或片面追求经济效益以致做出损害病人利益的事情,应谋求在确保护理质量的基础上的降低护理成本的护理经济效益,实现护理工作效益和质量的和谐统一,促进医院护理工作的健康发展。

三、护理管理伦理在护理管理中的作用

护理管理伦理渗透在护理管理中,是用来调节护理管理中管理要素的行为原则和规范。随着护理管理的发展,它也不断地丰富和完善。护理管理伦理在护理管理中的具体作用主要表现在以下几个方面。

(一)是实施护理管理手段的精神动力

护理管理的功能在于实现人、财、物、时间、空间、事件、信息等管理要素的最佳组合和合理流通,以控制、激励和调节护士的积极性,减少内耗和消耗、挖掘潜力。这种管理功能的提高和发挥,需要依靠完善的护理规章制度。而规章制度的贯彻执行,除了护理领导者检查督促作用外,更重要的还要依靠护理管理者以高尚的护理道德去激发护士的道德责任感和自觉性。在这两者中,后者是精神动力,否则,规章制度将会沦为一纸空文。因此,护理管理伦理是实施护理管理手段的精神动力。

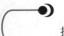

（二）是护理改革沿着正确的方向发展的思想基础

护理改革应立足于调动广大护士的积极性，提高其护理工作的质量和效率，维护患者的权利和利益，从而确保广大群众的健康。这是护理改革的正确方向，坚持这个方向必须以良好的护理管理伦理为思想基础。如果只片面地强调经济效益来调动护士的积极性，而不重视管理伦理在护理改革中的保障作用，就有可能损害患者的利益，甚至影响到社会的安定团结，从而使护理改革偏离正确方向。因此，护理改革必须坚持以护理管理伦理为导向，实现社会效益与经济效益的统一。

（三）是护理管理内容的重要组成部分

医院是社会精神文明的窗口，良好的精神文明风尚既可以使病人产生良好的心理效应，又有助于良好的医患关系的建立，提高患者的诊治、护理效果，并最终推动社会的精神文明建设发展。医院的精神文明建设发展要求医院管理把医德医风建设放在重要位置，护理管理作为医院管理的一部分，也理应把护士的精神文明建设、护理的职业道德建设作为重要内容，否则医院的精神文明难以实现。因此，护理管理伦理是护理管理内容的重要组成部分。

（四）是实现管理目标的重要条件

护理质量是衡量护理管理水平的主要标志，也是护理管理的目标和核心。虽然护理质量的高低有赖于护理技术和设备，但是如何运用技术、设备和使它们发挥最大的效率，则取决于护士的道德水平。而护士的道德水平的高低既与社会道德的总水平、护士自身的道德修养有关，也与护理管理中的职业道德教育及用什么样的道德去规范护士的行为有密切关系。因此，在护理管理中，经常不断地开展护理道德教育，并在此基础上制定切实可行的护理管理道德规范，有助于养成良好的护理管理道德行为习惯和提高护士的道德水平，也有助于护士在技术上精益求精，从而促进护理质量的提高。可见，护理管理道德是实现护理管理目标的重要条件。

四、护理领导者应具备的素质

道德是一个人具有的一般性和持久性的个性力量和倾向，它涉及感情、感觉、情绪、内心冲动，当这种倾向强烈而持久时，就会形成一种责任感。因此，领导者的道德素质十分重要，在管理中发挥着至关重要的作用。一个优秀的护理领导者应具备以下基本素质。

（一）道德素质

道德素质是决定护理领导者影响力的重要因素，是护理领导者必须具备的素质。道德素质包括道德修养、品行情操、工作作风等。具体表现：有强烈的责任感和事业心，一丝不苟，对工作认真负责、任劳任怨，工作中敢挑重担，勇于进取；对患者满腔热情，能全心全意为患者服务；为人处事时，胸怀坦荡，言行一致，公平无私，团结同志，以身作则，诚实正直，作风正派，乐于奉献。

（二）政治素质

政治素质是护理领导者必须具备的基本素质，包括具有一定的政治理论基础，坚定正确的政治方向和拥护党的领导；自觉地执行党和国家的有关路线、方针、政策，树立科学的世界观和人生观;用唯物辩证法的观点和方法观察、分析和解决问题,保持政治上的敏感性、原则性和坚定性等;有胆识、有魄力、有实事求是的精神。

(三)知识素质

护理领导者要在医院中树立威信,进行有效的领导,就必须掌握相关学科知识,提高自身业务水平。护理领导者不仅要具备与护理专业相关的医学基础知识和护理专业知识,还要具备与管理工作有关的心理学、人文科学和行为科学的知识,懂得领导的科学,掌握现代信息技术等。护理领导者只有对有关专业知识达到一定程度的了解、掌握,才能避免盲目指挥,达到与下属正常沟通。

(四)心理素质

各级护理领导者面临的管理对象和管理环境是复杂多变的,常常需要应付来自各方面的压力。一个优秀的护理领导者应具有良好的心理素质,既要经受得住荣誉、利益、地位等各种诱惑的考验,也要经得起各种挫折和困难的考验。

(五)身体素质

身体是才、德、学识的物质基础,属于自然素质。护理管理工作既是一项高强度的脑力劳动,更是一项高强度的体力劳动。因此,领导者要适应繁重的管理任务,干一番事业,必须有旺盛的精力和健康的身体,否则难以肩负领导的重任。

五、护理管理伦理规范

(一)护士人力管理的伦理规范

护理队伍是由一支数量大、影响面宽、工作接触面广的卫生人才组成的保健队伍。重视对护士的规划、选用、调配、配备、培训、晋升、考核等方面的管理,做到"人尽其才,才尽其用",能充分调动护士的工作积极性,提高工作效率,产生良好的工作效果。

1. 尊重人才、爱惜人才

护理管理者要重视护士这支重要的技术队伍建设,做好护理人才的识别、培养、选用、教育、考核、晋升等工作。首先,要一视同仁,对人才的培养、聘用、提拔要坚持机会均等、择优录用的原则。其次,要尊重人才,更新人才观念。要重视护理人才的知识与技能,及时听取并采纳合理的意见、建议;鼓励自学成才,重视拔尖人才的培养,对有突出贡献的人才要敢于破格晋升、提拔和重奖。再次,要爱惜人才、关心人才。要关心人才的成长,尽力为他们创造和提供良好的工作条件和环境,扬其所长,充分发挥他们的积极性和创造性。

2. 努力协调好护理工作中的人际关系

护士与患者接触最多,关系也最为密切,这种关系是否协调直接影响到护理质量的高低和患者的安危,也影响着医院的秩序甚至社会的精神文明建设。同行关系的好坏直接关系到护理质量的提高和护理事业的发展,护士与其他医务人员的关系是否协调关系到医院工作效益和质量。因此,协调好护理工作中的人际关系是护理管理的道德要求和重要内容。

3. 合理组织人员,努力促进护理目标的实现

护理工作的目标是不断地提高护理质量,使患者尽快恢复健康。管理者要适应发

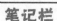

展的需要不断地进行人员的动态调整,发挥管理职能部门应有的作用。根据医院的任务和功能,制定不同的护士编制标准,选择合适的人去担任各项任务,做到人员的能力、资历、思想品德与所担负的工作职务相适应;遵循人才管理原则,做到量才使用,提高工作效率。

4.充分发挥护理领导者的影响力

护理领导者的影响力包括权利性影响力和非权利性影响力。在护理管理中,护理领导者既要发挥权力的影响,合法地使用好权力,使护理管理具有权威性;又要注意非权利的影响,自觉做到秉公办事、任人唯贤、团结协作、心底无私、坦诚相待,以自己的人格魅力在同行内心深处形成真正的权威与信任,使护理管理更加有效。护理领导者不能滥用职权,不要干预下级的主动性和积极性,以防产生消极情绪或抵触情绪;更不能以权谋私、任人唯亲,否则会使同行产生逆反或不满情绪,从而削弱权力的影响。

（二）护理安全管理的伦理规范

护理安全管理是护理人员严格遵守操作规程和规章制度,减少医疗差错、避免医疗事故的重要环节。护理安全管理的伦理规范主要从以下几方面做起。

1.严防医院感染

医院感染又称医院获得性感染,常指住院病人在住院期间遭受病原体侵袭而引起的任何诊断明确的感染或疾病。医院感染的发生不仅增加社会卫生资源的浪费,还会为病人带来痛苦和经济损失,给社会造成沉重的负担。因此,有效预防和控制医院感染就成为医院安全管理的一个突出的问题。医院感染管理的伦理规范如下。

（1）预防为主,严守规章 医院感染的管理工作要贯彻预防为主的思想,重视基础工作,将工作重点转移到事前控制上,防患于未然,将感染的可能性消灭在萌芽状态。护理人员要严格遵守有关规章制度,严格采取预防医院感染的各种有效措施,严格执行消毒、灭菌和隔离制度,不断更新消毒灭菌设备,合理、科学地选择适宜的消毒方法,加强监测消毒效果,加强对医院感染重点区域的监督管理,培养严谨的工作作风。

（2）加强宣传,提高认识 通过对患者的健康宣传和教育,护理人员可帮助患者了解医院的制度、预防感染的措施、护理技术操作要求,以取得患者的主动配合。控制陪住率,减少病房的空气中的菌落数量和人流量,对减少感染的机会和保护住院病人的安全都能收到良好的效果。

（3）加强技术管理,保证健康 为防止医院感染,护理管理者要加强护理业务技术管理,要对所选用的医疗器械或药物的作用、性能有足够的了解,能从患者和社会的安全需要及健康利益出发,严谨、周密、合理、慎重地使用器械或药物。使护理人员养成对患者和社会极端负责、对技术精益求精的工作态度;要积极主动地采取措施,保护易感染人群;熟练掌握消毒、灭菌等基本操作。

（4）完善管理,自觉负责 医院感染很大程度上是由于管理者责任意识不强、管理无序导致的。因此,管理者要认真执行有关政策法规,建立健全并完善医院感染管理的组织机构,自觉接受防疫部门的检查和监督;要掌握信息,定期研讨本院感染的状况并制定具体措施予以防范;要统筹兼顾,制定预防医院感染的长远规划。遇到院内重大感染事件,管理者要亲临现场查找原因,并且协调和督促有关科室采取有效措施。防止院内感染,要加强医德医风建设,增强医护人员的责任感、使命感和事业心,增强法律意识,从而提高医护人员参与感染管理的积极性与自觉性。

2.杜绝医疗差错和医疗事故的发生

医疗差错和医疗事故会给患者的健康带来严重后果,医疗纠纷的发生会在社会上造成恶劣的影响,同时,也会影响医院工作的正常秩序。因此,减少医疗差错和医疗事故是医院安全管理的重要内容。护理管理者要把医疗安全放在第一位,切实加强护理工作中的思想道德建设,提高护士的职业道德素质和业务能力,严格执行规章制度和技术规范,切实做到安全第一,质量第一。

3.坚持保护性医疗制度,严防医源性疾病的发生

保护性医疗制度是保护医疗安全、提高医疗质量的主要措施。一般情况下,患者对医务人员的言行异常敏感,医务人员的言行不当容易使患者产生猜疑心理,加重精神负担,有的甚至导致病情恶化。所以,在临床检查、治疗中,医务人员应该谨慎,避免医源性疾病的发生。这就要求医务人员在为患者服务时,讲究语言沟通技巧;消除医院内噪声,保持环境安静;搞好医院环境的美化和绿化,为患者提供安全、优美、舒适的医疗环境。

(三)护理质量管理的伦理规范

提高护理质量是护理管理的核心,也是护士共同奋斗的目标。在护理质量管理中,应该遵循以下伦理规范。

1.树立"质量第一"的观点

护理人员要强化质量意识,明确护理质量是护理工作的生命线,是确保患者健康利益的关键所在。要通过标准化管理、分级管理、系统管理、动态管理等方法,以严密、严肃、严格的作风,保证护理基础质量、环节质量和终末质量。要严格岗位职责,任何一个环节的失误都会影响到护理质量,影响到医疗效果和效率。护理的各个岗位都要围绕着护理质量这个中心运转,争取护理质量目标任务的实现。

2.强化安全护理意识

安全护理要求护理人员必须严格遵守护理操作规程和制度,减少护理差错,避免护理事故的发生。在护理管理实践中,如果不注意控制和排除不安全的因素,不仅难以达到护理质量目标,而且有可能导致对患者甚至人群、社会的伤害。所以,护理管理者要把安全护理作为护理质量管理的重要内容,不断强化护理人员的安全意识,促使护理人员养成严谨、细致、有条不紊的工作作风,养成勤奋好学、精益求精的科学态度,不断提高业务素质,加强工作责任感,防止差错事故的发生。

3.严格护理管理制度

护理管理制度是长期护理工作实践经验的总结,是患者接受安全、准确护理服务的重要保障,是护理工作客观规律的反映,是护士开展护理工作的行为标准,也是减少和防止事故差错发生的重要措施。护理质量管理要维护护理管理制度的权威性和严肃性,并不断予以完善和充实。同时,要教育护士提高执行规章制度的自觉性和主动性,规范其行为,以更好地适应护理实践发展的需要。

4.坚持护理质量标准

护理质量管理要严格把关进行控制,使形成护理质量的每一个环节、每一道工序都列入标准化管理系列,达到护理质量标准的要求。在评估和检查时,要以高度的责任感坚持护理质量标准,使护理质量获得可靠的保障。如果弄虚作假或走过场,不按

护理质量标准办事,就不可能达到提高护理质量的目的。

(四)护理纠纷处理的伦理规范

护理纠纷是指护患双方对医疗护理后果及其原因在认定上有分歧,当事人提出追究赔偿损失或责任,医院无力处理或处理无效,必须经过法律的或行政的调解或裁决才可以解决的护患分歧。处理护理纠纷时除应遵循国家最新颁布的《医疗事故处理条例》及有关政策法规以外,同时还应遵循以下伦理规范。

1.实事求是,秉公处理

在处理护理纠纷过程中,必须尊重医护差错事故鉴定的结果,以事实为依据,及时处理,恰当地认定应当承担的责任。要防止部分管理人员因担心影响医院信誉受影响而有意庇护当事者,掩盖事实;或怕评优达标受影响,私下化解,以经济补偿为代价,违背实事求是的原则。对护理纠纷的原因及后果,要以科学的态度进行分析和论证,要站在公正的立场上进行处理。

2.讲理克制,宽容谅解

医疗护理过程中,在面对那些属于差错、并发症、意外缺陷或护理技术事故等原因造成的纠纷时,医院、科室领导及医护人员要讲理、克制,向患者及其家属讲清事件的原因、性质和补救办法,使对方了解事实真相后能妥善地、通情达理地解决纠纷。医护人员对某些家属或患者的过激言行应当谅解、宽容,不计较。对无理取闹者,应严词规劝,使事态尽快平息,以免影响医院正常工作秩序。

3.认真分析,明确责任

通常情况下,护理纠纷很少是由单一因素造成的,有可能是多个责任因素的相互作用或累计总和的结果,因而很难确定单一的责任者。制度不合理、不完善,工作人员失职,违反操作规程等都可能是造成护理纠纷的责任因素。所以,在处理护理纠纷时,必须对纠纷的性质进行具体分析,分清责任,找出原因,妥善处理。

4.加强教育,严格管理

护理纠纷发生后,首先要做的就是尽一切努力救治患者,争取把事故或差错给患者造成的危害减小到最低限度。其次,要分析造成差错事故的原因,认真总结教训,从道德修养、组织管理和技术水平等方面去分析问题,找出差距,采取相应的对策,并以此作为反面教材,加强对广大护理人员的教育,而后提出严格的要求,防止类似事件的再发生。

(五)医院经济管理的伦理规范

由于我国是社会主义国家,决定了医院是具有公益性的福利性事业单位。又由于我国正处于社会主义初级阶段,这又决定了在强调医院福利性的同时,必须重视医院的经济管理和经济核算、经济效益。随着医疗卫生改革的深入发展,医院已从单独的行政管理转向综合目标责任制管理,从注重社会效益转向兼顾经济效益和社会效益。在价值规律的作用下,医院要以较小的劳动耗费取得较大的效益。所以,管理者必须正确处理职业道德、经济效益、社会效益之间的关系,遵循医院经济管理的伦理规范。

1.坚持护患利益兼顾、患者利益第一的原则

兼顾护患利益,要求医院经济管理既要关心患者的利益、健康,又要考虑医务人员

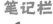

工作、生活条件的改善和医院的发展。但两者利益兼顾,并非是在增加患者负担的前提下,也不是在降低患者利益的前提下兼顾,而是在提高、维护患者利益的前提下,积极维护并提高医院和医务人员的利益。医院经济管理的基本目标和职能是为患者提供优质的服务,必须把患者利益放在首位,而不能以损害患者利益为代价追求经济目标。

在护理工作中,不能用成本核算来决定是否给予治疗,对危重患者绝不能因费用问题耽误抢救或见死不救;不能为了增加收入,滥用诊断检查以及治疗项目,变相提高收费标准,给患者开不必要的药品甚至滥用营养品、贵重药。应该根据患者的诊断和治疗需要,合理、经济、有效地安排各项诊断和治疗项目,以求得最少负担、最大安全、最佳疗效的结果。

2. 在经济管理中贯穿社会公益原则

在现代经济管理中,要求医护人员和管理人员由面向单个患者扩大到面向整个社会,要考虑患者的利益,更要考虑全社会的公益,其责任要求不仅要对患者负责,而且还要对社会负责,尽量体现社会公正,在卫生资源分配上尤其是这样。

3. 坚持经济效益和社会效益兼顾,社会效益为主的原则

经济效益是指既能节约卫生资源消耗和卫生劳务支出,又能降低卫生投入,提高防治质量,同时又符合社会医疗保健需要的效益。社会效益是指通过改进医疗技术和改善服务态度,以较少的卫生资源消耗提高卫生保健质量,满足社会需求,进而提高人民身体素质,保持劳动力的再生产,促进社会发展的、从全局和长远出发的战略性效益。社会效益是经济效益的前提,经济效益是社会效益的物质基础。因此,经济效益必须在坚持社会主义道德价值前提下,以合法、合理的手段取得。从某种意义上说,社会效益影响经济效益,社会效益越好,医院信誉越高,吸引力越大,经济效益也就会越好。

(六)护理目标管理及其基本伦理原则

1. 护理目标管理

目标管理是美国管理学家德鲁克在《管理实践》一书首先提出来的。它是以预期成果为主要内容的"目标"为基础,在一定时间内,对整个组织实行全面的综合管理,以使每个人自觉地进行工作的一种管理方法。护理目标管理是指在护理工作全过程中,每个护理环节都有质量标准的要求,它是进行全面质量管理和提高护理质量的重要管理方法,是护理科学管理的基础,也是评价和衡量护理人员护理道德水平的尺度。

2. 护理目标管理的基本伦理原则

(1)在调查研究阶段,对其管理现状及护士素质研究分析中,要突出一个伦理思想,即对护理人员要有明确的伦理要求及具体标准,要从培养一支作风严谨、技术过硬、道德高尚的队伍着眼,要求护理患者时体现"救死扶伤,人道主义,全心全意为病人身心健康服务"的伦理原则。对患者要有细心、耐心、热心、关心、虚心和同情心,这是护理管理的伦理目标。

(2)在制订目标方案时,既要从实际出发,具体目标不能过高,通过努力能够达到,又要体现护理伦理要求。如病房护理质量目标合格率的具体要求:基础护理合格率应达98%;病房管理"四化"合格率应达95%;对危重病人抢救配合合格率应达98%;急救器械、药品使用完好率应达100%。护理质量目标本身既蕴含着伦理责任,

笔记栏

又包含着技术指标,护理质量目标要靠伦理原则保证来完成。

(3)护理目标实施中,要体现以患者为中心的管理伦理思想,使护理伦理规范、原则贯穿在整个护理的始终,这样不仅能提高科学管理水平和护理质量,而且能够培养和锻炼护理人员的整体素质,护理人员的道德修养也得到了相应提高。

然而,中国护理管理仍存在许多伦理缺陷。诸如,护理人员因忙于执行医嘱,无暇与病人进行良好的沟通,细节服务不到位,忽视主动服务,这和人道义的道德观念是背道而驰的。再如,医患之间原本在面对疾病时应该形成的利益一致性关系,由于"金钱的插足而出现裂痕",都是护理管理中不愿看到的伦理缺陷现象。因此,只有将管理与伦理有机结合起来,产生具有伦理性的管理行为,才能使现代护理管理迈向全新的科学时代。

第二节　护理科研伦理

一、护理科研的意义、特点

护理科研伦理是保障护理科研活动预期目标实现的重要条件,同时也是促进护理科研顺利发展的重要动力。因此,作为护理工作者在从事护理科研时,既要具备科研工作者的智力素养和必需的科研方法,又要具备一定的护理科研伦理素养。

(一)护理科研的伦理意义

1. 能够促使护士最大限度地开发聪明才智

高尚的护理科研伦理道德,能够最大限度地开发护理科研人员的聪明才智,激发护理人员的创新意识与创新精神;也能够促使护理人员勇于进取、不断奋斗,使护理人员敢于攀登护理科研的高峰;还能够使护理人员端正护理科研的动机,把握正确的科研方向,自觉地把为人类健康服务作为护理科研的根本宗旨和目的;还能够使护理人员不惧挫折,勇于承担风险,甘愿牺牲,乐于奉献。

2. 能够促使护士正确认识自身的价值

护理科研伦理道德是保证推进和发展护理科研工作的基础。护理人员只有具备了良好的护理科研伦理道德和精湛的科研技术的前提,才能使科研工作收到预期的效果。而且,科研成果的实现及其在实践中的推广应用,能够体现护理科研人员的自身价值所在,使护理人员正确认识自身价值,增强从业的自信心。

3. 能够净化护士的心灵

护理科研伦理不仅可以促使护理人员做到团结协作,谦虚谨慎,尊重他人劳动,处理好个人与集体的关系,而且还可以使护理人员在科学研究中形成尊重客观事实、坚持实事求是的作风,既保证了科研工作的严肃性与科学性,同时还可以净化护士的心灵。

(二)护理科研的特点

1. 对象和过程的复杂性

护理科研与一般自然学科的科研有很大区别。首先,护理科研的对象是人,是对人的生命过程及健康与疾病等许多方面的研究,不能单纯运用生物医学模式、规律和方法,还要运用社会学、心理学、伦理学等社会学科和人文学科的知识进行分析研究,才能得出正确而客观的结论。其次,由于人在生理、病理、心理方面有比较大的个体差异,其从事的工作性质、所处的生活环境、经济状况等情况各有不同,在科研中很难得出完全一致的研究结论,这就说明护理科研的难度非常大。除此之外,作用于人体的实验研究必须先经过动物实验,只有经过反复的动物实验证实对人体无害,才可以将其运用到人体中来。可见,护理科研具有复杂性的特点。

2. 内容的广泛性

在新的医学模式作用下,护理概念、护理工作的组织形式及护理工作的职责范围都被赋予了新的内涵。现代护理学的研究方向向四方面扩展,从单纯的疾病护理向预防、保健等方面扩展;护理的工作范围从单纯医院内临床护理研究向医院外社区护理研究扩展;研究内容从单纯的疾病研究转对患者整体护理的研究扩展;从单纯生理、病理角度研究向心理、社会适应等方面扩展。因此,护理科研要在医学理论和护理专业知识的基础上,吸取自然科学、社会科学、人文科学等多方面知识进行研究,使护理学得到全面深入的发展。同时,护理学与医学相关的学科研究也日渐增多,如护理与预防医学相关内容的研究、临床高新技术应用中的护理研究、护理与社区医学和康复医学方面的研究等。由此可见,护理科研的研究内容十分丰富、广泛。

3. 科研成果的实用性

随着社会的发展进步和医学国际间合作的增加,医学技术逐渐趋向世界化,这为护理工作的发展提供了广阔的前景。医院诊断技术不断更新、治疗手段日趋科学和先进,使得每一个患者的合理要求得到基本满足。此外,人们对护理工作也提出了更新更高的要求,护理人员在从事研究工作的时候必须围绕探索科学的护理操作方法、研究合理的护理程序,同时在护理工作中要引进最新科学技术,使广大患者得到最科学、最满意的护理。护理研究的对象是人,所以要研究的成果应用于人体则不能仅仅停留在形态学、生理学等生物学层面,而且,还要具有思维、语言、人际关系等社会学属性。所以,对人的生命过程、发展规律、疾病与健康等现象只单纯地用生物医学的模式、规律和还原方法难以解释,还必须运用医学心理学和社会医学的规律加以说明,这样才能适应不断发展的护理实际。

4. 任务的紧迫性

随着生物医学高新技术的发展与临床应用,一些伦理方面的难题亟待解决。例如,对于植物人,我们是坚持治疗和护理,还是选择放弃?安乐死的伦理问题如何解决等。近年来,医学科研有了长足的发展,但护理仍相对落后,已不能很好地适应社会和医学的快速发展。因此,护理科研任务非常繁重而紧迫。

二、护理科研的道德要求

(一)病人第一,知情同意

在护理科研的实践中,凡是涉及人体实验的操作,都必须由从事此项研究的人员对受试者事先详细讲解该项实验的目的、方法,可能出现的不适和潜在的危险,征得受试者的理解和同意,使受试者自觉地参加并配合。护理科研工作在进行人体实验时必须充分尊重人的利益。必须始终把受试者的利益放在首位。

（二）团结协作，共同前进

现代护理科研工作常常需要多层次、多部门、跨行业的通力合作才能取得成功，因此，团结协作是护理科研工作者必须具备的伦理道德素养。现代护理科研工作必须充分调动大家的积极性，集中大家的智慧，才能成功。

（三）实事求是，一丝不苟

护理科研工作旨在探索护理学科的本质和规律，认识护理管理、护理制度、护理操作的内在联系。因此，护理科研工作者必需树立实事求是的学风。严肃对待每项资料、每一个数据，只有这样，才能确保科研成果的可靠性和可重复性。

（四）勇于开拓，勤于探索

护理科研工作涉及多个学科，具有复杂性、广泛性和艰巨性的特点。我国的护理科研工作由于历史的原因，尚处于萌芽状态。这就要求护理科研工作者勇于打破"护理科研无所作为，护士搞不了科研的旧观念"，勇敢地承担起护理科研的光荣使命，开拓护理科研工作的新局面，揭示未知事物的规律，突破旧条框的约束，开拓新的知识领域，用自己坚韧不拔的毅力去迎接护理科研工作的春天。

三、护理科研的范畴

护理科研的范畴涵盖护理工作有关的各方面问题，如护理理论与实践技术、疾病康复、预防保健、健康教育、临终关怀等，一般可分为以下几种。

（一）护理历史研究

护理历史研究是对护理学的起源、发展和变迁趋势进行探讨，使人们对护理科学产生更为全面的认识，并为其他领域的护理研究提供借鉴。

（二）专科护理研究

专科护理研究是目前护理科研工作中较为流行的选题，如临床各种专科的护患关系、基础护理技术、特别护理措施、新技术的应用、社区护理、老年病护理、康复护理、健康教育、临终关怀等。

（三）护理管理研究

目前护理科研工作的选题，除了专科护理研究外，较为流行的就是护理管理研究。护理管理研究旨在探讨护理的领导方式、行政管理、护理人力与物力资源管理、工作绩效考核、护理质量控制等方面的问题。

（四）护理理论研究

在护理学领域有较高造诣的资深护理研究人员对我国现有的护理哲理、护理模式、护理理论开展研究，并把国外最科学的护理理论结合中国实际进行引进、消化、吸收和改良，以指导我国的护理实践和护理科研活动。

（五）护理教育研究

护理科研的选题最早就是从护理教育开始的，1950年以前的护理科研以护理教育研究为主。例如，南丁格尔在伦敦圣托马斯医院建立南丁格尔护士学校，就开始了系统的护理教育和护理教育研究。护理教育研究的内容主要有护理人才培养目标、课程设置、教学方法、教学评价、护理师资培养、护士在职教育与继续教育等。美国护理发展的领先地位与其能充分重视护理科研和护理高等教育的作用是分不开的。

三、护理科研中特有的伦理原则

护理科研是以人为研究对象的,所以研究常需要采用行为科学方法,所研究问题与人类权益很可能直接冲突。因此,护理科研时应遵循以下最基本的伦理原则:尊重人的生命、权利和尊严。国际上著名的有关人体实验的伦理规范主要有《纽伦堡伦理规范》和《赫尔辛基宣言》。

(一)尊重人的尊严

尊重人的尊严是指在科研过程中应注意尊重研究对象的隐私权、自主决定权、匿名权和保密权。有关个人的意见、行为、态度、信仰、档案、记录等均属于个人隐私,研究者在搜集此类资料时应征得本人同意或授权。自主决定权是指研究者应告知受试者整个研究过程的所有事宜,让受试者自主决定是否参加研究或在任何时候终止参与,且不可受到任何惩罚与歧视。匿名权和保密权在尊重受试者隐私权的前提下,个人的信息是否公开以及公开程度必须由受试者授权,受试者有权选择与其共同分享其私人信息的对象,接受信息者有保守秘密的义务和责任。因此,除研究人员外,凡涉及个人隐私权的护理科研,未经受试者同意,任何人都无权得到原始资料。

(二)知情同意的原则

开展护理科研前,原则上应与研究对象签署《知情同意书》,一般包括下列内容:研究目的、研究过程、预期结果、研究风险、研究益处、匿名和保密的保证、提供回答受试者问题的途径和非强制性的放弃和退出研究的权利等。

(三)有益的原则

有益的原则是指在研究之前,通过评估研究工作的利益和风险,衡量利益-风险比例,以最大限度地降低风险、增大利益。护理科研的根本目的就是将科研得出的结果直接或间接地用于指导护理实践,以维护和促进健康、促进护理科学的发展。因此,护理科研应以人为本,最大限度地维护受试者的利益,避免使其遭受痛苦或伤害。

(四)公正的原则

公正的原则包括公平选择受试者和公平对待受试者两方面,以实现风险和利益公平分配。受试者有得到公平的权利,研究者在选择受试时,不应根据受试者的身份地位及是否容易获得或易于被操纵等因素来决定,而是要基于所要研究的问题的本身来随机选择受试者。受试者确定后,研究者应与受试者就权利与义务事先达成协议,并严格执行协议,对各种年龄、性别、种族和经济水平的受试者均应做到一视同仁。

四、护理科研伦理规范

护理科研人员要正确履行自己的职责就应具有高尚的道德品格和伟大的献身精神,特别是在科研过程中要能够处理好个人与他人、个人与集体、个人与国家间等多方面的关系,就必须要用正确的道德意识和行为规范约束自己的行为。

(一)尊重科学,严谨求实

护理科研人员在科研中坚持尊重科学、严谨求实的道德原则,就要做到以下几方面。

1.坚持严肃的态度

如果科研不以事实为根据,就不可能认识和揭示事物的本质及其规律。因此,护理科研必须坚持实事求是,切不可弄虚作假。

2.坚持严格的要求

实验是护理科研工作中十分重要的一环,护理科研的发展和成果的取得大多都是建立在实验材料的基础上然后进行综合分析、概括总结出来的。实验材料、所得数据是否精确、可靠、客观,影响着科研的进展及其结论的正确性,在实际运用时还会直接影响到病人的健康、安全甚至生命。因此,护理人员要客观分析实验所得的数据,不可擅自改动数据、资料,更不可臆造杜撰,假报成果,剽窃抄袭他人的研究果实。

3.坚持严密的方法

实验设计建立在坚实的业务知识和统计学知识的基础上,护理科研工作者要以科学的方法论为指导,使实验设计具有严密性、合理性、可行性和高效性。此外,科研工作者既要敢于坚持真理,又要勇于质疑和修正错误,做到发扬学术民主,提倡学术争鸣。

(二)目的明确,动机纯正

护理科研的根本目的就是要通过科研活动,认识人生命的本质,寻求减轻痛苦、恢复健康、增进健康、预防疾病的途径与方法,提高人类健康水平和生活质量。护理科研必须突出以社会需要为原则,以人类的健康利益为首要目标,以造福人类为目的。因此,护理人员从事科研工作时必须从卫生事业和人民健康的需要出发,科研的目的和动机都应以社会价值作为出发点,以广大人民群众的健康需求为目标,以促进人民的身心健康和社会的进步为宗旨。

(三)尊重同行,团结协作

护理科研是一系列集体合作的工作过程。因为现代医学,一方面朝着宏观方面不断发展,另一方面又朝着微观方面不断前进。此外,新技术、新知识、新学科出现日新月异,各学科之间的传统界限日益模糊,基础科学和技术科学正在向医学大量渗透,许多重大课题的研究需要多学科、多方面力量的合作。因此,在医学科研中要团结协作,平等互助,谦虚谨慎。护理科研的每一位参与者应互相尊重,在荣誉面前保持谦让的作风,反对争名夺利。尤其是在医疗卫生科研资源有限的情况下,即使是不同的课题,不同的科研人员和不同的患者都应该互相照顾、互相帮助。

(四)勇于进取,献身科学

在护理科研工作中,科研工作者要具有勇于进取、献身科学的精神,这是科研工作者应该遵循的重要道德规范之一。护理科研是一项不断发现、不断揭示新规律、不断创造发明、不断增加新知识、建立新理论的活动。护理科研工作人员必须具备不断探索、追求进取的精神。科研探索是一个漫长、曲折而艰辛的过程,其间可能会遇到各种不可想象的困难、风险、挫折和阻挠,甚至会有生命危险,如护理科研中,各种细菌、病毒、寄生虫、放射线、有毒物质都可能随时威胁研究者的健康甚至生命。此外,科研工作的进行还可能会面临社会舆论等因素的压力,面对各种阻力和困难,科研工作者要有坚定的信念和勇往直前的决心,始终坚信真理,对于失败要实事求是,以正确的心态来面对。

(五)善待成果,善用成果

科研成果的取得是护理人员集体的智慧与劳动的结晶,护理科研工作者要正确对待科研成果所带来的荣誉和利益。科研利益要按贡献大小进行分配,切不可把物质利益当作追求的目标而斤斤计较,更不可搞平均主义。在联名发表著作、公布成果时,要实事求是地对待文章的署名。对待科研成果不得盗名窃誉,将他人成果据为己有,这是不道德的,甚至是违法的行为。以谋取商业利益作为唯一目的,把新技术、新成果当成谋取个人、集团利益的工具,在应用中收取高价的做法不可取。科研成果还包括"慎用"的问题,科研成果在满足现在需要和防止危害未来发展方面能否统一,这是当代科研成果应用中的尖锐道德问题。科研工作者要把全社会和全人类的整体利益和长远利益放在首位,本着"认真研究,推广慎重"的原则工作,履行自己的科研道德义务。

五、医学高新技术临床应用中的护理伦理

科学技术的进步一方面给医学研究和实践提供了巨大的支持,但与此同时,医学高新技术的临床应用也引起了一系列伦理学挑战和难题。学习医学高新技术临床应用中的护理伦理原则,对护理人员正确应用医学高新技术具有非常重要的指导意义。

(一)医学高新技术及其社会价值

1. 医学高新技术的内涵

医学高新技术是指在预防、保健、诊疗、护理、康复等医学实践活动中,采用现代生物的、物理的、化学的尖端技术及其器械设备,直接应用于人体的医学手段。医学高新技术包括人工授精、遗传工程、器官移植、人工脏器以及电子计算机断层扫描、磁共振等新材料新设备的应用。医学高新技术的领域还在不断拓宽,正在或即将在临床诊疗、护理上广泛应用,这是当代医学高新技术发展的必然趋势。

2. 医学高新技术的社会价值

(1)实用价值　医学高新技术被广泛应用于诊断、治疗、预防、保健疾病等很多方面。例如,超声波、CT、磁共振、同位素扫描等各种先进的影像技术的广泛应用,在很大程度上提高了疾病诊断的特异性和敏感性,使疾病诊断有了更为精确、迅速的技术支持。另外,医学高新技术的应用能够以较快的速度和较高的质量完成各项诊治任务,能够较好地满足患者合理的求医需要和健康需求,所以医学高新技术的实用价值是显而易见的。

(2)生命价值　在医学实践中,高新技术的应用可以使很多疾病早发现、早诊断、早治疗,这样既可以提高疾病的确诊率与治愈率、降低死亡率,又大大提高了人的生命价值和生活质量,从而更充分体现了对人生命价值的关爱与尊重。医学科技的发展与应用给一些原本很难治愈的疾病带来了新的希望,如器官移植技术的应用给重要器官衰竭的患者带来了新的曙光;先进的监测仪器、起搏器、呼吸机、胃肠外营养等技术,使得某些危重患者的生命得以延续,也为疾病治疗赢得了时机。此外,无创性手术的开展更是将患者手术的痛苦减轻到最低。医务人员开发、应用医学高新技术可以挽救那些以前对医学来说无能为力的危重患者,这就是对人的生命价值的尊重,也是社会进

步的表现。

（3）职业价值　医学高新技术的开发和应用,要求医务工作者具有相应的知识、能力与素质。这不仅促进了医务人员知识、技能与素质的普遍提高,也使包括护士在内的所有医务人员职业价值甚至社会地位的提高和改变。随着护理模式的不断转变,现代护理更加突出了要求护理工作中的认知和情感、技术素养和社会责任、科学价值和人的价值等方面的高度统一,这样更显示了护理工作的职业价值和独立地位,特别是整体护理本身就包括了护理人员为其服务对象提供高新技术服务内容的全过程。因此,护理人员需要努力提高专业能力和科学素养,利用过硬的高新技术应用知识,按照护理程序的工作方法,为护理对象提供高质量的技术服务,从而实现护理的崇高职业价值。

（二）医学高新技术应用中的护理伦理原则

医学高新技术在临床应用过程中不可避免地会带来一系列的伦理问题。为了在医学高新技术的应用中最大限度地增强其带来的积极效应作用,尽量避免或缩小其消极作用的出现,护理人员应遵循以下伦理原则。

1. 整体效益原则

在应用医学高技术时,医务人员需要兼顾环境保护与公共安全,照顾绝大多数人的利益。同时,医学高新技术的应用必须兼顾社会利益与自身利益,要坚持局部利益服从整体利益的原则,禁止滥用高科技医疗手段诱导需求的现象,防止片面追求部门经济利益而任意扩大其使用范围等现象的发生。此外,在应用医学高新技术时,不能只着眼于患者本身,更不能只重视近期治疗效果,而要顾及患者及社会的未来利益,不能因为高新技术的应用而引起胎儿性别鉴定和医源性疾病等带来的社会问题。

2. 公正分配原则

公正的资源分配有宏观分配和微观分配两方面。在卫生资源的宏观分配方面,公正原则要求医务人员及卫生保健事业管理者必须从全人类健康利益出发,合理分配医疗、预防保健等有关方面的卫生资源,着眼于追求社会人群平等的健康要求与权利,实现全体人群的初级卫生保健的基本目标,最大限度地满足社会大众对医疗保健的需求。在卫生资源的微观分配方面,面对众多卫生保健服务的需求者,公正原则要求医务人员坚持医学的科学标准,依照病情轻重缓急,一视同仁地提供必要的医疗护理服务和高新技术服务,保证人人享有平等的卫生保健权和高新技术的使用权。

坚持公正分配原则,就是要求护理人员在工作中将对个体与对群体的道德责任统一起来,真正体现人人享有卫生保健的宗旨。

3. 恪守职业道德原则

医学高新技术的使用,不仅要求护理人员各方面具有良好的素质,还要求其必须具备爱护患者、热爱护理事业、全心全意为人民服务的人道主义献身精神。此外,医学高新技术要靠人来掌握,要通过医务人员服务于患者。医务人员要解决医学高新技术滥用而引起的医患关系紧张的问题,在其应用中就必须坚持人道主义原则,即应尊重、同情患者,平等地对待患者,本着诚实、善良的态度为患者服务。

当医学高新技术应用与人道主义出现矛盾时,要正确处理医疗利益和患者利益之间的矛盾,做到用公道、公正的伦理观念解决矛盾和问题。当患者确实需要某项新技术进行诊疗才可以挽救其生命时,医务人员在救治之前不能以患者是否预交医疗费用

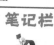

为前提,而应当在条件许可的情况下积极创造条件,尽力予以满足。那种所谓"见死不救"的做法是不可取的,是违背医务人员职业道德的行为。

4.生命价值原则

生命价值原则是医学高新技术应用中必须遵循的一条原则。具体体现在两方面。①尊重生命的价值。医务人员在应用医学高新技术时应该在提高生命质量和生命价值的前提下去维护人的生命权利,维护生命的尊严与神圣。②尊重人的生命。医务人员面对生命垂危的患者时,应积极创造条件、抓住时机,尽可能地应用高新技术将患者从死亡线上挽救过来。当然,医务人员也要对那些不惜一切代价来维持一个毫无生存价值的生命,而浪费巨大卫生资源并给家庭以及社会带来沉重负担的做法,认真地进行权衡和考虑。

5.精益求精的原则

医务人员在工作中坚持精益求精的原则,可以有效预防医学高新技术应用中差错或事故发生的可能性。坚持精益求精的原则,要求医务人员在思想上忠于职守,要对医学高新技术有高度的责任感,切不可因为自己的疏忽甚至失误对患者利益造成损害;在知识上,既要熟悉专业知识,又要了解相关学科技术的知识,还要掌握医学科学技术发展的动态,不断更新知识体系、调整知识结构、提高自己的临床思维能力;在技术上,要在了解现代科学仪器的原理基础上,做到操作熟练,准确无误。因此,医务人员应具备严谨、科学的态度、求新的观念、不断进取的精神和实事求是的工作作风。

6.最佳选择原则

最佳选择原则是一项可以将医学高新技术应用造成的伤害和危险降到最低,又能减轻患者痛苦和家属经济负担的原则。

(1)疗效最佳 医学高新技术的应用同普通医学手段的疗效相比较,其疗效更佳。

(2)损伤最小 在效果相当的情况下,应选择对患者损伤最小、安全系数相对最高的方法。如果在特殊情况下必须使用某项技术但又有一定伤害或危险时,必须征得患者和家属同意,并尽量将伤害程度减小到最低,以确保患者安全。

(3)手段最佳 医学高新技术临床的应用必须遵循由低到高的顺序,凡是可以用较低手段诊疗而达到同样效果的疾病,就没有必要选择高一级手段。

(4)适应性最佳 医学高新技术的应用首先要严格控制使用适应证,切不可以任意扩大适用范围,随意开列额外检查项目,让患者去做那些意义不大或丝毫没有意义的检查,这样会给患者身体造成没有必要的痛苦,也会使患者面临难以承受的经济压力。

(5)耗费最少 选择医学高新技术时,需要考虑到资源的消耗,以减轻患者和家属的经济负担。

总之,医务人员在医学高新技术应用中,应本着对患者健康负责的原则,做出最佳的选择,以最小的代价换来最大的利益。

7.宣传适度原则

在医学高新技术的使用中,医务人员必须注重科学根据,要以辨证的、科学的、实事求是的态度去宣传和评价其作用和后果。任何高新技术都是双刃剑,在带来利益的同时也会造成负面的影响,所以医务人员不可将医学高新技术绝对化、夸大化,片面强调其作用和适应证,使患者对高新技术的理解产生误区,从而忽视常规治疗、护理及调动其内在因素的作用。然而临床中仍有个别医务人员从个人私利的角度出发,片面夸大高新技术的作用,通过宣传鼓动患者接受高新技术的诊疗,以从中获得不正当的利益,这是极不道德的行为。医务人员对于医学高新技术的意义和作用,必须要有正确的、客观的评价,适度进行宣传。

(三)人类基因研究技术伦理

人类基因研究和应用是当前生命科学的热点,它们具有巨大的潜在价值,但同时又引发了许多伦理问题。

1. 基因研究与诊疗概况

20 世纪 50 年代,科学家首次在分子水平上揭示了遗传的本质,提出生物的一切特性都是由细胞内 DNA 的分子结构决定的。细胞的任何一种特性或功能都取决于细胞核内 DNA 分子上的特定某一部分的构造,这一部分被称为基因。基因是遗传的基本单位,它决定着生物的性状、生长和发育,更重要的是基因与许多种疾病有关。1985 年美国科学家率先提出人类基因组计划,并于 1990 年在美国正式启动,日本、法国、英国、德国等国科学家相继加盟,中国也于 1999 年获准加入该计划。经过许多科学家十年的艰辛劳动,终于于 2000 年 6 月 26 日国际人类基因组计划公益协作组公布:人类生命的蓝图——基因组序列"工作框架图"绘制完成。2002 年 10 月,人类基因组研究领域正式启动了又一重大研究计划——国际人类基因组单体型图计划,此项计划由美国、中国、英国、加拿大、尼日利亚和日本科学家共同承担,预计 3 年完成。

随着人类基因组排序的进行,基因的功能、结构和在细胞内表达的研究也逐步开展起来。基因的应用将越来越广泛,使医学真正成为"治本"的医学、预防为主的医学和预测性的医学,从而使遗传疾病以及与遗传密切相关的癌症、糖尿病、精神病、心血管疾病等有了获得预防和治疗的可能,并使人的寿命得以延长。

2. 人类基因组研究和应用可能引发的伦理争议

随着人类基因组测序的完成,未来人们可以通过检查而获悉自己的基因型,而且随着功能性基因的发现而进行的基因筛查、基因诊断和基因治疗也将越来越广泛地开展起来。然而,基因科学在广泛引起重视的同时,也产生了很多伦理争议。

(1)基因安全问题 ①基因好坏的争议:在基因研究中,某些基因被看作"致病基因""有害基因",但进一步研究发现它们在某些情况下也会对机体起到保护作用。例如,有人发现囊性纤维性肿瘤基因有预防皮肤癌的作用。这样就使人们产生了更多的困惑,到底什么是确定基因的好坏的标准? 所谓的缺陷基因是否应该予以剔除呢? ②人类基因库蜕变:到目前为止,人体细胞基因治疗只限于通过替代的方法弥补原有细胞的功能缺陷,而并不对异常基因进行修复,有缺陷的基因仍然存在于病人的细胞内,这就使得原本可以被自然淘汰的基因仍然存留在人类基因库中,继续遗传给下一代,导致人类退化。③改变人类的多样性:随着基因细胞治疗的展开,基因的性细胞治疗被提到了日程,基因的性细胞治疗是通过性细胞的基因水平操纵而达到预防和治疗疾病的目的。因为基因的性细胞治疗是改变细胞内的 DNA 程序,这种改变可以传递给后代。从积极意义上说,这种疗法可以从根本上消除疾病的垂直传播和遗传,但它可以改变人类的多样性,并有可能使后代成为某种疾病的易感者。

(2)基因资源的管理与保护问题 ①基因歧视:基因诊断可帮助识别正常基因,

检测缺陷基因。特别是在人类基因组计划完成后,在人们一出生就可以根据个体基因谱预测将来发育状况、智力水平和疾病的倾向。当某人的缺陷基因或疾病基因被泄露出去后,这个人的升学、就业、恋爱、婚姻、投保等方面就会受到社会歧视,相反另一些人却因占有某些优势基因而处于优势地位。②基因殖民主义扩张:在基因技术领域,发展中国家与发达国家相比研究起步晚、资金匮乏、效率不高、技术落后。发达国家早已着手基因的研发工作,并已取得了丰硕的研究成果,而发展中国家在基因方面的研究才刚刚起步。基因资源的分布却集中于发展中国家,发展中国家具有多人口、多民族、多病种,并且其隔离群多而纯的特点。因此,发达国家的基因勘探者们来到了发展中国家开始了新一轮的"殖民掠夺",即所谓的"生物殖民主义"或"生物海盗"行为,他们寻找稀有和不寻常的基因或遗传性状以作为开发和研究具有商业价值的新产品之用。③人类基因专利之争:基因殖民主义扩张的结果使得发达国家利用发展中国家的基因资源,通过技术转让、开发新产品或申请专利等商业化途径获得了巨大的商业利润,发展中国家不但不能与之共享这一财富,相反,当其要利用此类基因产品时不得不付出巨额的费用。鉴于此,国际社会已开始广泛关注有关基因资源的管理与保护的问题。

(3)基因技术运用问题 第一,基因治疗是否安全:截至目前,基因治疗还处在动物实验阶段,还远远未进入大规模的临床实验,更谈不上常规临床治疗。由于不安全因素主要来源于技术方面,甚至有死于基因治疗的病例报道,基因安全的问题不容忽视。第二,技术滥用倾向:基因检测、治疗的开展,有可能使一些人热衷于把"优势基因"转入自体或传给下一代,塑造所谓的"标准基因型"的完美人,一旦发现胎儿基因检查有令人不满意之处就任意淘汰,或按照人们的喜好"设计"特殊胎儿,这种对优势基因或优秀基因型的人为追求,会导致反人类的优生学。

3. 基因诊疗的伦理原则

(1)知情同意的原则 在任何情况下进行的人类基因组研究,均应告知当事人(病人、受试者及利益相关人员)有关实验的性质、目的、检测步骤,以及由于技术的不成熟在检测过程中可能发生的损害以及伤害事故发生后的解决途径,由当事人自己据此做出选择。基因检测完成后,检测机构应如实告知检测结果。

(2)保守秘密的原则 个人的基因信息就是有关自己生命的秘密,基因信息属于个人隐私,个人有权对于自己的基因信息保密。只要是与公共利益无关的基因信息,当事人都有权隐瞒,并有权防止因其基因特征而受到歧视(如收养、升学、就业、婚姻、投保和健康护理等)或受到其他不公平待遇。为研究或其他任何目的而获取的与个人有关的分析或存储处理的基因信息,未经当事人许可,不得擅自公开。

(3)维护基因提供者利益的原则 对基因技术专利来说,基因不仅是一种蕴含了某种信息的"原材料",而且是一种起决定作用的因素。基因是技术创新的源泉,没有了基因资源,基因专利就会成为无本之木、无源之水。毋庸置疑,一项基因专利权的取得是因为该基因得到了新的利用,而不是因为该基因所体现的原始遗传信息,基因研究者在其中所起的重要作用不容抹杀,但长期以来基因研究者独占全部研究成果,而完全置基因提供者的利益于不顾的行为显然是不道德的。无论何时基因提供者的权利都应得到尊重,当基因研究者取得研究成果、享受基因专利带来的巨大经济利益之时,也应考虑基因提供者的利益。例如基因提供者的人格权利应当得到尊重,基因提供者在提供基因时可与基因提取者协商,以获得一定的使用费用或经济补偿等。

(四)尸体解剖的伦理

尸体解剖是医学发展的基础和重要条件,是获取医学新发现的重要手段。尸体解剖在认识疾病本质、提高诊疗水平和探索疾病规律等方面具有其他检验手段无法取代的地位和作用,特别是对一些疑难、罕见病症或临床上暴死或猝死的病人,都可以通过尸体解剖弄清楚其死因。医学是一门社会科学,尸体解剖作为医学发展的一个重要方面,并不仅仅限于医学科学本身,它涉及人们的社会伦理观念和社会文化等社会因素,因而尸体解剖是一个严肃的社会问题,它是人类自身文明进步的一个重要环节。

1. 尸体解剖的道德意义

对死亡病人,由医务人员进行尸体解剖、检验,可以解释很多临床医疗工作中所不能解释的问题,此外在查找死因方面也起着重要作用。尸检在很大程度上促进了现代医学的发展,特别是解剖学、组织学、病理学的发展。临床尸检率的高低,往往是反映一个医院乃至一个国家医疗水平的标准。尸检的普及程度在一定意义上反映着一个国家和民族的科学文化水平。在我国由于受封建传统伦理观念的影响,普遍认为:"身体发肤,受之父母,不敢毁伤,孝之始也""人生要完肤,死要完尸厚葬",否则就是违背孝道。这种落后的伦理观念给我国尸检工作的展开造成了很大困难,也严重阻碍了医学科学的发展。随着社会的进步和发展,人们的思想观念也在逐渐改变,我国目前已有不少人愿意为医学科学事业发展捐献遗体。正确认识和积极宣传尸检在医学科学发展中的作用和地位,使人们认识到开展尸检在揭示疾病变化方面会提供更为科学的论证和资料,具有重要的道德意义.

2. 尸体解剖的伦理价值

(1)教学价值 尸体解剖是弄清楚人体结构唯一可靠的方法,是医务人员的必修课程之一。因为通过对解剖资料系统、全面地分析和观察,可以不断地提高医学生的实践知识与经验,而且尸体解剖所获得的病变标本也是进行病理教学的重要教材。

(2)临床价值 尸体解剖有利于提高诊疗水平,验证临床诊断,总结医疗经验。研究资料表明,即使在诊断设备和方法不断科学与准确化的现代,临床诊断不清或误诊仍占有相当数量。尸体解剖有利于吸取经验教训,辨明诊断是非,提高正确的诊治率。

(3)法学价值 尸体解剖在法律上常用于确定死亡原因、判定致死方式、推定死亡时间等,从而为案例的侦破提供法律依据,因此尸体解剖具有法律价值。

(4)科研价值 在医学史上,通过尸体解剖获得医学学科发展的例子屡见不鲜。例如被称为"超级癌症"的艾滋病的病理变化就是通过尸检才逐渐认识的。又如某些新疾病的发现、发病原因、发病机制的探讨都需要依赖于尸体解剖,因此尸体解剖是病理学形成和发展的基础。另外,尸检可以了解疾病谱,认清其动态变化趋势,从而为疾病防治提供科学依据。

3. 尸体解剖的伦理要求

随着医学科学研究的进展和深入,尸体解剖的需求量也越来越大,要想达到顺利推行尸体解剖进展的目的,必须协调好研究者与家属和各方面之间的关系。1979年卫生部发布了《解剖尸体规则》,它是一个规范性的文件,该规则的制定既有行政约束力,又为尸体解剖的道德行为提出了基本要求。

笔记栏

（1）尸体解剖必须出于法律和医学的目的　　具体地说，尸体解剖用于人体解剖学发展和教学的需要；用于为弄清治疗方法的疗效和药物的作用机制；用于弄清死亡原因的法医学和病理解剖学需要；用于器官移植等医疗目的，以上目的支配下的尸体解剖活动都是符合道德的行为。而其他非法律、非医学目的的尸体解剖都属于不道德的行为。

（2）尸体解剖一般要得到死者生前的同意或亲属的许可　　一般尸体解剖必须在家属同意或死者生前许可的情况下才可以进行，但在特殊情况下，只要是为医学目的，经过特定的有关部门的批准，就可以进行尸体解剖，有的即使死者生前和家属表示了不同的意愿，仍然可以进行尸体解剖。例如：对于疑似集体中毒、职业中毒、烈性传染病死亡者进行的尸体解剖就是如此。因为从伦理学的观点看，这是从社会全局的、长远的利益出发的，是道德的行为。

（3）尸体解剖要严格遵守一定的规范　　在解剖的过程中要尊重尸体，操作规范而严谨，态度严肃而庄重，并认真地做好解剖后的组织、器官及尸体的处理工作。任何亵渎甚至侮辱尸体的行为都是不道德的甚至是犯罪的行为，理应受到谴责甚至法律制裁。

（4）尸体解剖必须在专门机构内进行　　普通解剖应在医学院校和其他有关教学、科研单位施行；病理解剖应在医疗预防机构和医学科学研究的病理科（室）施行；法医解剖应在公安机关、人民检察院、各级人民法院以及医学院校附设的法医科施行。

 思考题

一、选择题

1. 护理道德是搞好护理管理的（　　）

    A. 伦理基础   B. 政治基础

    C. 理论基础   D. 思想基础

2. 以下属于护理科研特点的是（　　）

    A. 开展容易   B. 内容单一

    C. 任务宽松   D. 起步晚、起点低

3. 相对病房而言，门诊护理的组织管理任务（　　）

    A. 比较简单   B. 比较重

    C. 比较轻   D. 比较急

4. 在人工授精技术应用的道德要求中，一个供体捐出的精子最多可使用（　　）

    A. 3 次   B. 4 次

    C. 5 次   D. 6 次

二、简答题

1. 护理管理伦理的基本原则有哪些？

2. 护理伦理在护理管理中的应用体现在哪些方面？

3. 护理管理的伦理规范有哪些？

4. 医学高新技术应用中的伦理原则有哪些？

5. 人类胚胎干细胞研究和应用的伦理原则有哪些？

6. 护理科研的伦理规范是什么？

三、问题分析与能力提升

患儿赵某,男,5岁,因急性咽炎、发热39.5 ℃入院,经过治疗,第2天体温开始下降,第3天体温已恢复正常。住院期间恰逢该科某医生进行一项研究课题,需要对多名正常儿童进行神经系统电生理检查,该医生在未告知家属的情况下选赵某为受试者。受试后第2天,赵某的妈妈发现孩子头顶部皮肤有2个大小不等的圆形红斑,向医院提出异议。请分析医生的行为有哪些不正确?

四、论述题

作为一名护理领导工作者,应具备哪些素质? 对医院护理进行有效管理的伦理要求是什么?

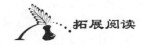

拓展阅读

举证责任

举证责任是指在诉讼中应该由谁来担负提出证据,并用证据来证明事实的责任。承担举证责任的当事人必须对自己的主张举出主要的事实根据,以证明其确实存在,否则将承担败诉后果。因此,举证责任也叫证明责任。

伍子胥鞭尸

春秋战国时期楚国大臣之子伍子胥自从家族遭楚平王迫害后,为向楚国复仇,除了帮助吴王建立了苏州城之外,他只为灭楚而活,其全部的人生信念就是复仇。吴国攻破楚国之后,伍子胥掘开楚平王的墓,挖出其尸体,鞭尸三百,报仇雪恨。

这个故事的是非曲直自有历史做出评判。他的做法虽不可取,但说明自古尸体也是有尊严的,可以被尊重也可以被侮辱,所以对尸体的使用和安葬也必须遵守人伦道德。

科研中的知情同意

根据《赫尔辛基宣言》,对做决定能力有缺陷的受试者,其参与研究的知情同意过程可以由其代理人来参与完成。代理人可以是受试者的合法监护人(如他们的配偶、父母、子女及其他亲属),也可以是受试者指定的其他人。例如18岁以下的未成年人、精神病病人、老年人,也往往存在着决定能力不足或受损的状况。从法律上来说,不能由他们独立做出是否参与研究的决定。

第十章
护理伦理评价与教育及修养

学习目标

◆ 掌握　护理伦理评价的依据;护理伦理教育的过程;护理伦理修养的途径、
　　　　方法。
◆ 熟悉　护理伦理评价的标准及方式;护理伦理教育的原则。
◆ 了解　护理伦理评价、教育及修养的含义;护理伦理教育的方法。

案例

　　王护士带着实习生小李给病人取静脉血化验,虽然王护士事先给小李讲了静脉穿刺的要领,但因操作时紧张,小李第一针未能刺入血管,第二针又将血管刺破,为了完成带教老师交给的任务,小李心想:"不取出血来绝不罢休!"于是又要穿刺第三针。此时,王护士将针要了回来说:"小李,你考虑到病人的痛苦没有?"小李带着一股怒气离去。护士长一针取出血来,并对病人说:"对不起,让您受苦了!"病人却不以为然地说:"没有关系,培养学生也是应该尽的义务。"抽血完毕,王护士对小李进行了一番语重心长的谈话。经过带教老师的教育,小李又返回病人身旁,并羞愧地向病人道歉:"我是实习生,由于技术不熟练给您带来了痛苦,请您原谅!"病人却严肃地说:"我受点疼算不了什么,不过你要记住,护士的服务对象是人,而不是机器!"小李点了点头。之后病人又鼓励小李:"好了,不要紧张! 虽然这次你做得不够好,但我仍然支持你们的实习。只要你认真学习,技术会慢慢熟练的,我相信你将来会成为一名优秀的护士。"小李连声说:"谢谢!"。

　　护理伦理评价、教育及修养,作为护理人员道德实践活动的基本形式,它们贯穿于护理人员的日常生活当中,是护理伦理学的重要研究内容。经常开展护理伦理评价、教育与修养等实践活动,对于增强护理人员美与丑、善与恶、荣与辱的判断能力,提高护理人员依照护理伦理的基本原则和规范进行自我修养的自觉性,树立社会主义护理

笔记栏

道德新风尚,促进护理事业的发展,加速全社会的精神文明建设,具有非常重要的现实意义。

第一节　护理伦理评价

一、护理伦理评价及其意义

(一)护理伦理评价的含义

护理伦理评价是护理道德实践活动的一种重要形式,是人们及护理人员依据一定的护理伦理原则、标准和规范,对护理人员或医疗单位的行为活动及各种医德现象做出的道德价值判断。

作为一种道德价值评判,依据评判主体的不同,护理伦理评价包括社会评价和护理人员的自我评价两种类型。社会评价包括病人和其他医务人员对护理人员或医疗单位的职业行为做出的道德价值判断。自我评价是指护理人员对自己的职业行为所作的自我道德价值判断。自我评价一般依赖于护理人员的道德良知和职业操守。

社会评价主要是指社会舆论和传统习俗,是一种客观评价力量;自我评价主要是指内心信念,是一种主观评价力量。两者相互联系,相互影响,共同发生作用。在护理伦理评价中,必须将两种评价结合起来,才能保证评价的客观和公正。

(二)护理伦理评价的特点

1. 评价主体的广泛性

护理伦理评价包括社会评价和护理人员的自我评价两种类型,这决定了护理伦理评价主体的广泛性。既包括病人及其家属对护理人员或医疗单位职业行为所作的评价,也包括其他医务人员对护理人员职业行为所作的评价,还包括医疗单位对护理人员职业行为所作的评价,社会对护理人员职业行为的评价,以及护理人员对自己职业行为所作的自我评价。

2. 评价对象的限定性

护理伦理评价的客体是护理人员或医疗单位的职业行为,即护理人员或医疗单位在护理、医疗过程中的业务行为。

3. 评价结果的明确性

护理伦理评价要对护理人员或医疗单位的职业行为做出明确的判断:是善还是恶、是美还是丑、是道德还是不道德,不能含糊不清,要真正起到扬善抑恶的作用。

4. 评价作用的非强制性

护理伦理评价作为伦理评价,属于道德范畴。因此,护理伦理评价的作用不能像法律规范一样具有强制力,而是通过社会舆论和内心信念的力量起作用,具有非强制性。

(三)护理伦理评价的意义

护理伦理评价是护理道德实践活动中一个重要组成部分,它对于护理人员形成良好的护理道德品质,促进医德医风建设,乃至整个医学事业的发展都有非常重要的意义。

1. 有利于良好护理道德风尚的形成

护理伦理评价通过社会舆论等形式对护理人员或医疗单位的合乎护理伦理规范的行为进行肯定和赞扬;对护理人员或医疗单位的不合乎护理伦理规范的行为进行否定和批评甚至谴责,达到约束和控制不良护理行为的作用。通过惩恶扬善,一方面,使护理人员明确各种护理行为道德与不道德的界限,加深他们对护理道德的理解与深化;另一方面,可以加强护理伦理的威慑力,对护理人员的职业行为发生积极影响,有助于护理人员从善弃恶,协调医疗活动中的人际关系,形成良好的护理道德风尚。

2. 有利于提高护理人员的道德品质

护理人员的护理行为是否符合医学道德标准,往往是将护理人员的职业行为与医学道德原则、规范为准则相比照而做出评价,或者本人进行自我道德反省而得知。曾子曰:"吾日三省吾身,为人谋而不忠乎? 与朋友交而不信乎? 传不习乎?"无论是他人评价还是自我评价,目的是一致的,即弘扬善的道德行为,批判恶的不道德行为。护理人员对于存在的道德问题,有则改之,无则加勉。这种巨大的、持久的、广泛的约束力能够使护理人员进一步了解什么是善,什么是恶;什么应该做,什么不应该做;怎样正确地选择护理手段,怎样为病人提供最佳的护理服务,从而深刻认识到自身的某些道德缺陷,选择正确的道德行为,逐步培养高尚的护理道德品质。

3. 有利于促进医学事业的发展

随着社会的进步和医疗科学的不断发展,诊治疾病的一些新技术、新手段常与传统伦理道德发生矛盾,加上医患关系的商业化、技术化趋势,使护理工作面临一些新的挑战和考验。只有通过护理伦理评价,依据正确的护理伦理原则、标准和规范,对医疗护理中出现的重大道德纠纷进行明辨是非。如对安乐死、"克隆人"、器官移植、现代生殖技术的讨论等,只有在正确的医德观念指导下,才能做出符合人们利益的正确评价。同时,在护理伦理评价过程中一些新的护理理念得以产生,例如"整体护理"理念的提出,具有一定的伦理价值。"整体护理"以病人为中心,以护理程序为方法,对病人进行身心整体护理。对护理工作做出恰当的医学伦理评价,协调好医、护、患三者之间的关系,增进病人的安全感、信任度和治疗信心,无疑将大大促进整个医学事业的发展。

二、护理伦理评价的依据

人们的言行、举止总是在一定的动机与目的支配下采取相应手段进行的,并产生一定的效果。因此,在进行护理伦理的评价时,应该依据评价对象的动机与效果、目的与手段综合考虑。

(一)动机与效果

动机是指引起人们行为趋向的具有一定的目的的主观愿望和意向,是人们为了追求某种预期目的的自觉意识。效果是指人们按照一定的动机去活动所产生的结果。护理行为动机是指护士进行职业行为选择时的动因或意向;护理行为效果是指护士的职业行为所产生的客观结果。在具体评价护士的职业行为是否道德时,要注意分析动机与效果的一致性、不一致性和复杂性。

在一般情况下,好的动机产生好的效果,坏的动机产生坏的效果。但由于多种因素影响,有时候好的动机可能会带来不良效果,不良动机却产生好的效果。这时应注意对护理行为进行客观、公正、全面的评价,不能将动机和效果简单化,要辩证地进行分析,要看主要方面,要分清是非,不可简单地得出肯定或否定的结论。例如,某一护理人员从救死扶伤、解除患者痛苦的动机出发,一心想治好病人的病,对病人认真负责、一丝不苟、竭尽全力。但由于病人的病情复杂,加上当时当地医疗护理设备和技术水平有限,虽经全力抢救,仍然无法使病人转危为安。对于这种情况,我们就不能光从护理医疗效果一个方面来对护理人员的职业行为进行伦理评价,否认护理人员职业行为的道德价值。否则,仅仅根据效果不好或失败的事实就对护理人员进行责难,难免会不公平。相反,如果某一护理人员为了个人获取私利,冒险进行自己没有把握的操作,但碰巧把病人的病治好了,并得到了病人的肯定。对于这种情况,我们也不能从护理医疗效果一个方面来对护理人员的职业行为进行伦理评价,认为这个护理人员的护理道德高尚。因此,在运用动机与效果辩证统一的原理进行护理伦理评价时,要注意把动机与效果统一到实践中。由于护理行为效果往往表现的较直接和明显,易于被人们所认识。而护理行为动机往往带有主观性,要对其进行正确评价必须坚持实践的标准,不仅要注意效果,而且要坚持在护理实践中全面考察。好的动机产生坏的效果,可以在以后实践中总结经验,不断改进,最终达到动机与效果的统一;坏的动机产生好的效果,也可以在以后的实践中得到澄清与验证,从而使动机与效果统一。

(二)目的与手段

护理目的是指护理人员在职业行为中经过努力期望达到的目标;护理手段是指护理人员为达到护理目的而采用的措施、方法和途径。目的与手段是对立统一的关系,目的决定手段,手段服从目的;同时,目的不能脱离一定的手段,目的总是通过手段而实现。目的与手段的统一,构成了护理伦理评价的又一依据。

一般来说,大多数护理人员的目的都是正确的,那就是尽早解除病人痛苦,维护病人利益,恢复病人健康。但是,仅有正确的目的还不够,还必须有正确的治疗、护理手段,才能取得理想的治疗效果。护理人员在选择护理医疗手段时应该坚持以下原则:

1. 一致性原则

一致性原则即选用的护理手段必须与病情的发展程度及治疗目的相一致,在护理过程中,护理人员必须根据病人的病情和治疗的需要,尽力为病人创造适合治疗的环境和条件。

2. 最佳性原则

最佳性原则即对于同一种疾病,在有多种治疗、护理手段可以选择的情况下,应选择最佳手段,即疗效最佳、毒副作用最小、生理功能损伤小、痛苦小、安全性高、经济而实用的治疗、护理手段。

3. 有效性原则

有效性原则即护理人员所采用的手段应经过实践检验,证明对病人是有效的,不可采取不切实际的护理手段。临床应用的一切治疗、护理手段,包括各种新技术和新药物的应用,未经严格的动物实验和临床实验证明是有效的,都不能采用,要把医学科学实验与临床应用严格区别开来。

4.社会性原则

社会性原则即选用的护理手段必须考虑社会整体效果。一切可能给他人或社会带来不良后果的护理手段,都尽可能不用。当患者利益与社会利益发生矛盾时,既要对患者负责,更要对社会整体利益负责。耐心对病人做解释工作,使病人利益服从社会利益。

三、护理伦理评价的标准和方式

(一)护理伦理评价的标准

护理伦理评价的标准是指衡量护理人员或医疗单位职业行为的善恶及其职业行为带来的社会效果优劣的尺度,具体主要有以下三条标准。

1.疗效标准

医疗、护理行为是否有利于病人疾病的缓解、痊愈,保障生命安全。医务人员最基本的医德义务和责任是救死扶伤、防病治病、维护患者身心健康。因此,疗效标准成了评价和衡量护士的职业行为是否符合道德、道德水平高低的主要尺度和依据。凡是有利于病人恢复健康、减轻痛苦、延年益寿、提高生命质量的行为就是道德的,反之则是不道德的。疗效标准要求护理人员和医疗单位在任何时候都应该把人民群众的健康利益放在首位,以此作为治疗、护理行为的出发点、落脚点。

2.社会标准

医疗、护理行为是否有利于人类的健康长寿、优生和人类生存环境的改善,是否有利于社会的发展。护理人员和医疗单位在采取有利于病人康复的方法与措施时,应考虑这种方法与措施是否会对他人、对社会、对人类生存环境造成负面影响。即应有全局观念,将病人的个人利益与他人、社会、人类生存和发展的整体利益统一起来。如在处理医院废水、废物及化学、放射性物质时,护理人员和医疗单位既要考虑病人的卫生和安全,又要考虑到医院自身的卫生和安全,同时还要考虑到人民群众的健康安全,既要有利于保护和改善人类生存环境,维护和提高人类健康,又要有利于社会的可持续发展。

3.科学标准

医疗、护理行为是否有利于促进护理学科和医学的发展,是否有利于社会的进步。凡是有利于促进护理学科和医学的发展和社会进步的医疗、护理行为就是道德的,反之则是不道德的。护理人员在进行医疗、护理行为和护理科学研究过程中,要树立全心全意为人民服务的意识和科研动机,摒弃那些陈旧的、腐朽护理观念,以科学严谨、求真务实的治学态度和奋发有为的进取精神,用实际行动推动护理学科和医学的发展。

以上三条标准是辩证统一的,其中,疗效标准是前提,社会标准是目的,科学标准是动力。进行护理伦理评价的时候,应将三条标准紧密结合,全面把握。

(二)护理伦理评价的方式

护理伦理评价主要是通过社会舆论、传统习俗和内心信念等方式进行。前两者是来自社会的评价,属于客观评价;后者是自我评价,属于主观评价。必须从主、客观两方面将三者紧密结合起来,才能做出全面、正确、公正的护理伦理评价。

1. 社会舆论

社会舆论即众人的言论,指众人对护理行为发表的各种议论、意见和看法,表现倾向态度和褒贬情感。社会舆论是护理伦理评价中最普遍和最重要的方式。

对于护理活动的伦理评价,社会舆论按照评价方式的不同,可分为正式的、有组织的社会舆论和非正式的社会舆论两种类型。按照评论主体的不同也可分为两类:一类是全社会性的评价,即病人、家属和社会各界对医疗卫生单位及护理人员的护理状况进行评价,通过表扬、批评或肯定、否定一些护理行为和做法,从而形成一种扬善抑恶的精神力量,由此增强护理人员对自己行为的社会道德责任感;另一类是同行评价,即医学领域自身的评价,它有利于从护理学科的特点和规律出发,进行深层次的职业道德论证,进而解决技术操作是否符合护理道德规范等方面的问题,是对护理人员实行直接监督的有效途径。

社会舆论具有四个特点:认知范围的群众性;对人们行为的约束性;传播速度的快捷性;影响范围的广泛性。这四个方面的特点决定了社会舆论强大的威慑力和影响力,并由此而发挥着特殊的作用,给护士造成特定的道德氛围,无形地影响、约束着护士的职业行为。但应注意,社会舆论并不都是正确的。健康的社会舆论可以鼓励护士坚持自己的道德心和事业心,为他们充分履行自己的道德责任提供良好的社会条件,不健康的社会舆论则可能会抑制护士的进取心,动摇护士的道德心和事业心,对护士履行自己的职责造成不利影响。在面对社会舆论的时候,护士应该冷静、理智,要明辨是非、善恶和荣辱。一方面,要敢于坚持真理,不让落后的社会舆论蒙蔽自己的眼睛和腐蚀自己的心灵;另一方面,要正视自己的缺点和不足,敢于承担责任,勇于改正错误。

2. 传统习俗

传统习俗是社会风俗和传统习惯的简称,是人们在长期的社会生活过程中逐渐形成和沿袭下来的习以为常的行为倾向、行为规范和道德风范等。传统习俗不仅具有评价道德好坏、善恶的作用,而且是道德规范的补充。它具有三个特点:其一,形成过程的历史悠久性;第二,衡量人们行为标准的稳定性;第三,支配人们行为的普遍约束性。传统习俗由此而对人们的影响持久而深远,它往往同社会心理、民族情绪交织在一起,对护士的心理和行为都产生强大的制约作用。

在护理伦理评价中,传统习俗的功能主要表现:它是评价护理行为道德价值最初、最起码的标准和行为准则,用"合俗"与"不合俗"来判断护理人员行为的善与恶,用以支配护理人员的行为。传统习俗和社会舆论一样,也存在着健康和不健康、积极和消极两面性。健康积极的传统习俗对形成良好的医德有促进作用,如"医为仁术、救命活人""一视同仁""清廉正直"和"一心赴救"等;不健康的消极的传统习俗则对良好医德的形成起阻碍作用,如"孝亲"观念、反对尸体解剖等。因此,对传统习俗在护理伦理评价中的作用,要做具体的分析,区别对待,取其精华,去其糟粕,既要批判地继承传统习俗,充分发挥传统习俗在护理伦理评价中的积极作用,又要提倡创新,树立新的医德风尚。

3. 内心信念

内心信念是指人们对某种观点、原则和理想的坚定信仰,是深刻的道德意识、强烈的道德情感和坚强的道德意志的有机统一。

护理人员的内心信念是护理人员发自内心的对道德义务的真诚信仰和强烈的责

任感,是对自己行为进行善恶评价的精神力量。它是护理道德评价的最基本方式,在护理伦理评价中发挥着非常重要的作用。首先,它作为一种强烈的责任感,是推动护理人员对行为进行善恶价值评价的最直接的内在动力;其次,它作为深入到内心的道德意识和准则,也是护理人员道德评价的直接标准;再次,它包含着道德情感和意志等因素,可以作为一种"强制力"迫使护理人员接受善恶判断的赞许或谴责;最后,它可以使道德的评价成果变为个体内在的稳定因素。

护理人员的内心信念之所以具有以上作用,主要取决于以下三个特点。

(1)内心信念的稳定性 即护理人员内心信念是建立在个人笃信基础上,一旦形成就不会受外界条件影响而轻易改变,且在相当长时间内支配着自己的行为。护理学始祖南丁格尔深信护理是科学的事业,她对护理事业的献身精神已成为世界各国护士的楷模。

(2)内心信念的深刻性 即内心道德信念凝聚了护理人员内心深处的道德认识、情感和意志的力量,是反映护理人员对人生真谛的理解和领悟。一个道德高尚的护理人员,必然认为自己所从事的护理职业是光荣的、高尚的、自豪的,并愿意为之奋斗终生。

(3)内心信念的约束性 即内心信念作为一种强烈的道德责任感,推动着护理人员进行善恶评价和行为选择,它具有监督性和约束性。

在护理道德评价中,护理道德评价的成果只有成为每一个护士的内心信念或日常行为习惯时,才能达到预期的目的。

综上所述,社会舆论是现实的力量,具有广泛性;传统习俗是历史的力量,具有持久性;内心信念是自我的力量,具有深刻性。三种评价形式相互渗透、相互补充,只有综合地运用,才能使护理伦理评价更好地发挥作用。

第二节 护理伦理教育

一、护理伦理教育及其意义

(一)护理伦理教育的含义

护理伦理教育是有计划有组织地对护理人员进行系统的道德灌输,施加系统的道德影响、为塑造良好护理道德品质打下基础的道德活动。护理伦理教育的内容涉及方方面面,概括起来主要包括世界观、人生观和价值观教育;奉献精神、敬业精神教育;服务意识教育;护理道德原则、规范、范畴教育;职业纪律教育等。

护理伦理教育是一个知行统一的教化过程。评价护理伦理教育效果的基本标准是看教育是否对护理人员产生了有效的道德影响,或是否强化了其道德义务感,是否规范了护理人员的护理行为。进行护理伦理教育旨在对护理人员的品格进行陶冶和塑造,使护理道德原则与规范转化为护理人员的内在品质,以提高护理人员的护理道德认识,培养高尚的护理道德情操,树立坚定的护理道德信念,锻炼坚强的护理道德意志,养成良好的护理道德行为习惯,使护理人员更加自觉地履行自己的职责和义务,更好地为人民的健康服务。

(二)护理伦理教育的特点

1. 专业性和综合性

护理伦理教育从内容到形式都与护理专业紧密相连,体现护理专业的特性。只有把护理伦理教育融于具体的护理实践中,解决具体的护理伦理和社会问题,才能取得良好的教育效果。同时,护理伦理教育也深受社会各种因素的综合影响,与其他方面的管理教育具有千丝万缕的联系。因此,在护理伦理教育中,既要体现护理专业的特性,注重护理伦理的基本知识、基本理论教育,又要重视把知识、理论付诸护理实践之中,加强对护理人员的世界观、人生观和价值观教育,把护理伦理教育贯穿于日常生活及思想政治教育、职业纪律教育、民主与法制教育中,还有卫生事业管理、规章制度建设、医院等级评审等活动之中。

2. 同时性和层次性

同时性是指在进行护理伦理教育的过程中,应对形成护士道德品质的诸因素同时展开教育,兼顾护理人员的道德认识、情感、意志、信念和行为习惯等诸要素,使受教育者的各种道德品质得到共同提高。层次性是指根据护理人员的护理道德水平层次,因材施教,有的放矢。由于护理人员的护理道德水准处于不同层次,护理工作专业、职称职务、工作经历也处于不同的层次,加之护理人员的生活经历和所受教育程度也有所不同。因此,护理伦理教育应讲究层次规律,承认差别,应该因时、因地、因人区别对待,选择最适合受教育者的内容进行教育,即对不同层次的护理人员提出不同的教育要求,切忌一刀切。

3. 长期性和渐进性

作为塑造"白衣天使"的护理伦理教育,应该是一个系统的、长期的工程。护理人员良好的行为习惯和优秀的护理道德品质的形成,是一个长期的过程,既不可能一蹴而就,也不能一劳永逸。因此,护理伦理教育必须本着千里之行、始于足下的精神,积小善成大德,汇细流成江海,从学生时代开始到以后的实习、工作过程中,都就必须对其进行持之以恒、长期不懈的教育。同时,护理伦理教育必须遵循由浅入深、循序渐进、逐步完善的规律,不可操之过急,搞突击教育,要循序渐进,不断努力,一步一个脚印,长期、反复地进行引导、熏陶和教育。

4. 实践性和针对性

护理伦理学是一门实践性很强的学科。在护理伦理教育中,要注意贯彻理论与实践统一的原则,积极引导护理人员在平时的工作中,践行护理道德义务,正确处理护理实际生活中的各种伦理关系。使之能够在各种复杂的伦理实践情境中正确做出是非、善恶的判断和抉择,采取正确的道德行为。坚持实践性,不仅要把教育同护理实践相结合,还要把教育同卫生改革、医疗卫生事业的发展以及存在的行业不正之风相结合,在实践中提高护理人员的道德水平。同时,护理伦理教育要有的放矢,尽量避免空谈说教。要从各地区、各单位的实际情况出发,有针对性地进行教育。如用先进人物、感人事例感染和激励护理人员;开展服务竞赛,改善服务态度,为病人提供优质服务;开展文明卫生竞赛活动,为病人创造舒适的、清洁的住院环境;开展"无差错、零事故"活动,增强责任感;开展拒收"红包"礼品活动,廉洁自律,树立护理道德新风等,使广大护理工作者在护理实践中得到切实有效的帮助。

(三)护理伦理教育的意义

护理伦理教育作为一种客观的护理实践活动,是把人们在长期的护理实践活动中所总结出的护理伦理基本原则和规范,转化为护理人员的内心信念及行为的重要过程。它对于提高护理人员的职业道德素养;创造良好的道德风尚,加强社会主义精神文明建设;以及卫生事业改革和护理科学发展都具有重要的意义。

1. 有利于提高护理人员的职业道德素养

一个合格的护理人才,除了要具有较高的护理专业知识、精湛的护理技术外,还必须具有高尚的护理道德品质。只有具备高尚的护理道德品质的护理人员,才能在工作中表现出高度的护理道德责任感;才能真正做到急患者之所急,想患者之所想,精心地护理患者,全心全意地为病人服务;才能真正做到在工作中不计个人得失,敢于承担风险;才能不断提高技术水平。护理伦理教育以塑造护理职业道德品质、提高职业道德素养为目标,通过循序渐进熏陶教化而使护理人员掌握护理道德理论、原则和规范,从而提高护理道德品质,激发护理道德意识和情感,增强护理道德行为的自觉性和免疫力,有利于进一步提高护理人员的职业道德素养。

2. 有利于促进社会主义精神文明建设

护理职业是社会窗口行业,护理人员整体道德素养的好坏直接反映了医疗卫生单位的医德医风建设状况,也会影响社会的道德风尚。实践证明,护理伦理教育开展好的单位,其护理人员的道德意识强,道德风尚好,对于改进医院护理工作、改善护理关系、提高护理质量都发挥着显著作用,并能在社会上树立起护士的良好形象。因此,开展护理伦理教育,提高护理人员的道德素质,无疑是社会主义精神文明建设的重要内容。

3. 护理伦理教育是促进卫生事业改革和护理学科发展的重要措施

随着经济和社会的发展,科学事业的进步,卫生事业改革也取得了重大成就。但卫生事业改革离不开医护道德观念的更新和发展,要想摒弃那些陈腐的护理观念,培养和传播新的医护道德观念,促进卫生事业改革的顺利进行,必须加强护理伦理教育。护理伦理观念是在护理学科的发展中形成的,反过来它又对护理学科的发展有重要的反作用。护理学的任务是维护人类的生命和增进人类的健康,揭示生命运动的本质和规律,探索战胜疾病的途径和方法。持之以恒的护理伦理教育,能培养护理人员坚强的毅力、顽强的意志、团队协作的精神,使护理人员能从整体的角度全方位审视病人的健康利益,提高为人类健康服务的责任感和为护理科学发展而奋斗的决心和勇气,用新的道德观念来支持医学新技术的发展和护理科学的发展,用实际行动推动护理科学的发展和社会的进步。

二、护理伦理教育的过程

目前,我国正处于卫生医疗事业改革的关键时期,各种医疗机构纷繁复杂(国有、民营、股份制等)性质多样,社会各阶层、群体利益矛盾凸显,医疗机构内外环境复杂。加之广大护理人员思想意识层次不一,在工作中所担当的角色各不相同,决定了护理伦理教育必然是一个长期的、复杂的和系统的工程。这一工程包括提高护理道德认识、培养护理道德情感、磨炼护理道德意志、坚定护理道德信念、养成护理道德行为和习惯五大环节。

（一）提高护理道德认识

护理道德认识是护理人员对护理伦理理论、护理伦理关系以及调节这种关系的护理伦理原则、规范的认知、理解和接受。在护理伦理教育中，有意识地提高护理道德的认识水平是十分重要的。因为认识是行为的先导，没有正确的认识，就难以形成良好的道德行为习惯。护理人员全部的护理实践活动都是在一定的思想认识指导下进行的，护理道德的形成是建立在一定的护理道德认识基础上的。同时，护理人员道德观念的形成，道德判断能力的提高，又是护理道德认识能力提高的重要标志。有的护理人员之所以有这样那样不符合护理道德的行为，甚至侵犯了患者的合法权益，往往并不是她们有意要违反道德要求或破坏护患关系，而是由于她们对护理道德知识、原则和规范缺乏正确理解所造成的。对于这种情形，护理伦理教育可以而且应该起到"启蒙"作用，使护理人员懂得护理道德的要求、原则、规范和准则，从而增强其履行护理道德义务的自觉性。因此，通过各种有效的方式，提高护理人员的护理道德认识水平，始终是护理伦理教育的首要环节。

（二）培养护理道德情感

护理道德情感是护理人员在护理活动中对护理伦理关系以及护理伦理行为的内心感受及态度体验。具体地说，是对护理事业及患者所产生的热爱或憎恨、喜好或厌恶的心理反应。一个护理工作者如果没有对护理事业的高度责任感，没有对病人的高度同情心，就没有对护理事业的执着追求，就不可能全心全意地对病人进行身心护理。护理人员只有确立起对护理职业的荣誉感、对工作的责任心、对病人的同情心、对社会的正义感等道德情感，才能以医学人道主义精神，认真履行道德义务，关心病人疾苦，急病人之所急，激发对病人的高度同情心，这种同情心是在不断提高道德认识的基础上逐渐形成和发展起来的。良好的护理道德情感一旦形成，护理人员必然会在工作中表现出高度的对病人负责的精神，甚至为了病人，不惜牺牲个人的一切。总之，一个护理人员对自己的服务对象是否热爱，是否能为其尽职尽责，都直接受着情感的支配和影响。情感是行为的内在动力。通过护理道德教育，在提高护理道德认识的基础上，使护理人员动之以情，这是形成良好护理道德行为的精神支柱，它是提高护理道德水平的主要环节。

（三）锻炼护理道德意志

护理道德意志是指护理人员选择伦理行为的决断能力和施行护理道德原则、规范时克服困难和障碍的毅力，表现在自觉的、有目的的行动中。有没有坚毅果敢的护理道德意志，是护理人员能否达到一定护理道德水平的重要条件。在实际的医疗、护理活动中，护理人员会遇到许多意想不到的困难和挫折，如果没有坚强的护理道德意志，其护理道德行为就无法持之以恒。而一个意志坚强的护理人员，能够排除各种障碍，始终不渝地去实现自己的信念和诺言，对于本身职业所承担的义务，表现出真诚和强烈的责任感。坚定的意志是高尚行为的精神支柱，它是一种约束自己的能力和激励自己前进的动力。可见，护理道德意志是护理行为的杠杆，通过护理伦理教育，可以帮助护理人员认识道德意志在护理行为中的作用，增强其承受挫折和战胜困难的能力；这是护理道德认识、情感转化为护理道德行为的关键环节。

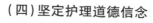

（四）坚定护理道德信念

护理道德信念是指护理人员对道德理想、目标的坚定不移的信仰和追求。它是深刻的道德认识、炽烈的道德情感和顽强的道德意志的有机统一,是高级护理的道德意识,是护理道德品质构成的核心要素。在护理道德教育过程中,人们对护理道德义务有了认识,乐于践行,并锲而不舍,便会在继续接受教育和躬身实践的基础上,逐渐形成坚定的护理道德信念。护理人员一旦牢固地确立了护理道德信念,就能自觉、坚定不移地按照自己确定的信念来选择行为和进行护理活动,也能依据自己确定的信念来判定自己行为和同行行为的善恶。护理道德信念是推动护理人员行为的动力,也是促使护理道德认识转化为护理道德行为的重要因素。白求恩同志为了中国人民的解放事业鞠躬尽瘁,死而后已;战斗在抗击"非典"一线而因公殉职的优秀护士叶欣;几十年如一日,工作兢兢业业、任劳任怨,在平凡岗位上做出不平凡的工作业绩的无数护理先辈,为我们树立了光辉的榜样。一个重要的原因是他们具有崇高的护理道德信念,培养护理人员护理道德信念,应该成为护理伦理教育的中心环节。

（五）养成护理道德行为和习惯

护理道德行为是指护理人员在人际交往中,在一定的护理道德认识、情感、意志、信念的支配下所采取的有意识的、经过选择的、能够进行善恶评价的行为。护理道德习惯是指护理人员在护理工作中逐渐形成的,不需要任何意志约束和监督的经常的、持续的、自然而然的行为。护理人员形成坚定的护理道德信念,是为了能自觉地按照护理伦理原则和规范来控制行为、抉择行为和评价行为。但是,从更高的要求和深刻的意义上看,真正可以称为护理道德行为的,并不是仅仅停留在这种自觉性上,而是要按护理伦理原则和规范去行动,并使这种行动成为自己的日常行为习惯。它是护理道德品质的外在表现,是衡量护理道德品质的重要标志。因此,养成良好的护理道德习惯是护理道德行为在反复的护理实践中形成的一种定型模式,是护理伦理教育的根本目的。

总之,护理伦理教育过程是一个系统的整合过程,由护理道德认识、护理道德情感、护理道德意志、护理道德信念、护理道德行为和习惯五个环节构成,各环节之间互相联系、相互作用、共同促进。护理道德情感的培养和陶冶,要以护理道德的认识为基础,并对护理道德认识的提高起促进作用。没有一定的护理道德的认识,就不能形成护理道德信念;没有正确的护理道德认识作指导的道德行为,则是盲目的行为;没有坚强的护理道德意志,则难以形成优秀的护理道德品质和良好的行为习惯。所以,只有把知、情、意、行的心理发展过程应用于护理伦理教育的全过程,采取晓之以理、动之以情、炼之以志、导之以行、持之以恒的方法才是合乎逻辑的、行之有效的护理伦理教育过程。

三、护理伦理教育的原则和方法

护理伦理教育不仅要求教育者有强烈的责任感,遵循教育的规律,而且要求坚持一定的教育原则,采取科学的教育方法,才能达到预期的效果。

（一）护理伦理教育的原则

护理伦理教育的原则是指护理伦理教育应该遵守的准则,也是组织实施护理伦理教育的基本要求和重要依据,它贯穿于护理教育的始终。

1. 理论联系实际的原则

理论是行动的指南,缺乏护理伦理的基本知识、基本理论教育,靠护理传统习俗的影响,护理人员的行为就只能停留在原来的水平上,跟不上社会和医学科学发展的需要。但是护理道德教育如果脱离了社会,离开了医疗实践活动,就失去了教育的目的,就不能有的放矢地解决问题,就会成为空洞的说教。因此,护理伦理教育既要重视护理伦理学的基础理论知识教育,培养受教育者的道德意识,使受教育者懂得如何去解决有关伦理道德的问题,又要使受教育者学会运用护理伦理理论知识去分析和解决护理实践中客观存在的问题,培养护理人员分析和解决问题的能力。还要善于引导、培养护理人员"知信行"的统一、言行一致的作风和乐于践行的求实精神。

2. 因材施教原则

因材施教作为教育学中一个普遍原则,在护理伦理教育中也发挥着非常重要的作用。由于每个护理人员的年龄、成长环境、教育程度等条件的不同,他们在气质、性格、兴趣、爱好、需要层次、工作经验、处理突发事件的能力等方面都有其不同的特点。因此,护理伦理教育不能只停留在普遍教育上,应在普遍教育的基础上,依据护理人员道德水平的不同和各自的不同特点,从实际情况出发,对各种不同类型、不同层次、不同基础和年龄的护理人员,分层次、分对象、有的放矢地给予教育,这样才能取得良好的教育效果。

3. 积极疏导原则

疏导,即疏通引导,积极疏导原则就是要求教育者对护理人员进行灌输、引导的正面教育。教育应以理服人、寓情于理、情理结合,并以真诚、信任的态度关心帮助护理人员,调动其自身的积极因素,使受教育者心悦诚服地接受教育。即教育者既要讲清道理,以深刻的道理去教导人、说服人,让受教育者弄清弄懂道理,又要避免单纯的理论说教,忽视情感因素的巨大力量。对受教育者的表扬与批评、帮助与鼓励、检查与评议、比较与分析都要晓之以理、动之以情,寓情于理,情理并举。这样,才能将护理伦理观念深入到护理人员的内心深处,转化为护理人员的实际行动。

4. 目标一致原则

护理伦理教育的内容是丰富的,方式也是多种多样的,临床护理实践的环境和条件也是千差万别的。因此,护理伦理教育必须与其他方面的素质教育和各种临床实践教育有机地结合起来,并且要保持方向一致,前后一贯。避免相互冲突、彼此矛盾。同时,护理伦理教育也必须与国家卫生事业的管理、医疗改革的大政方针保持一致,不能朝令夕改。

(二)护理伦理教育的方法

护理伦理教育的方法是指运用多种有效的教育形式或措施,去组织实施护理伦理教育。要把护理伦理教育的目的和要求化为护理人员的内心信念,并形成比较稳定的、成熟的道德品质,就必须研究护理伦理教育的方式和方法。目前,护理伦理教育所采用的方法主要有以下几种方法。

1. 正面教育,以理服人的方法

正面教育,以理服人的方法,有利于护理人员良好道德品质的形成,是护理道德教育过程中最主要的方法。采用此法培养和塑造护理人员优良的道德品质,一方面,要求教育者要进行耐心细致的说服教育,正面传授护理道德规范等护理伦理学知识,要讲清道理,以理服人,启发自觉。另一方面,又要注意和受教育者进行心理沟通,应动之以情,晓之以理,使受教育者养成良好的护理道德行为和习惯。

2.结合临床,案例分析的方法

教育者可以利用临床护理实践中发生的个案,采用床边教育,或进行临床医学道德安全分析,对护理人员进行具体形象的警示教育。如对护理差错、事故,伤害病人利益的案例进行分析,揭示其中的道德问题,激发受教育者的情绪反应,理解不良的护理道德的危害性,使护理人员能认真汲取他人的经验和教训,形成牢固而强烈的护理道德信念。

3.言传身教,集体感染的方法

护理伦理教育中,不仅要求教育者的理论要科学、正确,而且要身体力行,言传身教,这是护理伦理教育的关键,"己不正,焉能正人"的道理就在于此。教育者必须努力做到为人师表,要求学生做到,教师必须首先做到,这不仅在护理伦理教育中能起示范作用,而使护理伦理教育具有更强的说服力。同时,要发挥集体的作用,集体是个人成长的沃土,在一个团结、互助、勤学向上的集体环境中,人们将会受到良好的道德感染和熏陶;相反,正气不足或风气不正的集体,其成员就会受到不良的道德影响。因此,在护理伦理教育中,要尽可能发挥受教育者所在班级或科室内部各成员间的相互影响,建立互相尊重、互相信任、互相学习、互相监督、互相效仿的良好环境,促进彼此护理道德水平的提高。

4.典型引导,以形感人的方法

社会上的大多数人都有一种对心中道德楷模的仰慕崇拜和追求的心理,典型引导,以形感人的方法就是针对人们这种社会心理特征,恰当运用典型人物或文艺中的典型形象,启发、激励和诱导人们去实践道德义务。但在运用榜样引导时要注意其真实性、典型性和群众性。对榜样的事迹要实事求是,应让群众既感亲切又易于接受。在选择榜样的时候,应该注意到榜样的理想性和现实性。所谓榜样的理想性,是指榜样应该是受教育的医务人员追求的医德目标。所谓榜样的现实性,是指榜样是受教育者通过努力可以模仿的。榜样与受教育者的各个方面越相似,其榜样的作用就越大。一方面榜样应该是客观存在的,另一方面应该根据不同的受教育的护理人员,选择不同的榜样。

此外,除以上四种方法之外,护理伦理教育所采用的方法还有:说服教育,以情动人的方法;以境育人的方法;模拟表演,讨论启迪的方法;深入社会,参观学习的方法;相互督促,自我总结的方法和管理规范与道德教育相结合的方法等。护理伦理教育只有将以上方法综合运用,才能获得良好的教育效果。

笔记栏

第三节 护理伦理修养

一、护理伦理修养及其意义

(一)护理伦理修养的含义

"修养"一词,最早出自《孟子》的"修身""养性"。"修养"是指人们在思想、学识、技术等方面进行勤奋学习和锻炼陶冶,经过长期努力所达到的涵养水平或者境界。

护理伦理修养是护理人员依照护理道德基本原则和规范所进行的自我锻炼、自我改造、自我陶冶、自我培养的过程,以及经过这种努力和锻炼所形成的护理道德情操和护理道德境界。护理伦理修养是一个循序渐进的过程,只有不断地努力,才能够达到较高的护理道德水平。护理伦理修养的内容概括地讲,主要包括护理伦理理论的修养、护理伦理意识的修养、护理伦理行为的修养等。

(二)护理伦理修养的特点

护理人员所具有的道德品质不是与生俱来的,也不是自发养成的,其培养既需要潜移默化的熏陶,也需要有意识的学习和锻炼,经过后天努力,逐步培养形成。

1. 自觉性

护理人员要想具有一定的护理道德情操和护理道德境界,必须发挥自身的主观能动性,自觉地对照护理道德基本原则、规范和范畴,进行反省、检查、自我批评和自我剖析,才能在实践中不断提高自己的道德水平,形成良好的护理道德行为和习惯。护理人员能否严格要求自己,自觉地改造自己的主观世界,是护理道德修养能否形成的关键。

2. 实践性

护理伦理问题产生于护理实践之中,需要在实践中加以鉴别和处理。只有在护理实践中,在同病人、其他医务人员、社会的实际关系中,才会发生行为的善恶,才能做出护理道德判断。我们主张的护理伦理修养绝非是脱离护理实践的闭门思过、坐而论道,而是讲与做、知与行的高度统一。高尚的护理道德品质只能在护理实践中通过锻炼和修养才能形成。

3. 艰巨性

护理伦理修养绝不是一朝一夕能够形成的,也不是一劳永逸的,它是一个长期的艰巨的过程,必须要坚持不懈、持之以恒,特别是在遇到困难和阻力时更要激流勇进。古人云:"逆水行舟,不进则退。"只有在复杂的社会环境中不断增强自身的抵抗力,以坚忍不拔的毅力,持之以恒地进行自我成长和自我改造。才能分清良莠,扶正压邪,自觉抵制违反道德的不良行为,不断向崇高的道德修养的目标迈进。

(二)护理伦理修养的意义

护理伦理修养是促使护理道德教育发生效用的内在动力,是将护理道德的他律转化为自律的关键环节,是实施护理伦理教育的目的和归属。

1. 有利于培养护理人员良好的道德品质

良好护理道德风尚的形成,有赖于护理人员良好的道德品质。护理道德品质是护理道德原则、规范在护理人员思想、行动中的体现,它的形成要经过护理道德认识、护理道德意志到护理道德行为的转变。护理伦理修养作为护理道德教育发生效用的内在动力,可以帮助护理人员检点自己的言行,坚持自我改造,逐步培养高尚的情操,养成良好的行为习惯,以培养良好的道德品质。

2. 有利于提高护理人员的伦理评价、行为选择能力

护理伦理评价要求护理人员对护理行为做出善恶判断,护理伦理行为选择要求护理人员在两难境地、面临道德冲突情况下进行道德的正确决断。护理伦理评价和伦理行为选择,都需要护理人员拥有较高的道德觉悟、道德知识和道德经验,还需要护理人员拥有较高的道德评价和选择能力,能做出护理伦理价值分析,能分辨道德价值准则的等级序列,能运用一定的道德准则来指导自己的行为。护理伦理修养可提高护理人员的伦理道德素质,从而提高其伦理评价和伦理行为选择能力,识别是非、善恶,采取正确行为,扬善弃恶。

3. 有利于护理伦理教育的深化

护理伦理教育是促成护理人员道德品质形成的外在社会力量,其效果如何,归根到底要通过个体自身的修养才能表现出来。外在教育只是条件,内在修养才是根据。如果护理伦理教育不与护理伦理修养相结合,就会使教育停留于表面,难以将护理道德行为转化为护理人员的自觉行为,也不可能维持教育的效果。大量事实表明,同样的护理伦理教育,对从事同一工作的护理人员效果往往不尽相同:有的接受教育后,很快能使之转化成自己的护理道德品质和行为;有的则对教育内容理解片面,落实迟缓;有的则把教育内容当成口号,甚至无动于衷。出现这些情况的原因很复杂,但是个人主观上是否重视护理伦理修养,是否自觉加强这方面的锻炼,无疑是一个重要原因。如果没有高度的自觉性,护理伦理教育和修养不但成为无谓之举,甚至可能自欺欺人。因此,护理伦理教育只有同个人的道德修养结合起来,才能取得最佳效果。

4. 有利于履行医学的神圣义务

医学是以救死扶伤、防病治病、提高人民身心健康水平为职责的。这就要求每一位护理人员除要具有较高的护理专业知识、文化素质和精湛的护理技术外,还必须具有高尚的护理道德,二者缺一不可。良好的护理伦理修养能促使护理人员树立远大的理想,培养坚定的信念、顽强的毅力和为护理事业献身的精神。从护理学本身来讲,也需要护理人员有较高的修养。因为疾病的发生、发展、治疗和恢复是一个复杂而微妙的过程。为了取得良好的治疗效果,需要护理人员主动热情、认真细致地做好工作。良好的伦理修养会使护理人员使用亲切的语言、温和的语调,采取耐心细致的态度对待病人,这些将会使护理人员赢得病人的信任,增强护理行为的效果。

总之,护理伦理修养不仅是深化护理教育效果所必需,而且是护理职业的特性,是护理人员树立正确人生观和完善护理道德品质之需要。并且对于护理人员自身的道德素质提高,以及建设社会主义精神文明和推动护理事业的发展都具有重要意义。

二、护理伦理修养的境界

护理伦理教育和修养的目的在于不断提高护理人员的道德境界,因此,护理伦理

境界是学习和研究护理伦理教育和修养的根本归宿。护理人员进行伦理修养,其目标是要达到崇高的道德境界,树立崇高的道德理想。

(一)护理道德境界的含义

境界是事物的水平高低和程度的深浅。护理道德境界是护士通过接受护理伦理教育和进行护理伦理修养,所达到的道德觉悟程度以及所形成的道德品质状态和道德情操水平。在现实生活中,由于所处社会地位的差异,世界观和人生观的不同,每个人道德境界也必然有所不同。就个人而言,道德境界不是固定不变的,它既相对稳定,又有发展变化的趋势,呈现出多层次性。

(二)护理道德境界的层次

根据护理人员对公私关系的认识及其态度,将护理人员的道德境界分为以下四个层次。

1. 自私自利的道德境界

处于这种境界的护理人员的特点:认识和处理一切关系以满足私利为目的,唯我至上、唯利是图。具体表现:遇事先替自己打算,当个人利益不能得到满足时就会消极怠工,甚至大吵大闹;不安心本职工作,走后门,向患者索贿或受贿,将护理职业作为其谋取个人私利的工具;工作责任心不强,服务态度恶劣,不钻研业务,常发生差错。虽然这种境界的人是个别的,但他们的行为既损害了人民的利益,又使护理人员的形象受到损害,影响十分恶劣。

2. 先私后公的道德境界

这种境界的护理人员信奉的原则是"奉公守法""互惠互利"。他们一般具有一定的职业良心,尚能考虑患者和集体利益,同情病人,愿意在力所能及的范围内帮助病人。但是这类护理人员往往私心较重,斤斤计较个人得失;在服务态度上表现出不稳定,责任心和服务质量时好时坏;当集体利益和个人利益发生矛盾时,常常要求集体利益服从个人利益。同时,处于这种境界的人一般思想不够稳定,如果不对其进行护理伦理教育,可能有的人就会抵御不住金钱的诱惑,做出一些不道德的行为。

3. 先公后私的道德境界

其特点是不论做什么事,一般能以社会利益为重,能先公后私、先人后己,在树立为人民健康服务思想的同时也关注个人利益,主张通过诚实劳动和服务获得正当合理的个人利益。具体表现:工作认真负责、团结协作;关心患者利益和疾苦,体贴患者;服务态度好;能正确处理个人与他人、集体利益的关系;当利益关系发生冲突时,能做到个人利益服从集体利益;当不发生冲突时也不忘力争自己的合法权益。这种护理伦理修养和道德行为具有两重性,在一定的条件下可以转化,放松者下滑为先私后公的境界,进取者可以达到最高层次的境界。

4. 大公无私的道德境界

此种境界是护理道德的最高层次,处于这种境界的护理人员的特点是一切言行都以是否有利于社会利益为准则,廉洁奉公、公而忘私,能够为社会、集体、他人不惜牺牲个人一切。他们对工作极端负责,对患者极端热忱,为了患者的利益能够毫不犹豫地牺牲个人利益乃至生命。其高尚的道德行为,无论遇到何种情况,始终是自觉自愿、坚定一贯的,都能始终如一地履行护理道德准则和规范。这种道德境界是我们要大力加以宣传、发扬的,也是每位护理人员要努力追求、争取达到的。

这四个层次的道德境界从低到高,分别反映了护理人员护理伦理修养所达到的不同水平,对持有第一种境界的护理人员要加强教育,促使其尽快转变。对于第二种道德境界的护理人员,虽不必过于苛责,但也不能听之任之,必须对其进行教育,加强其自身的道德修养。第三种道德境界是对护理人员道德修养的广泛要求,应该大力提倡。第四种道德境界是护理伦理修养的最高层次,它闪烁着共产主义思想的光辉,是每一位护理人员不断追求最高层次的道德境界。因此,护理伦理修养的目标就在于不断提高护理人员的素质,强化护理道德意识,使护理伦理境界从低级层次向高级层次发展,最终达到大公无私的护理伦理境界。

三、护理伦理修养的途径和方法

(一)护理伦理修养的途径

护理伦理修养的过程,实际上是护理人员个体护理道德品质的形成和完善过程,是一个不断认识、不断实践的复杂过程,绝非是朝夕之功、一蹴而就的。它不仅需要正确的世界观和人生观的指导,而且必须与防病治病、维护人民健康的护理实践相联系,与具体的行为相联系。所以,护理实践是护理伦理修养的根本途径。

1. 护理实践是护理伦理修养的前提和基础

护理人员只有在护理实践中,才能表现出护理道德活动,才能磨炼出道德意志、培养出道德情感、树立起道德信念、养成良好的道德风尚;也只有在护理实践中,护理人员才能深刻认识和理解各种护患关系,才能暴露自己的思想矛盾,认识到自己的行为是否符合护理伦理的要求,把学来的东西真正转化为自己高尚的护理道德品质,否则只能是纸上谈兵。

2. 护理实践是护理伦理修养的出发点和落脚点

护理伦理修养来源于护理实践,服务于护理实践。护理伦理修养本身只是一种手段,其目的是培养护理人员高尚的护理道德品质,提高护理人员的道德境界,以便更好地进行护理实践。离开了这个目的,为修养而修养,是毫无意义的。

3. 护理实践是推动护理人员不断进行护理伦理修养的动力和检验标准

护理人员新旧思想的斗争是一个长期反复的过程,不是一次就能完成的。只有在长期反复、不断深入的护理实践中,护理人员才能形成和完善道德品质。护理实践向护理人员和社会提出了一系列新的护理伦理课题,促使人们去研究、去解决,从而不断地推动着护理道德水平和护理道德品质的提高。护理人员的护理伦理修养程度如何,也只有通过护理实践才能显现并得到检验。因此,护理人员的伦理修养是理论与实践的统一,是学以致用,身体力行的,要把护理伦理原则、规范及其理论知识运用到自己的护理行为实践中去,并在实践中对护理道德的成果进行检验,不断改进自己的工作。

(二)护理伦理修养的方法

护理实践是护理伦理修养的根本途径,也是护理伦理修养的根本方法。在与护理实践相联系的基础上,进行护理伦理修养的具体方法可以是多种多样的。护理人员要进行伦理修养,达到高尚的护理道德境界,就必须掌握护理伦理修养的各种方法。

1.学习的方法

学习不仅可以使人接受新事物,了解和掌握新信息,而且可以促使护理人员研究新情况和新问题,使自己更好地适应社会、适应工作。学习包括理论学习、思想学习和行为学习三个方面:理论学习就是护理人员应系统学习护理伦理学,了解和掌握护理伦理基本理论、原则和规范等,并将其转化为内心信念,指导护理实践;思想学习是学习古今中外优秀的护理道德思想,学习同行优秀的道德品质,完善自己的人格,向护理道德理想境界迈进;行为学习是学习先进人物的护理行为,以榜样的力量来鞭策自己。因此,护理人员在学习时要遵循其内在规律,做到三个方面的协调并进,并同护理实践紧密结合。

2.内省的方法

所谓内省,就是经常对自我内心世界进行反省。护理伦理修养离不开内省、检查、剖析等。"自识"的修养功夫,要求护理人员必须经常地、自觉地剖析自己、评价和调控自己,这样才能使护理道德境界不断地向更高目标升华,并自觉抵制社会上不良风气的影响。"人非圣贤,孰能无过",护理人员在工作和生活中不可避免地会存在某些弱点、缺点甚至错误。因此,经常检点、省察自己是非常必要的。每一个有道德觉悟的护理人员应该有知耻之心、改过之勇,对自己的差错和过失要勇于和善于内省,以不断求得新的进步。

3."慎独"的方法

"慎独"不仅是一种重要的道德修养方法,也是一种很高的道德境界。作为修养方法,它指的是在没有外人监督的情况下仍坚持自己的道德信念,自觉地按道德要求行事,不因无人监督就恣意妄为。"慎独"强调了道德主体内心信念的作用,体现了严格要求自己的道德自律精神。护理人员在护理实践中尤其要做到"慎独"。因为护理职业的特点之一就是护理人员大多数情况下是独立进行工作,且许多护理措施常在无人监督的情况下实施,所以,"慎独"对护理人员尤为重要。护理人员只有养成了良好的自律品格,才能够用坚强的毅力克服护理工作的各种困难,又能有效地约束可能发生的不良行为,从而使自己的护理行为时时有利于患者和社会。

4.持之以恒的方法

护理人员在护理实践中常会遇到这样那样的困难和曲折,有时犹如逆水行舟,不进则退。这就要求护理人员必须具有坚强的毅力和顽强的意志,必须坚持不懈、持之以恒。越是困难,越要奋发图强;越有险阻,越要激流勇进。只有坚持不断学习护理伦理理论,不断在护理实践中丰富充实自己,不断加强自我锻炼和修养,持之以恒,与时俱进,才能把自己培养成一个具有社会主义高尚护理道德情操的护理工作者。

 思考题

一、选择题

1.护理伦理评价的标准包括(   )

A.疗效标准   B.社会标准

C.科学标准   D.社会舆论

E.传统习俗

2. 护理伦理教育的过程包括( )
  A. 提高护理道德认识   B. 培养护理道德情感
  C. 磨炼护理道德意志   D. 坚定护理道德信念
  E. 养成护理道德行为和习惯

3. 护理伦理教育所采用的方法包括( )
  A. 正面教育,以理服人的方法 B. 结合临床,案例分析的方法
  C. 言传身教,集体感染的方法 D. 典型引导,以形感人的方法

4. 护理伦理修养的方法包括( )
  A. 学习的方法   B. 内省的方法
  C. 持之以恒的方法   D. "慎独"的方法
  E. 护理实践法

5. 护理道德境界的最高层次是( )
  A. 大公无私的道德境界   B. 先公后私的道德境界
  C. 先私后公的道德境界   D. 自私自利的道德境界

二、简答题

1. 简述护理评价的方式。

2. 试述护理伦理教育的原则和方法。

3. 在护理实践中怎样加强护理道德修养?

三、问题分析与能力提升

患者张某,男,50岁,生殖器外伤,泌尿外科手术后,由于生殖器局部感染和缺血导致部分组织坏死结痂,医生使用抗生素和多次伤口换药后,虽然感染得到控制,但是局部情况并没有好转。医生决定为患者实施二次手术,并对坏死组织进行切除,患者面临着很大的生理痛苦和心理打击。病房护士长与医生协商后,请造口伤口护士进行会诊,由于对造口伤口护士的工作不很了解,他们对会诊并没有寄予希望。当造口伤口护士仔细查看了患者伤口并认真分析后,认为使用药物清创的办法可以去除黑痂,建议推迟二次手术的安排。经过造口伤口护士多次为患者换药,调整用药治疗方案并进行精心护理,患者的坏死结痂逐渐去除,新鲜的组织生长良好,伤口逐渐愈合。这时候,泌尿外科的医生对造口伤口护士的创新工作给予了充分的肯定,认同造口伤口护士的行为。

请结合所学知识,分析该造口伤口护士及医生的行为。

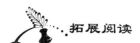 **拓展阅读**

  启我爱医术,复爱世间人,愿绝名利心,尽力医病人,无分爱和憎,不问富与贫,凡诸疾病者,一视如同仁。

——迈蒙尼提斯

  夫为医之法,不得多语调,谈谑喧哗,道说是非,议论人物,炫耀声名,訾毁诸医,自矜己德。

——孙思邈

附 录

与护理伦理学相关的法规

附录一　护士条例

第一章　总　则

第一条　为了维护护士的合法权益,规范护理行为,促进护理事业发展,保障医疗安全和人体健康,制定本条例。

第二条　本条例所称护士,是指经执业注册取得护士执业证书,依照本条例规定从事护理活动,履行保护生命、减轻痛苦、增进健康职责的卫生技术人员。

第三条　护士人格尊严、人身安全不受侵犯。护士依法履行职责,受法律保护。

全社会应当尊重护士。

第四条　国务院有关部门、县级以上地方人民政府及其有关部门以及乡(镇)人民政府应当采取措施,改善护士的工作条件,保障护士待遇,加强护士队伍建设,促进护理事业健康发展。

国务院有关部门和县级以上地方人民政府应当采取措施,鼓励护士到农村、基层医疗卫生机构工作。

第五条　国务院卫生主管部门负责全国的护士监督管理工作。

县级以上地方人民政府卫生主管部门负责本行政区域的护士监督管理工作。

第六条　国务院有关部门对在护理工作中做出杰出贡献的护士,应当授予全国卫生系统先进工作者荣誉称号或者颁发白求恩奖章,受到表彰、奖励的护士享受省部级劳动模范、先进工作者待遇;对长期从事护理工作的护士应当颁发荣誉证书。具体办法由国务院有关部门制定。

县级以上地方人民政府及其有关部门对本行政区域内做出突出贡献的护士,按照省、自治区、直辖市人民政府的有关规定给予表彰、奖励。

第二章　执业注册

第七条　护士执业,应当经执业注册取得护士执业证书。

申请护士执业注册,应当具备下列条件:

(一)具有完全民事行为能力;

(二)在中等职业学校、高等学校完成国务院教育主管部门和国务院卫生主管部门规定的普通全日制 3 年以上的护理、助产专业课程学习,包括在教学、综合医院完成 8 个月以上护理临床实习,并取得相应学历证书;

(三)通过国务院卫生主管部门组织的护士执业资格考试;

(四)符合国务院卫生主管部门规定的健康标准。

护士执业注册申请,应当自通过护士执业资格考试之日起 3 年内提出;逾期提出申请的,除应当具备前款第(一)项、第(二)项和第(四)项规定条件外,还应当在符合国务院卫生主管部门规定条件的医疗卫生机构接受 3 个月临床护理培训并考核合格。

护士执业资格考试办法由国务院卫生主管部门会同国务院人事部门制定。

第八条 申请护士执业注册的,应当向拟执业地省、自治区、直辖市人民政府卫生主管部门提出申请。收到申请的卫生主管部门应当自收到申请之日起 20 个工作日内做出决定,对具备本条例规定条件的,准予注册,并发给护士执业证书;对不具备本条例规定条件的,不予注册,并书面说明理由。

护士执业注册有效期为 5 年。

第九条 护士在其执业注册有效期内变更执业地点的,应当向拟执业地省、自治区、直辖市人民政府卫生主管部门报告。收到报告的卫生主管部门应当自收到报告之日起 7 个工作日内为其办理变更手续。护士跨省、自治区、直辖市变更执业地点的,收到报告的卫生主管部门还应当向其原执业地省、自治区、直辖市人民政府卫生主管部门通报。

第十条 护士执业注册有效期届满需要继续执业的,应当在护士执业注册有效期届满前 30 日向执业地省、自治区、直辖市人民政府卫生主管部门申请延续注册。收到申请的卫生主管部门对具备本条例规定条件的,准予延续,延续执业注册有效期为 5 年;对不具备本条例规定条件的,不予延续,并书面说明理由。

护士有行政许可法规定的应当予以注销执业注册情形的,原注册部门应当依照行政许可法的规定注销其执业注册。

第十一条 县级以上地方人民政府卫生主管部门应当建立本行政区域的护士执业良好记录和不良记录,并将该记录记入护士执业信息系统。

护士执业良好记录包括护士受到的表彰、奖励以及完成政府指令性任务的情况等内容。护士执业不良记录包括护士因违反本条例以及其他卫生管理法律、法规、规章或者诊疗技术规范的规定受到行政处罚、处分的情况等内容。

第三章 权利和义务

第十二条 护士执业,有按照国家有关规定获取工资报酬、享受福利待遇、参加社会保险的权利。任何单位或者个人不得克扣护士工资,降低或者取消护士福利等待遇。

第十三条 护士执业,有获得与其所从事的护理工作相适应的卫生防护、医疗保健服务的权利。从事直接接触有毒有害物质、有感染传染病危险工作的护士,有依照有关法律、行政法规的规定接受职业健康监护的权利;患职业病的,有依照有关法律、行政法规的规定获得赔偿的权利。

第十四条　护士有按照国家有关规定获得与本人业务能力和学术水平相应的专业技术职务、职称的权利;有参加专业培训、从事学术研究和交流、参加行业协会和专业学术团体的权利。

第十五条　护士有获得疾病诊疗、护理相关信息的权利和其他与履行护理职责相关的权利,可以对医疗卫生机构和卫生主管部门的工作提出意见和建议。

第十六条　护士执业,应当遵守法律、法规、规章和诊疗技术规范的规定。

第十七条　护士在执业活动中,发现患者病情危急,应当立即通知医师;在紧急情况下为抢救垂危患者生命,应当先行实施必要的紧急救护。

护士发现医嘱违反法律、法规、规章或者诊疗技术规范规定的,应当及时向开具医嘱的医师提出;必要时,应当向该医师所在科室的负责人或者医疗卫生机构负责医疗服务管理的人员报告。

第十八条　护士应当尊重、关心、爱护患者,保护患者的隐私。

第十九条　护士有义务参与公共卫生和疾病预防控制工作。发生自然灾害、公共卫生事件等严重威胁公众生命健康的突发事件,护士应当服从县级以上人民政府卫生主管部门或者所在医疗卫生机构的排,参加医疗救护。

第四章　医疗卫生机构的职责

第二十条　医疗卫生机构配备护士的数量不得低于国务院卫生主管部门规定的护士配备标准。

第二十一条　医疗卫生机构不得允许下列人员在本机构从事诊疗技术规范规定的护理活动:

(一)未取得护士执业证书的人员;

(二)未依照本条例第九条的规定办理执业地点变更手续的护士;

(三)护士执业注册有效期届满未延续执业注册的护士。

在教学、综合医院进行护理临床实习的人员应当在护士指导下开展有关工作。

第二十二条　医疗卫生机构应当为护士提供卫生防护用品,并采取有效的卫生防护措施和医疗保健措施。

第二十三条　医疗卫生机构应当执行国家有关工资、福利待遇等规定,按照国家有关规定为在本机构从事护理工作的护士足额缴纳社会保险费用,保障护士的合法权益。对在艰苦边远地区工作,或者从事直接接触有毒有害物质、有感染传染病危险工作的护士,所在医疗卫生机构应当按照国家有关规定给予津贴。

第二十四条　医疗卫生机构应当制订、实施本机构护士在职培训计划,并保证护士接受培训。

护士培训应当注重新知识、新技术的应用;根据临床专科护理发展和专科护理岗位的需要,开展对护士的专科护理培训。

第二十五条　医疗卫生机构应当按照国务院卫生主管部门的规定,设置专门机构或者配备专(兼)职人员负责护理管理工作。

第二十六条　医疗卫生机构应当建立护士岗位责任制并进行监督检查。

护士因不履行职责或者违反职业道德受到投诉的,其所在医疗卫生机构应当进行调查。经查证属实的,医疗卫生机构应当对护士做出处理,并将调查处理情况告知投诉人。

第五章　法律责任

第二十七条　卫生主管部门的工作人员未依照本条例规定履行职责,在护士监督管理工作中滥用职权、徇私舞弊,或者有其他失职、渎职行为的,依法给予处分;构成犯罪的,依法追究刑事责任。

第二十八条　医疗卫生机构有下列情形之一的,由县级以上地方人民政府卫生主管部门依据职责分工责令限期改正,给予警告;逾期不改正的,根据国务院卫生主管部门规定的护士配备标准和在医疗卫生机构合法执业的护士数量核减其诊疗科目,或者暂停其6个月以上1年以下执业活动;国家举办的医疗卫生机构有下列情形之一、情节严重的,还应当对负有责任的主管人员和其他直接责任人员依法给予处分。

(一)违反本条例规定,护士的配备数量低于国务院卫生主管部门规定的护士配备标准的;

(二)允许未取得护士执业证书的人员或者允许未依照本条例规定办理执业地点变更手续、延续执业注册有效期的护士在本机构从事诊疗技术规范规定的护理活动的。

第二十九条　医疗卫生机构有下列情形之一的,依照有关法律、行政法规的规定给予处罚;国家举办的医疗卫生机构有下列情形之一、情节严重的,还应当对负有责任的主管人员和其他直接责任人员依法给予处分:

(一)未执行国家有关工资、福利待遇等规定的;

(二)对在本机构从事护理工作的护士,未按照国家有关规定足额缴纳社会保险费用的;

(三)未为护士提供卫生防护用品,或者未采取有效的卫生防护措施、医疗保健措施的;

(四)对在艰苦边远地区工作,或者从事直接接触有毒有害物质、有感染传染病危险工作的护士,未按照国家有关规定给予津贴的。

第三十条　医疗卫生机构有下列情形之一的,由县级以上地方人民政府卫生主管部门依据职责分工责令限期改正,给予警告:

(一)未制订、实施本机构护士在职培训计划或者未保证护士接受培训的;

(二)未依照本条例规定履行护士管理职责的。

第三十一条　护士在执业活动中有下列情形之一的,由县级以上地方人民政府卫生主管部门依据职责分工责令改正,给予警告;情节严重的,暂停其6个月以上1年以下执业活动,直至由原发证部门吊销其护士执业证书:

(一)发现患者病情危急未立即通知医师的;

(二)发现医嘱违反法律、法规、规章或者诊疗技术规范的规定,未依照本条例第十七条的规定提出或者报告的;

(三)泄露患者隐私的;

(四)发生自然灾害、公共卫生事件等严重威胁公众生命健康的突发事件,不服从安排参加医疗救护的。护士在执业活动中造成医疗事故的,依照医疗事故处理的有关规定承担法律责任。

第三十二条　护士被吊销执业证书的,自执业证书被吊销之日起2年内不得申请执业注册。

第三十三条　扰乱医疗秩序,阻碍护士依法开展执业活动,侮辱、威胁、殴打护士,或者有其他侵犯护士合法权益行为的,由公安机关依照治安管理处罚法的规定给予处罚;构成犯罪的,依法追究刑事责任。

第六章　附　则

第三十四条　本条例施行前按照国家有关规定已经取得护士执业证书或者护理专业技术职称、从事护理活动的人员,经执业地省、自治区、直辖市人民政府卫生主管部门审核合格,换领护士执业证书。

本条例施行前,尚未达到护士配备标准的医疗卫生机构,应当按照国务院卫生主管部门规定的实施步骤,自本条例施行之日起3年内达到护士配备标准。

第三十五条　本条例自2008年5月12日起施行。

附录二　护士执业资格考试办法

第一条　为规范全国护士执业资格考试工作,加强护理专业队伍建设,根据《护士条例》第七条规定,制定本办法。

第二条　卫生部负责组织实施护士执业资格考试。国家护士执业资格考试是评价申请护士执业资格者是否具备执业所必须的护理专业知识与工作能力的考试。

考试成绩合格者,可申请护士执业注册。

具有护理、助产专业中专和大专学历的人员,参加护士执业资格考试并成绩合格,可取得护理初级(士)专业技术资格证书;护理初级(师)专业技术资格按照有关规定通过参加全国卫生专业技术资格考试取得。

具有护理、助产专业本科以上学历的人员,参加护士执业资格考试并成绩合格,可以取得护理初级(士)专业技术资格证书;在达到《卫生技术人员职务试行条例》规定的护师专业技术职务任职资格年限后,可直接聘任护师专业技术职务。

第三条　护士执业资格考试实行国家统一考试制度。统一考试大纲,统一命题,统一合格标准。

护士执业资格考试原则上每年举行一次,具体考试日期在举行考试3个月前向社会公布。

第四条　护士执业资格考试包括专业实务和实践能力两个科目。一次考试通过两个科目为考试成绩合格。

为加强对考生实践能力的考核,原则上采用"人机对话"考试方式进行。

第五条　护士执业资格考试遵循公平、公开、公正的原则。

第六条　卫生部和人力资源社会保障部成立全国护士执业资格考试委员会。主要职责是:

(一)对涉及护士执业资格考试的重大事项进行协调、决策;

（二）审定护士执业资格考试大纲、考试内容和方案；

（三）确定并公布护士执业资格考试成绩合格线；

（四）指导全国护士执业资格考试工作。

全国护士执业资格考试委员会下设办公室，办公室设在卫生部，负责具体工作。

第七条　护士执业资格考试考务管理实行承办考试机构、考区、考点三级责任制。

第八条　承办考试机构具体组织实施护士执业资格考试考务工作。主要职责是：

（一）组织制订护士执业资格考试考务管理规定，负责全国护士执业资格考试考务管理；

（二）组织专家拟定护士执业资格考试大纲和命题审卷的有关规定并承担具体工作；

（三）负责护士执业资格考试考生信息处理；

（四）组织评定考试成绩，提供考生成绩单和护士执业资格考试成绩合格证明；

（五）负责考试结果的统计分析和考试工作总结，并向护士执业资格考试委员会提交工作报告；

（六）负责建立护士执业资格考试命题专家库和考试题库；

（七）指导考区有关考试的业务工作。

第九条　各省、自治区、直辖市及新疆生产建设兵团设立考区。省、自治区、直辖市人民政府卫生行政部门及新疆生产建设兵团卫生局负责本辖区的考试工作。其主要职责是：

（一）负责本考区护士执业资格考试的考务管理；

（二）制订本考区护士执业资格考试考务管理具体措施；

（三）负责审定考生报名资格；

（四）负责指导考区内各考点的业务工作；

（五）负责处理、上报考试期间本考区发生的重大问题。

省、自治区、直辖市人民政府卫生行政部门及新疆生产建设兵团卫生局可根据实际情况，会同人力资源社会保障部门成立护士执业资格考试领导小组。

第十条　考区根据考生情况设置考点，报全国护士执业资格考试委员会备案。考点设在设区的市。考点的主要职责是：

（一）负责本考点护士执业资格考试的考务工作；

（二）执行本考点护士执业资格考试考务管理具体措施；

（三）受理考生报名，核实报名材料，初审考生报名资格；

（四）负责为不能自行上网打印准考证的考生打印准考证；

（五）处理、上报本考点考试期间发生的问题；

（六）发给考生成绩单和护士执业资格考试成绩合格证明。

第十一条　各级考试管理机构要有计划地培训考务工作人员和监考人员，提高考试管理水平。

第十二条　在中等职业学校、高等学校完成国务院教育主管部门和国务院卫生主管部门规定的普通全日制三年以上的护理、助产专业课程学习，包括在教学、综合医院完成8个月以上护理临床实习，并取得相应学历证书的，可以申请参加护士执业资格考试。

第十三条　申请参加护士执业资格考试的人员,应当在公告规定的期限内报名,并提交以下材料:

(一)护士执业资格考试报名申请表;

(二)本人身份证明;

(三)近6个月二寸免冠正面半身照片3张;

(四)本人毕业证书;

(五)报考所需的其他材料。

申请人为在校应届毕业生的,应当持有所在学校出具的应届毕业生毕业证明,到学校所在地的考点报名。学校可以为本校应届毕业生办理集体报名手续。

申请人为非应届毕业生的,可以选择到人事档案所在地报名。

第十四条　申请参加护士执业资格考试者,应当按国家价格主管部门确定的收费标准缴纳考试费。

第十五条　护士执业资格考试成绩于考试结束后45个工作日内公布。考生成绩单由报名考点发给考生。

第十六条　考试成绩合格者,取得考试成绩合格证明,作为申请护士执业注册的有效证明。

第十七条　考试考务管理工作要严格执行有关规章和纪律,切实做好试卷命题、印刷、发送和保管过程中的保密工作,严防泄密。

第十八条　护士执业资格考试实行回避制度。考试工作人员有下列情形之一的,应当回避:

(一)是考生近亲属的;

(二)与考生有其他利害关系,可能影响考试公正的。

第十九条　对违反考试纪律和有关规定的,按照《专业技术人员资格考试违纪违规行为处理规定》处理。

第二十条　军队有关部门负责军队人员参加全国护士执业资格考试的报名、成绩发布等工作。

第二十一条　香港特别行政区、澳门特别行政区和台湾地区居民符合本办法规定和《内地与香港关于建立更紧密经贸关系的安排》、《内地与澳门关于建立更紧密经贸关系的安排》或者内地有关主管部门规定的,可以申请参加护士执业资格考试。

第二十二条　本办法自2010年7月1日起施行。

附录三　医疗事故处理条例

第一章　总　则

第一条　为了正确处理医疗事故,保护患者和医疗机构及其医务人员的合法权益,维护医疗秩序,保障医疗安全,促进医学科学的发展,制定本条例。

第二条　本条例所称医疗事故,是指医疗机构及其医务人员在医疗活动中,违反医疗卫生管理法律、行政法规、部门规章和诊疗护理规范、常规,过失造成患者人身损害的事故。

第三条　处理医疗事故,应当遵循公开、公平、公正、及时、便民的原则,坚持实事求是的科学态度,做到事实清楚、定性准确、责任明确、处理恰当。

第四条　根据对患者人身造成的损害程度,医疗事故分为四级:

一级医疗事故:造成患者死亡、重度残疾的。

二级医疗事故:造成患者中度残疾、器官组织损伤导致严重功能障碍的。

三级医疗事故:造成患者轻度残疾、器官组织损伤导致一般功能障碍的。

四级医疗事故:造成患者明显人身损害的其他后果的。

具体分级标准由国务院卫生行政部门制定。

第二章　医疗事故的预防与处置

第五条　医疗机构及其医务人员在医疗活动中,必须严格遵守医疗卫生管理法律、行政法规、部门规章和诊疗护理规范、常规,恪守医疗服务职业道德。

第六条　医疗机构应当对其医务人员进行医疗卫生管理法律、行政法规、部门规章和诊疗护理规范、常规的培训和医疗服务职业道德教育。

第七条　医疗机构应当设置医疗服务质量监控部门或者配备专(兼)职人员,具体负责监督本医疗机构的医务人员的医疗服务工作,检查医务人员执业情况,接受患者对医疗服务的投诉,向其提供咨询服务。

第八条　医疗机构应当按照国务院卫生行政部门规定的要求,书写并妥善保管病历资料。

因抢救急危患者,未能及时书写病历的,有关医务人员应当在抢救结束后6小时内据实补记,并加以注明。

第九条　严禁涂改、伪造、隐匿、销毁或者抢夺病历资料。

第十条　患者有权复印或者复制其门诊病历、住院志、体温单、医嘱单、化验单(检验报告)、医学影像检查资料、特殊检查同意书、手术同意书、手术及麻醉记录单、病理资料、护理记录以及国务院卫生行政部门规定的其他病历资料。

患者依照前款规定要求复印或者复制病历资料的,医疗机构应当提供复印或者复制服务并在复印或者复制的病历资料上加盖证明印记。复印或者复制病历资料时,应当有患者在场。

医疗机构应患者的要求,为其复印或者复制病历资料,可以按照规定收取工本费。具体收费标准由省、自治区、直辖市人民政府价格主管部门会同同级卫生行政部门规定。

第十一条　在医疗活动中,医疗机构及其医务人员应当将患者的病情、医疗措施、医疗风险等如实告知患者,及时解答其咨询;但是,应当避免对患者产生不利后果。

第十二条　医疗机构应当制定防范、处理医疗事故的预案,预防医疗事故的发生,减轻医疗事故的损害。

第十三条　医务人员在医疗活动中发生或者发现医疗事故、可能引起医疗事故的医疗过失行为或者发生医疗事故争议的,应当立即向所在科室负责人报告,科室负责人应当及时向本医疗机构负责医疗服务质量监控的部门或者专(兼)职人员报告;负责医疗服务质量监控的部门或者专(兼)职人员接到报告后,应当立即进行调查、核

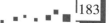

实,将有关情况如实向本医疗机构的负责人报告,并向患者通报、解释。

第十四条　发生医疗事故的,医疗机构应当按照规定向所在地卫生行政部门报告。

发生下列重大医疗过失行为的,医疗机构应当在 12 小时内向所在地卫生行政部门报告:

(一)导致患者死亡或者可能为二级以上的医疗事故;

(二)导致 3 人以上人身损害后果;

(三)国务院卫生行政部门和省、自治区、直辖市人民政府卫生行政部门规定的其他情形。

第十五条　发生或者发现医疗过失行为,医疗机构及其医务人员应当立即采取有效措施,避免或者减轻对患者身体健康的损害,防止损害扩大。

第十六条　发生医疗事故争议时,死亡病例讨论记录、疑难病例讨论记录、上级医师查房记录、会诊意见、病程记录应当在医患双方在场的情况下封存和启封。封存的病历资料可以是复印件,由医疗机构保管。

第十七条　疑似输液、输血、注射、药物等引起不良后果的,医患双方应当共同对现场实物进行封存和启封,封存的现场实物由医疗机构保管;需要检验的,应当由双方共同指定的、依法具有检验资格的检验机构进行检验;双方无法共同指定时,由卫生行政部门指定。

疑似输血引起不良后果,需要对血液进行封存保留的,医疗机构应当通知提供该血液的采供血机构派员到场;

第十八条　患者死亡,医患双方当事人不能确定死因或者对死因有异议的,应当在患者死亡后 48 小时内进行尸检;具备尸体冻存条件的,可以延长至 7 日。尸检应当经死者近亲属同意并签字。

尸检应当由按照国家有关规定取得相应资格的机构和病理解剖专业技术人员进行。承担尸检任务的机构和病理解剖专业技术人员有进行尸检的义务。

医疗事故争议双方当事人可以请法医病理学人员参加尸检,也可以委派代表观察尸检过程。拒绝或者拖延尸检,超过规定时间,影响对死因判定的,由拒绝或者拖延的一方承担责任。

第十九条　患者在医疗机构内死亡的,尸体应当立即移放太平间。死者尸体存放时间一般不得超过 2 周。逾期不处理的尸体,经医疗机构所在地卫生行政部门批准,并报经同级公安部门备案后,由医疗机构按照规定进行处理。

第三章　医疗事故的技术鉴定

第二十条　卫生行政部门接到医疗机构关于重大医疗过失行为的报告或者医疗事故争议当事人要求处理医疗事故争议的申请后,对需要进行医疗事故技术鉴定的,应当交由负责医疗事故技术鉴定工作的医学会组织鉴定;医患双方协商解决医疗事故争议,需要进行医疗事故技术鉴定的,由双方当事人共同委托负责医疗事故技术鉴定工作的医学会组织鉴定。

第二十一条　设区的市级地方医学会和省、自治区、直辖市直接管辖的县(市)地方医学会负责组织首次医疗事故技术鉴定工作。省、自治区、直辖市地方医学会负责组织再次鉴定工作。

必要时,中华医学会可以组织疑难、复杂并在全国有重大影响的医疗事故争议的技术鉴定工作。

第二十二条 当事人对首次医疗事故技术鉴定结论不服的,可以自收到首次鉴定结论之日起15日内向医疗机构所在地卫生行政部门提出再次鉴定的申请。

第二十三条 负责组织医疗事故技术鉴定工作的医学会应当建立专家库。

专家库由具备下列条件的医疗卫生专业技术人员组成:

(一)有良好的业务素质和执业品德;

(二)受聘于医疗卫生机构或者医学教学、科研机构并担任相应专业高级技术职务3年以上。

符合前款第(一)项规定条件并具备高级技术任职资格的法医可以受聘进入专家库。

负责组织医疗事故技术鉴定工作的医学会依照本条例规定聘请医疗卫生专业技术人员和法医进入专家库,可以不受行政区域的限制。

第二十四条 医疗事故技术鉴定,由负责组织医疗事故技术鉴定工作的医学会组织专家鉴定组进行。

参加医疗事故技术鉴定的相关专业的专家,由医患双方在医学会主持下从专家库中随机抽取。在特殊情况下,医学会根据医疗事故技术鉴定工作的需要,可以组织医患双方在其他医学会建立的专家库中随机抽取相关专业的专家参加鉴定或者函件咨询。

符合本条例第二十三条规定条件的医疗卫生专业技术人员和法医有义务受聘进入专家库,并承担医疗事故技术鉴定工作。

第二十五条 专家鉴定组进行医疗事故技术鉴定,实行合议制。专家鉴定组人数为单数,涉及的主要学科的专家一般不得少于鉴定组成员的二分之一;涉及死因、伤残等级鉴定的,并应当从专家库中随机抽取法医参加专家鉴定组。

第二十六条 专家鉴定组成员有下列情形之一的,应当回避,当事人也可以以口头或者书面的方式申请其回避:

(一)是医疗事故争议当事人或者当事人的近亲属的;

(二)与医疗事故争议有利害关系的;

(三)与医疗事故争议当事人有其他关系,可能影响公正鉴定的。

第二十七条 专家鉴定组依照医疗卫生管理法律、行政法规、部门规章和诊疗护理规范、常规,运用医学科学原理和专业知识,独立进行医疗事故技术鉴定,对医疗事故进行鉴别和判定,为处理医疗事故争议提供医学依据。

任何单位或者个人不得干扰医疗事故技术鉴定工作,不得威胁、利诱、辱骂、殴打专家鉴定组成员。

专家鉴定组成员不得接受双方当事人的财物或者其他利益。

第二十八条 负责组织医疗事故技术鉴定工作的医学会应当自受理医疗事故技术鉴定之日起5日内通知医疗事故争议双方当事人提交进行医疗事故技术鉴定所需的材料。

当事人应当自收到医学会的通知之日起10日内提交有关医疗事故技术鉴定的材

料、书面陈述及答辩。医疗机构提交的有关医疗事故技术鉴定的材料应当包括下列内容：

（一）住院患者的病程记录、死亡病例讨论记录、疑难病例讨论记录、会诊意见、上级医师查房记录等病历资料原件；

（二）住院患者的住院志、体温单、医嘱单、化验单（检验报告）、医学影像检查资料、特殊检查同意书、手术同意书、手术及麻醉记录单、病理资料、护理记录等病历资料原件；

（三）抢救急危患者，在规定时间内补记的病历资料原件；

（四）封存保留的输液、注射用物品和血液、药物等实物，或者依法具有检验资格的检验机构对这些物品、实物做出的检验报告；

（五）与医疗事故技术鉴定有关的其他材料。

在医疗机构建有病历档案的门诊、急诊患者，其病历资料由医疗机构提供；没有在医疗机构建立病历档案的，由患者提供。

医患双方应当依照本条例的规定提交相关材料。医疗机构无正当理由未依照本条例的规定如实提供相关材料，导致医疗事故技术鉴定不能进行的，应当承担责任。

第二十九条　负责组织医疗事故技术鉴定工作的医学会应当自接到当事人提交的有关医疗事故技术鉴定的材料、书面陈述及答辩之日起45日内组织鉴定并出具医疗事故技术鉴定书。

负责组织医疗事故技术鉴定工作的医学会可以向双方当事人调查取证。

第三十条　专家鉴定组应当认真审查双方当事人提交的材料，听取双方当事人的陈述及答辩并进行核实。

双方当事人应当按照本条例的规定如实提交进行医疗事故技术鉴定所需要的材料，并积极配合调查。当事人任何一方不予配合，影响医疗事故技术鉴定的，由不予配合的一方承担责任。

第三十一条　专家鉴定组应当在事实清楚、证据确凿的基础上，综合分析患者的病情和个体差异，作出鉴定结论，并制作医疗事故技术鉴定书。鉴定结论以专家鉴定组成员的过半数通过。鉴定过程应当如实记载。

医疗事故技术鉴定书应当包括下列主要内容：

（一）双方当事人的基本情况及要求；

（二）当事人提交的材料和负责组织医疗事故技术鉴定工作的医学会的调查材料；

（三）对鉴定过程的说明；

（四）医疗行为是否违反医疗卫生管理法律、行政法规、部门规章和诊疗护理规范、常规；

（五）医疗过失行为与人身损害后果之间是否存在因果关系；

（六）医疗过失行为在医疗事故损害后果中的责任程度；

（七）医疗事故等级；

（八）对医疗事故患者的医疗护理医学建议。

第三十二条　医疗事故技术鉴定办法由国务院卫生行政部门制定。

第三十三条　有下列情形之一的，不属于医疗事故：

笔记栏

（一）在紧急情况下为抢救垂危患者生命而采取紧急医学措施造成不良后果的；

（二）在医疗活动中由于患者病情异常或者患者体质特殊而发生医疗意外的；

（三）在现有医学科学技术条件下，发生无法预料或者不能防范的不良后果的；

（四）无过错输血感染造成不良后果的；

（五）因患方原因延误诊疗导致不良后果的；

（六）因不可抗力造成不良后果的。

第三十四条 医疗事故技术鉴定，可以收取鉴定费用。经鉴定，属于医疗事故的，鉴定费用由医疗机构支付；不属于医疗事故的，鉴定费用由提出医疗事故处理申请的一方支付。鉴定费用标准由省、自治区、直辖市人民政府价格主管部门会同同级财政部门、卫生行政部门规定。

第四章 医疗事故的行政处理与监督

第三十五条 卫生行政部门应当依照本条例和有关法律、行政法规、部门规章的规定，对发生医疗事故的医疗机构和医务人员做出行政处理。

第三十六条 卫生行政部门接到医疗机构关于重大医疗过失行为的报告后，除责令医疗机构及时采取必要的医疗救治措施，防止损害后果扩大外，应当组织调查，判定是否属于医疗事故；对不能判定是否属于医疗事故的，应当依照本条例的有关规定交由负责医疗事故技术鉴定工作的医学会组织鉴定。

第三十七条 发生医疗事故争议，当事人申请卫生行政部门处理的，应当提出书面申请。申请书应当载明申请人的基本情况、有关事实、具体请求及理由等。

当事人自知道或者应当知道其身体健康受到损害之日起1年内，可以向卫生行政部门提出医疗事故争议处理申请。

第三十八条 发生医疗事故争议，当事人申请卫生行政部门处理的，由医疗机构所在地的县级人民政府卫生行政部门受理。医疗机构所在地是直辖市的，由医疗机构所在地的区、县人民政府卫生行政部门受理。

有下列情形之一的，县级人民政府卫生行政部门应当自接到医疗机构的报告或者当事人提出医疗事故争议处理申请之日起7日内移送上一级人民政府卫生行政部门处理：

（一）患者死亡；

（二）可能为二级以上的医疗事故；

（三）国务院卫生行政部门和省、自治区、直辖市人民政府卫生行政部门规定的其他情形。

第三十九条 卫生行政部门应当自收到医疗事故争议处理申请之日起10日内进行审查，做出是否受理的决定。对符合本条例规定，予以受理。需要进行医疗事故技术鉴定的，应当自做出受理决定之日起5日内将有关材料交由负责医疗事故技术鉴定工作的医学会组织鉴定并书面通知申请人；对不符合本条例规定，不予受理的，应当书面通知申请人并说明理由。

当事人对首次医疗事故技术鉴定结论有异议，申请再次鉴定的，卫生行政部门应当自收到申请之日起7日内交由省、自治区、直辖市地方医学会组织再次鉴定。

第四十条 当事人既向卫生行政部门提出医疗事故争议处理申请，又向人民法院提起诉讼的,卫生行政部门不予受理;卫生行政部门已经受理的,应当终止处理。

第四十一条　卫生行政部门收到负责组织医疗事故技术鉴定工作的医学会出具的医疗事故技术鉴定书后,应当对参加鉴定的人员资格和专业类别、鉴定程序进行审核;必要时,可以组织调查,听取医疗事故争议双方当事人的意见。

第四十二条　卫生行政部门经审核,对符合本条例规定做出的医疗事故技术鉴定结论,应当作为对发生医疗事故的医疗机构和医务人员做出行政处理以及进行医疗事故赔偿调解的依据;经审核,发现医疗事故技术鉴定不符合本条例规定的,应当要求重新鉴定。

第四十三条　医疗事故争议由双方当事人自行协商解决的,医疗机构应当自协商解决之日起7日内向所在地卫生行政部门做出书面报告,并附具协议书。

第四十四条　医疗事故争议经人民法院调解或者判决解决的,医疗机构应当自收到生效的人民法院的调解书或者判决书之日起7日内向所在地卫生行政部门做出书面报告,并附具调解书或者判决书。

第四十五条　县级以上地方人民政府卫生行政部门应当按照规定逐级将当地发生的医疗事故以及依法对发生医疗事故的医疗机构和医务人员做出行政处理的情况,上报国务院卫生行政部门。

第五章　医疗事故的赔偿

第四十六条　发生医疗事故的赔偿等民事责任争议,医患双方可以协商解决;不愿意协商或者协商不成的,当事人可以向卫生行政部门提出调解申请,也可以直接向人民法院提起民事诉讼。

第四十七条　双方当事人协商解决医疗事故的赔偿等民事责任争议的,应当制作协议书。协议书应当载明双方当事人的基本情况和医疗事故的原因、双方当事人共同认定的医疗事故等级以及协商确定的赔偿数额等,并由双方当事人在协议书上签名。

第四十八条　已确定为医疗事故的,卫生行政部门应医疗事故争议双方当事人请求,可以进行医疗事故赔偿调解。调解时,应当遵循当事人双方自愿原则,并应当依据本条例的规定计算赔偿数额。

经调解,双方当事人就赔偿数额达成协议的,制作调解书,双方当事人应当履行;调解不成或者经调解达成协议后一方反悔的,卫生行政部门不再调解。

第四十九条　医疗事故赔偿,应当考虑下列因素,确定具体赔偿数额:

(一)医疗事故等级;

(二)医疗过失行为在医疗事故损害后果中的责任程度;

(三)医疗事故损害后果与患者原有疾病状况之间的关系。

不属于医疗事故的,医疗机构不承担赔偿责任。

第五十条　医疗事故赔偿,按照下列项目和标准计算:

(一)医疗费:按照医疗事故对患者造成的人身损害进行治疗所发生的医疗费用计算,凭据支付,但不包括原发病医疗费用。结案后确实需要继续治疗的,按照基本医疗费用支付。

(二)误工费:患者有固定收入的,按照本人因误工减少的固定收入计算,对收入高于医疗事故发生地上一年度职工年平均工资3倍以上的,按照3倍计算;无固定收入的,按照医疗事故发生地上一年度职工年平均工资计算。

(三)住院伙食补助费:按照医疗事故发生地国家机关一般工作人员的出差伙食补助标准计算。

(四)陪护费:患者住院期间需要专人陪护的,按照医疗事故发生地上一年度职工年平均工资计算。

(五)残疾生活补助费:根据伤残等级,按照医疗事故发生地居民年平均生活费计算,自定残之月起最长赔偿 30 年;但是,60 周岁以上的,不超过 15 年;70 周岁以上的,不超过 5 年。

(六)残疾用具费:因残疾需要配置补偿功能器具的,凭医疗机构证明,按照普及型器具的费用计算。

(七)丧葬费:按照医疗事故发生地规定的丧葬费补助标准计算。

(八)被扶养人生活费:以死者生前或者残疾者丧失劳动能力前实际扶养且没有劳动能力的人为限,按照其户籍所在地或者居所地居民最低生活保障标准计算。对不满 16 周岁的,扶养到 16 周岁。对年满 16 周岁但无劳动能力的,扶养 20 年;但是,60 周岁以上的,不超过 15 年;70 周岁以上的,不超过 5 年。

(九)交通费:按照患者实际必需的交通费用计算,凭据支付。

(十)住宿费:按照医疗事故发生地国家机关一般工作人员的出差住宿补助标准计算,凭据支付。

(十一)精神损害抚慰金:按照医疗事故发生地居民年平均生活费计算。造成患者死亡的,赔偿年限最长不超过 6 年;造成患者残疾的,赔偿年限最长不超过 3 年。

第五十一条 参加医疗事故处理的患者近亲属所需交通费、误工费、住宿费,参照本条例第五十条的有关规定计算,计算费用的人数不超过 2 人。

医疗事故造成患者死亡的,参加丧葬活动的患者的配偶和直系亲属所需交通费、误工费、住宿费,参照本条例第五十条的有关规定计算,计算费用的人数不超过 2 人。

第五十二条 医疗事故赔偿费用,实行一次性结算,由承担医疗事故责任的医疗机构支付。

第六章 罚 则

第五十三条 卫生行政部门的工作人员在处理医疗事故过程中违反本条例的规定,利用职务上的便利收受他人财物或者其他利益,滥用职权,玩忽职守,或者发现违法行为不予查处,造成严重后果的,依照刑法关于受贿罪、滥用职权罪、玩忽职守罪或者其他有关罪的规定,依法追究刑事责任;尚不够刑事处罚的,依法给予降级或者撤职的行政处分。

第五十四条 卫生行政部门违反本条例的规定,有下列情形之一的,由上级卫生行政部门给予警告并责令限期改正;情节严重的,对负有责任的主管人员和其他直接责任人员依法给予行政处分:

(一)接到医疗机构关于重大医疗过失行为的报告后,未及时组织调查的;

(二)接到医疗事故争议处理申请后,未在规定时间内审查或者移送上一级人民政府卫生行政部门处理的;

(三)未将应当进行医疗事故技术鉴定的重大医疗过失行为或者医疗事故争议移

交医学会组织鉴定的;

(四)未按照规定逐级将当地发生的医疗事故以及依法对发生医疗事故的医疗机构和医务人员的行政处理情况上报的;

(五)未依照本条例规定审核医疗事故技术鉴定书的。

第五十五条 医疗机构发生医疗事故的,由卫生行政部门根据医疗事故等级和情节,给予警告;情节严重的,责令限期停业整顿直至由原发证部门吊销执业许可证,对负有责任的医务人员依照刑法关于医疗事故罪的规定,依法追究刑事责任;尚不够刑事处罚的,依法给予行政处分或者纪律处分。

对发生医疗事故的有关医务人员,除依照前款处罚外,卫生行政部门并可以责令暂停6个月以上1年以下执业活动;情节严重的,吊销其执业证书。

第五十六条 医疗机构违反本条例的规定,有下列情形之一的,由卫生行政部门责令改正;情节严重的,对负有责任的主管人员和其他直接责任人员依法给予行政处分或者纪律处分:

(一)未如实告知患者病情、医疗措施和医疗风险的;

(二)没有正当理由,拒绝为患者提供复印或者复制病历资料服务的;

(三)未按照国务院卫生行政部门规定的要求书写和妥善保管病历资料的;

(四)未在规定时间内补记抢救工作病历内容的;

(五)未按照本条例的规定封存、保管和启封病历资料和实物的;

(六)未设置医疗服务质量监控部门或者配备专(兼)职人员的;

(七)未制定有关医疗事故防范和处理预案的;

(八)未在规定时间内向卫生行政部门报告重大医疗过失行为的;

(九)未按照本条例的规定向卫生行政部门报告医疗事故的;

(十)未按照规定进行尸检和保存、处理尸体的。

第五十七条 参加医疗事故技术鉴定工作的人员违反本条例的规定,接受申请鉴定双方或者一方当事人的财物或者其他利益,出具虚假医疗事故技术鉴定书,造成严重后果的,依照刑法关于受贿罪的规定,依法追究刑事责任;尚不够刑事处罚的,由原发证部门吊销其执业证书或者资格证书。

第五十八条 医疗机构或者其他有关机构违反本条例的规定,有下列情形之一的,由卫生行政部门责令改正,给予警告;对负有责任的主管人员和其他直接责任人员依法给予行政处分或者纪律处分;情节严重的,由原发证部门吊销其执业证书或者资格证书:

(一)承担尸检任务的机构没有正当理由,拒绝进行尸检的;

(二)涂改、伪造、隐匿、销毁病历资料的。

第五十九条 以医疗事故为由,寻衅滋事、抢夺病历资料,扰乱医疗机构正常医疗秩序和医疗事故技术鉴定工作,依照刑法关于扰乱社会秩序罪的规定,依法追究刑事责任;尚不够刑事处罚的,依法给予治安管理处罚。

第七章 附 则

第六十条 本条例所称医疗机构,是指依照《医疗机构管理条例》的规定取得《医疗机构执业许可证》的机构。

县级以上城市从事计划生育技术服务的机构依照《计划生育技术服务管理条例》的规定开展与计划生育有关的临床医疗服务,发生的计划生育技术服务事故,依照本条例的有关规定处理;但是,其中不属于医疗机构的县级以上城市从事计划生育服务的机构发生的计划生育技术服务事故,由计划生育行政部门行使依照本条例有关规定由卫生行政部门承担的受理、交由负责医疗事故技术鉴定工作的医学会组织鉴定和赔偿调解的职能;对发生计划生育技术服务事故的该机构及其有关责任人员,依法进行处理。

第六十一条　非法行医,造成患者人身损害,不属于医疗事故,触犯刑律的,依法追究刑事责任;有关赔偿,由受害人直接向人民法院提起诉讼。

第六十二条　军队医疗机构的医疗事故处理办法,由中国人民解放军卫生主管部门会同国务院卫生行政部门依据本条例制定。

第六十三条　本条例自 2002 年 9 月 1 日起施行。1987 年 6 月 29 日国务院发布的《医疗事故处理办法》同时废止。本条例施行前已经处理结案的医疗事故争议,不再重新处理。

附录四　人体器官移植条例

第一章　总　则

第一条　为了规范人体器官移植,保证医疗质量,保障人体健康,维护公民的合法权益,制订本条例。

第二条　在中华人民共和国境内从事人体器官移植,适用本条例;从事人体细胞和角膜、骨髓等人体组织移植,不适用本条例。

本条例所称人体器官移植,是指摘取人体器官捐献人具有特定功能的心脏、肺脏、肝脏、肾脏或者胰腺等器官的全部或者部分,将其植入接受人身体以代替其病损器官的过程。

第三条　任何组织或者个人不得以任何形式买卖人体器官,不得从事与买卖人体器官有关的活动。

第四条　国务院卫生主管部门负责全国人体器官移植的监督管理工作。县级以上地方人民政府卫生主管部门负责本行政区域人体器官移植的监督管理工作。

各级红十字会依法参与人体器官捐献的宣传等工作。

第五条　任何组织或者个人对违反本条例规定的行为,有权向卫生主管部门和其他有关部门举报;对卫生主管部门和其他有关部门未依法履行监督管理职责的行为,有权向本级人民政府、上级人民政府有关部门举报。接到举报的人民政府、卫生主管部门和其他有关部门对举报应当及时核实、处理,并将处理结果向举报人通报。

第六条　国家通过建立人体器官移植工作体系,开展人体器官捐献的宣传、推动工作,确定人体器官移植预约者名单,组织协调人体器官的使用。

第二章 人体器官的捐献

第七条 人体器官捐献应当遵循自愿、无偿的原则。

公民享有捐献或者不捐献其人体器官的权利;任何组织或者个人不得强迫、欺骗或者利诱他人捐献人体器官。

第八条 捐献人体器官的公民应当具有完全民事行为能力。公民捐献其人体器官应当有书面形式的捐献意愿,对已经表示捐献其人体器官的意愿,有权予以撤销。

公民生前表示不同意捐献其人体器官的,任何组织或者个人不得捐献、摘取该公民的人体器官;公民生前未表示不同意捐献其人体器官的,该公民死亡后,其配偶、成年子女、父母可以以书面形式共同表示同意捐献该公民人体器官的意愿。

第九条 任何组织或者个人不得摘取未满18周岁公民的活体器官用于移植。

第十条 活体器官的接受人限于活体器官捐献人的配偶、直系血亲或者三代以内旁系血亲,或者有证据证明与活体器官捐献人存在因帮扶等形成亲情关系的人员。

第三章 人体器官的移植

第十一条 医疗机构从事人体器官移植,应当依照《医疗机构管理条例》的规定,向所在地省、自治区、直辖市人民政府卫生主管部门申请办理人体器官移植诊疗科目登记。

医疗机构从事人体器官移植,应当具备下列条件:

(一)有与从事人体器官移植相适应的执业医师和其他医务人员;

(二)有满足人体器官移植所需要的设备、设施;

(三)有由医学、法学、伦理学等方面专家组成的人体器官移植技术临床应用与伦理委员会,该委员会中从事人体器官移植的医学专家不超过委员人数的1/4;

(四)有完善的人体器官移植质量监控等管理制度。

第十二条 省、自治区、直辖市人民政府卫生主管部门进行人体器官移植诊疗科目登记,除依据本条例第十一条规定的条件外,还应当考虑本行政区域人体器官移植的医疗需求和合法的人体器官来源情况。

省、自治区、直辖市人民政府卫生主管部门应当及时公布已经办理人体器官移植诊疗科目登记的医疗机构名单。

第十三条 已经办理人体器官移植诊疗科目登记的医疗机构不再具备本条例第十一条规定条件的,应当停止从事人体器官移植,并向原登记部门报告。原登记部门应当自收到报告之日起2日内注销该医疗机构的人体器官移植诊疗科目登记,并予以公布。

第十四条 省级以上人民政府卫生主管部门应当定期组织专家根据人体器官移植手术成功率、植入的人体器官和术后患者的长期存活率,对医疗机构的人体器官移植临床应用能力进行评估,并及时公布评估结果;对评估不合格的,由原登记部门撤销人体器官移植诊疗科目登记。具体办法由国务院卫生主管部门制订。

第十五条 医疗机构及其医务人员从事人体器官移植,应当遵守伦理原则和人体器官移植技术管理规范。

笔记栏

第十六条　实施人体器官移植手术的医疗机构及其医务人员应当对人体器官捐献人进行医学检查,对接受人因人体器官移植感染疾病的风险进行评估,并采取措施,降低风险。

第十七条　在摘取活体器官前或者尸体器官捐献人死亡前,负责人体器官移植的执业医师应当向所在医疗机构的人体器官移植技术临床应用与伦理委员会提出摘取人体器官审查申请。

人体器官移植技术临床应用与伦理委员会不同意摘取人体器官的,医疗机构不得做出摘取人体器官的决定,医务人员不得摘取人体器官。

第十八条　人体器官移植技术临床应用与伦理委员会收到摘取人体器官审查申请后,应当对下列事项进行审查,并出具同意或者不同意的书面意见:

(一)人体器官捐献人的捐献意愿是否真实;

(二)有无买卖或者变相买卖人体器官的情形;

(三)人体器官的配型和接受人的适应证是否符合伦理原则和人体器官移植技术管理规范。

经2/3以上委员同意,人体器官移植技术临床应用与伦理委员会方可出具同意摘取人体器官的书面意见。

第十九条　从事人体器官移植的医疗机构及其医务人员摘取活体器官前,应当履行下列义务:

(一)向活体器官捐献人说明器官摘取手术的风险、术后注意事项、可能发生的并发症及其预防措施等,并与活体器官捐献人签署知情同意书;

(二)查验活体器官捐献人同意捐献其器官的书面意愿、活体器官捐献人与接受人存在本条例第十条规定关系的证明材料;

(三)确认除摘取器官产生的直接后果外不会损害活体器官捐献人其他正常的生理功能。

从事人体器官移植的医疗机构应当保存活体器官捐献人的医学资料,并进行随访。

第二十条　摘取尸体器官,应当在依法判定尸体器官捐献人死亡后进行。从事人体器官移植的医务人员不得参与捐献人的死亡判定。

从事人体器官移植的医疗机构及其医务人员应当尊重死者的尊严;对摘取器官完毕的尸体,应当进行符合伦理原则的医学处理和除用于移植的器官以外,应当恢复尸体原貌。

第二十一条　从事人体器官移植的医疗机构实施人体器官移植手术,除向接受人收取下列费用外,不得收取或者变相收取所移植人体器官的费用:

(一)摘取和植入人体器官的手术费;

(二)保存和运送人体器官的费用;

(三)摘取、植入人体器官所发生的药费、检验费、医用耗材费。

前款规定费用的收取标准,依照有关法律、行政法规的规定确定并予以公布。

第二十二条　申请人体器官移植手术患者的排序,应当符合医疗需要,遵循公平、公正和公开的原则。具体办法由国务院卫生主管部门制订。

第二十三条　从事人体器官移植的医务人员应当对人体器官捐献人、接受人和申请人体器官移植手术的患者的个人资料保密。

第二十四条　从事人体器官移植的医疗机构应当定期将实施人体器官移植的情况向所在地省、自治区、直辖市人民政府卫生主管部门报告。具体办法由国务院卫生主管部门制订。

第四章　法律责任

第二十五条　违反本条例规定,有下列情形之一,构成犯罪的,依法追究刑事责任:

(一)未经公民本人同意摘取其活体器官的;

(二)公民生前表示不同意捐献其人体器官而摘取其尸体器官的;

(三)摘取未满18周岁公民的活体器官的。

第二十六条　违反本条例规定,买卖人体器官或者从事与买卖人体器官有关活动的,由设区的市级以上地方人民政府卫生主管部门依照职责分工没收违法所得,并处交易额8倍以上10倍以下的罚款;医疗机构参与上述活动的,还应当对负有责任的主管人员和其他直接责任人员依法给予处分,并由原登记部门撤销该医疗机构人体器官移植诊疗科目登记,该医疗机构3年内不得再申请人体器官移植诊疗科目登记;医务人员参与上述活动的,由原发证部门吊销其执业证书。

国家工作人员参与买卖人体器官或者从事与买卖人体器官有关活动的,由有关国家机关依据职权依法给予撤职、开除的处分。

第二十七条　医疗机构未办理人体器官移植诊疗科目登记,擅自从事人体器官移植的,依照《医疗机构管理条例》的规定予以处罚。

实施人体器官移植手术的医疗机构及其医务人员违反本条例规定,未对人体器官捐献人进行医学检查或者未采取措施,导致接受人因人体器官移植手术感染疾病的,依照《医疗事故处理条例》的规定予以处罚。

从事人体器官移植的医务人员违反本条例规定,泄露人体器官捐献人、接受人或者申请人体器官移植手术患者个人资料的,依照《执业医师法》或者国家有关护士管理的规定予以处罚。

违反本条例规定,给他人造成损害的,应当依法承担民事责任。

违反本条例第二十一条规定收取费用的,依照价格管理的法律、行政法规的规定予以处罚。

第二十八条　医务人员有下列情形之一的,依法给予处分;情节严重的,由县级以上地方人民政府卫生主管部门依照职责分工暂停其6个月以上1年以下执业活动;情节特别严重的,由原发证部门吊销其执业证书:

(一)未经人体器官移植技术临床应用与伦理委员会审查同意摘取人体器官的;

(二)摘取活体器官前未依照本条例第十九条的规定履行说明、查验、确认义务的;

(三)对摘取器官完毕的尸体未进行符合伦理原则的医学处理和恢复尸体原貌的。

第二十九条　医疗机构有下列情形之一的,对负有责任的主管人员和其他直接责任人员依法给予处分;情节严重的,由原登记部门撤销该医疗机构人体器官移植诊疗

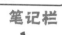

科目登记,该医疗机构 3 年内不得再申请人体器官移植诊疗科目登记:

(一)不再具备本条例第十一条规定条件,仍从事人体器官移植的;

(二)未经人体器官移植技术临床应用与伦理委员会审查同意,做出摘取人体器官的决定,或者胁迫医务人员违反本条例规定摘取人体器官的;

(三)有本条例第二十八条第(二)项、第(三)项列举的情形的。

医疗机构未定期将实施人体器官移植的情况向所在地省、自治区、直辖市人民政府卫生主管部门报告的,由所在地省、自治区、直辖市人民政府卫生主管部门责令限期改正;逾期不改正的,对负有责任的主管人员和其他直接责任人员依法给予处分。

第三十条　从事人体器官移植的医务人员参与尸体器官捐献人的死亡判定的,由县级以上地方人民政府卫生主管部门依照职责分工暂停其 6 个月以上 1 年以下执业活动;情节严重的,由原发证部门吊销其执业证书。

第三十一条　国家机关工作人员在人体器官移植监督管理工作中滥用职权、玩忽职守、徇私舞弊,构成犯罪的,依法追究刑事责任;尚不构成犯罪的,依法给予处分。

第五章　附　则

第三十二条　本条例自 2007 年 5 月 1 日起施行。

(临汾职业技术学院　郭淑英整理)

参考文献

[1] 田莉梅,崔香淑.护理伦理学[M].北京:科学技术文献出版社,2017.

[2] 姜小鹰.护理伦理学[M].北京:人民卫生出版社,2017.

[3] 李永生.医学伦理学[M].郑州:郑州大学出版社,2007.

[4] 袁丽容,张绍翼.护理伦理学[M].北京:科学出版社,2016.

[5] 杜慧群,刘奇,李传俊.护理伦理学[M].北京:中国协和医科大学出版社,2010.

[6] 崔瑞兰.护理伦理学[M].北京:中国中医药出版社,2016.

[7] 尹梅.护理伦理学[M].北京:人民卫生出版社,2011.

[8] 周更苏.护理伦理学[M].北京:人民卫生出版社,2012.

[9] 魏万宏,杨春香.护理伦理学[M].郑州:郑州大学出版社,2011.

[10] 袁丽容.护理伦理学[M].北京:科学出版社,2012.

[11] 杨玲.护理伦理学[M].哈尔滨:东北林业大学出版社,2006.

[12] 孙宏玉,唐启群.护理伦理学[M].2版.北京:北京大学医学出版社,2015.

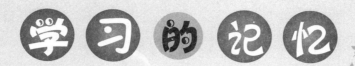

小事拾遗：

学习感想：

　　学习的过程是知识积累的过程，也是提升能力、稳步成长的阶梯，大家的注释、理解汇集成无限的缘分、友情和牵挂，请简单手记这一过程中的某些"小事"，再回首时定会有所发现、有所感悟！

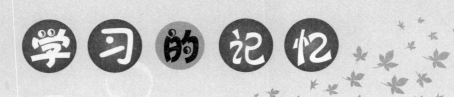

学习的记忆

姓名：＿＿＿＿＿＿＿＿

本人于20＿＿＿年＿＿＿月至20＿＿＿年＿＿＿月参加了本课程的学习

```
此处粘贴照片
```

任课老师：＿＿＿＿＿＿＿ ＿＿＿＿＿＿＿ 班主任：＿＿＿＿＿＿＿

班长或学生干部：＿＿＿＿＿＿＿ ＿＿＿＿＿＿＿ ＿＿＿＿＿＿＿

我的教室（请手写同学的名字，标记我的座位以及前后左右相邻同学的座位）